中老年人健康呵护指南

耿成亮 主审

邓玉华 主编

高血压、糖尿病、认知障碍居家照护问答

U0333537

科学技术文献出版社
SCIENTIFIC AND TECHNICAL DOCUMENTATION PRESS

·北京·

图书在版编目（CIP）数据

中老年人健康呵护指南：高血压、糖尿病、认知障碍居家照护问答 / 邓玉华主
编. —北京：科学技术文献出版社，2024.5
ISBN 978-7-5235-0909-8

Ⅰ.①中… Ⅱ.①邓… Ⅲ.①家庭—护理—指南 Ⅳ.① R473.2-62

中国国家版本馆CIP数据核字（2023）第209982号

中老年人健康呵护指南：高血压、糖尿病、认知障碍居家照护问答

策划编辑：王黛君　　责任编辑：王黛君　宋嘉婧　　责任校对：张吲哚　　责任出版：张志平

出　版　者	科学技术文献出版社
地　　　址	北京市复兴路15号　邮编 100038
编　务　部	（010）58882938，58882087（传真）
发　行　部	（010）58882905，58882868（传真）
邮　购　部	（010）58882873
官 方 网 址	www.stdp.com.cn
发　行　者	科学技术文献出版社发行　全国各地新华书店经销
印　刷　者	北京地大彩印有限公司
版　　　次	2024年5月第1版　2024年5月第1次印刷
开　　　本	710×1000　1/16
字　　　数	588千
印　　　张	36.25
书　　　号	ISBN 978-7-5235-0909-8
定　　　价	128.00元

编委会

李彦臻（山东省烟台护士学校）

李楠楠（山东省烟台护士学校）

张姗姗（重庆护理职业学院）

陈燕珊（广东省潮州卫生学校）

赵月红（日本圣德大学）

赵贤慧（青岛市北红十字护老院）

战金霞（山东省烟台护士学校）

姜云霞（青岛大学护理学院）

夏　宁（山东省烟台护士学校）

屠其雷（北京社会管理职业学院＜民政部培训中心＞老年福祉学院）

蒲江莲（湖北省九州通医院）

潘　伟（山东省烟台市奇山医院）

潘　萍（山东省烟台护士学校）

鞠小莉（威海市卫生学校）

主编介绍

邓玉华，女，大学本科，二级调研员，高级讲师，先后从事临床护理、护理管理、护理教学、教学管理及医保等工作近 40 年。参编《护理学基础》《青岛市长期护理保险研究》，主编《"全人全责"居家照护服务指南》及教辅用书。临床护理中，努力践行"以病人为中心"的整体护理观；任教期间，身为"学科带头人"，带领教研室教师不断改革创新、开拓进取，连续多年被评为"先进科室"，本人被授予"省优秀教师""省优秀班主任""市优秀护理工作者"等荣誉称号。多次组织、指导学生参加省、市护理技能大赛，并名列前茅，本人也被评为"省优秀指导教师""市优秀指导教师"。从事医保工作后，主要负责辖区内医保定点机构管理，省市护理保险标准体系制定与解读，失能失智人员照护需求等级评估第三方评估机构的管理、培训与评估指导，参与护理保险政策制定、政策宣讲及相关课题研究等。现退休不退学，利用自身独特的工作经历与专业优势，融汇临床护理、护理教学、社区管理、护理保险培训等知识，借鉴国内外医养结合的先进经验进行渗透、综合与总结，组织爱心人士，弥补科普知识的短板，编成本书，以供同行及社会各界人士在居家照护中指导与参考。

目前，全球人口正步入老龄化，随着老年人口的与日俱增，失能失智人数也在不断增加。中国是全球老年人口最多的国家，也是人口老龄化速度最快的国家之一，但与发达国家的老龄化不同的是中国的老龄化为"未富先老"，且有较长时间是"带病生存"。据统计，我国患有一种以上慢性病的老年人比例高达75%以上，60岁及以上认知障碍患者有1500多万，失能人员超过4400万。主要由心脑血管病、糖尿病、恶性肿瘤等慢性病引起。严峻的老龄化失能及认知障碍问题正在威胁着全中国的经济发展。

其实，人在迈入老年之后，因为自然衰老的原因，身体机能、健康状况呈现逐渐下降趋势，并不能通过短时间住院治疗就可以恢复到最佳状态，但可以通过正确的生活方式干预和有效的照护技能帮助老年人正常生活，减轻身心痛苦。"老有所养"已不是广大老年人的愿望，"老有善养"才是人类进入生态文明社会老年人更高层次的目标。

我国"9073"或"9064"的顶层设计养老模式已基本形成，这两项设计方案都有同一个标的，即未来90%为居家养老。老年人不离开熟悉的家庭环境，维持着长久形成的社会关系，更容易增加老年人的获得感、幸福感和安全感。但作为比例最高的居家养老群体而言，在健康时期或者小病时期得不到有效的健康指导和生活辅助，失能初期得不到有效的控制，势必导致中、重度失能和卧床时间提前或延长。一旦失能，其照护责任的主体主要依赖子女或生活保姆，他们大多没有医学知识，而且专业照护的社会支持力量和保障也非常有限，且费用昂贵，导致居家养老群体的幸福感明显缺失。如何让老年人在自己家中享受到最符合老年人的"善养"，关键性的问题是不仅要解决专业性的居家照护难题，而且还要培养家庭成员及老人自身的照护技能，避免或延缓因病而过早失能的现象发生。我国对老人居家自我照护的培训尚不普及，社会上现有的各类保健书籍多是面向专业人员，有医学专业术语多，内容表述生涩的不足。因此，目前最稀缺的应该是专业与生活实际相结合而又通俗易懂的实用型书籍与培训教材，对稍有文化基础的人，一看就会，一读就懂，模仿会做，如能再配合线上线下培训，很快就能活学活用、自我照护。

为了满足社会多层次康养需求，我们组织国内外具有丰富养老照护经验的相关专家、学者、照护一线实践人员编写了《中老年人健康呵护指南：高血压、糖尿病、认知障碍居家照护问答》一书，该书聚焦高血压、糖尿病、认知障碍三种常见的慢性病，从病症的根源入手，进行全生命周期照护，重点突出家庭照护的实务操作与生活指导，还通过设计患者及家属可能的疑问，让家庭照护人员了解并掌握最基本的照护方法与沟通技巧，参与到全社会的照护行列，将其从普通的家政服务角色转变成为医疗照护行业的合作伙伴。既节约了经济成本和人力资源，减少患者反复去医院的概率，又共享了医疗成果，也能更好地撬动照护行业特别是居家照护，使其走向社会化、专业化的预期目标，是架起医务人员与社会性照护者桥梁的有效读物，对解决"一人失能，全家失衡"的困境大有裨益。

本书共分四个板块，包括：基础知识、照护知识、康复知识及病例分析与照护指导。按照循序渐进、由简到繁的形式，将高血压、糖尿病、认知障碍的有关基础医学常识、预防、护理、饮食调控、服药指导、临终关怀以及"善终"处理等全生命过程中的家庭照护问题进行贯通，彰显共性，凸显特性。本书最突出的特点是采用问答的形式，从多角度、全方位进行设计，巧妙地将看图说话的艺术渗透其中，将专业术语通俗化、实用技能家庭化，最后配以典型病例分析与沟通指导示例供家属和照护者参考，大大增强其可读性和实用性。

本书的编写构思是按照原青岛市社会保险事业局局长耿成亮同志的精心策划完成，本书的编写过程中又得到了耿局长诸多的指导和宝贵建议，非常感谢耿局长高尚的情操和无私的奉献！耿局长对医保有一种特殊的情怀和神奇的能力，只要为百姓健康而为，他总是孜孜不倦，乐此不疲。他不仅是医保事业的领路人，更值得国人骄傲的是他带领青岛医保一班人率先开创了中国式护理保险制度，经过本土培植，为该制度的顶层设计提供了宝贵的"青岛经验"与"青岛样板"，得到了国家层面的高度重视与推广，对推动我国护理保险制度的建立奠定了坚实的基础。感谢日本东京医疗保健福祉促进会理事长、日本圣德大学副教授赵月红博士，北京社会管理职业学院（民政部培训中心）老年福祉学院院长屠其雷，青岛大学护理学院副教授、智慧康养研究院主任姜云霞，山东省烟台护士学校正高级讲师潘萍、战金霞，高级讲师曲文芙，青岛市市南区人民医院主任护师汲芳等专家的悉心指导，并亲自参与本书的编写工作；感谢所有编写老师的辛勤劳作；感谢重庆护理职业学院学生马银，山东省烟台护士学校学生王子怡、郭亚霖、李婉宁等同学积极配合本书的照片拍摄！本书含有大量的插图，最棘手的问题就是找不到免费的专业画师，给编撰工作造成了极大的困难，青岛市老年生活报的领导及爱心人士伸出了援助之手，让本书的绘画工作得以圆满，对此表示衷心感谢！特别感谢北京点金投资有限公司对本书出版资金的大力支持！董事长刘兆年，不图名，不图利，无条件地鼎力相助，使得编写人员可以将知识和经验完整地呈现给社会，为社会特别是老年人奉献一点爱心，让长期卧床的人在自己家中就可以感受到居家服务专业而有温度，生命质量提升又有力度。

由于编写水平有限，加之时间仓促，查阅资料及与家属沟通的数量、层次不足，离广大读者的要求还有较大差距，敬请各位同仁及读者批评指正。

编者

目　录

第二篇　照护知识

第三篇　康复知识

第一篇
基础知识

第一章　高血压基础知识

1. 什么是血压？血压是如何形成的？

什么是血压？

血压（blood pressure，BP）是指血液在血管内流动时作用于单位面积血管壁的侧压力（图 1-1-1）。它是推动血液在血管内流动的动力。由于血管分动脉、毛细血管和静脉，所以血压分为动脉血压、毛细血管压和静脉血压。通常所说的血压是指动脉血压。

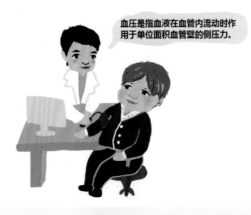

血压是指血液在血管内流动时作用于单位面积血管壁的侧压力。

图 1-1-1

血压分为收缩压和舒张压，收缩压是当人的心脏收缩时，血液对血管内壁的压力，亦称高压。舒张压就是当人的心脏舒张时，动脉血管弹性回缩时产生的压力，又叫低压。收缩压与舒张压之间的差值称为脉压。根据《中国高血压防治指南（2023）》正常血压为收缩压 < 120 mmHg 和舒张压 < 80 mmHg，正常高值为收缩压 120～139 mmHg 和／或舒张压 80～89 mmHg（图 1-1-2～图 1-1-4）。

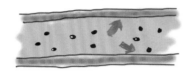

血压分为收缩压和舒张压

图 1-1-2

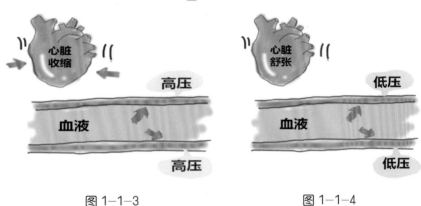

图 1-1-3　　　　　　　　　　　　图 1-1-4

· 血压是如何形成的？

　　人脑相对心脏的水平来说是处于高位，为了保证脑部能获得足够的血液供给，就需要有一个压力把较低处的血液供应到较高的部位，这就得依靠动脉血管收缩来提高血压。

　　下面通过几个比喻来说明血压是怎么形成的：

　　（1）心脏像"水泵"（图 1-1-5）：我们知道水在水管中能自由流动，是因为有水泵在提供动力。那么，血液能够由心脏流到全身各处，是因为心脏起到了"泵"的作用，心脏通过不停地收缩和舒张，为人体的血液流动提供了动力，将氧气和养分输送到全身。

（2）血管像"胶皮管"（图1-1-6）：人体的血管由动脉、静脉和毛细血管网组成。动脉血管负责将富有营养的血液送到人体的各个器官，它能够保证血液运输的畅通；静脉基本与同名动脉伴行，主要是回收血液入心脏；毛细血管网分布在全身各个部位，主要是进行血液交换。人体的各种器官全都是由主动脉及其分支供应血液的，就像有一条胶皮管将所有的器官连在一起。富有弹性、内壁光滑平整的血管是最好的血管。

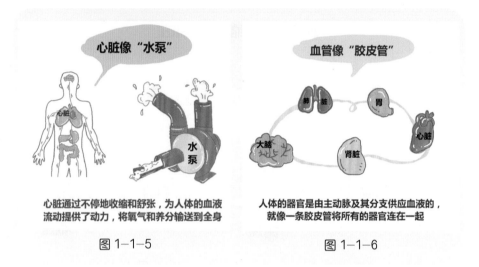

心脏通过不停地收缩和舒张，为人体的血液流动提供了动力，将氧气和养分输送到全身

图1-1-5

人体的器官是由主动脉及其分支供应血液的，就像一条胶皮管将所有的器官连在一起

图1-1-6

（3）血液像"水流"（图1-1-7）：血液在血管内循环往复的流动，类似于水在水管中流动，血液在流动过程中对血管内壁产生的侧压力，就像水流对水管内壁产生的压力一样，当你捏住一根冲水的胶皮管子时，就能感受到类似压力的存在。

人体循环血液之所以能从心脏搏出，自大动脉依次流向小动脉、毛细血管，再由小静脉、大静脉返流入心脏，是因为血管之间存在着递减性血压差。当心室收缩时，血流迅速流入大动脉，大动脉内压力急剧上升，当压力达最高值时即为收缩压（高压）；当心脏舒张时，血液暂停流入大动脉，以前进入大动脉的血液借助血管的弹性和张力作用继续向前流动，此时动脉内压力下降，当压力达最低值时即为舒张压（低压）（图1-1-8）。

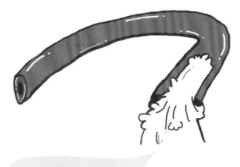

血液像"水流"

图 1-1-7

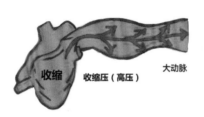

收缩

收缩压（高压）　　大动脉

当心室收缩时，血流迅速流入大动脉，大动脉内压力急剧上升，当压力达最高值时即为收缩压（高压）。

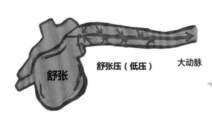

舒张

舒张压（低压）　　大动脉

当心脏舒张时，血液暂停流入大动脉，以前进入大动脉的血液借助血管的弹性和张力作用继续向前流动，此时动脉内压力下降，当压力达最低值时即为舒张压（低压）。

图 1-1-8

2. 白天与晚上的血压有什么不同？

由于昼夜节律的变化，正常人一天的血压会呈明显的波动性。一般来说，晨起活动后血压迅速上升，而在夜间睡眠时血压会降低，24 小时的血压波动图的形状就像是一根勺子：白天血压平稳是"勺子柄"，而夜间血压下降，是"勺身"（图 1-1-9）。

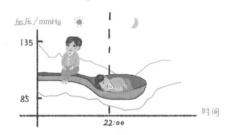

24小时的血压波动像是勺子

白天血压平稳像是"勺柄"
夜间血压下降像是"勺身"

图 1-1-9

医学试验证明：人体血压是不断变化的，正常人一天中收缩压（高压）的变化幅度在 20～40 mmHg，舒张压（低压）的变化幅度在 10～20 mmHg，即使在夜间，人在睡眠时，也有 5～10 mmHg 的波动起伏。因此，两次测量而得到同一血压值是十分罕见的，只有每天在同一时间、用同一姿势测量血压，才能得到有可比性的血压值。一般情况下，人体血压在 24 小时内呈规律性波动，多数人血压曲线有双峰，呈"双峰一谷"即以上午 9～11 点，下午 3～6 点为血压的高峰时间，而夜间睡眠中血压则降低，深夜 2～3 点时处于最低谷，一般相差 10～20 mmHg，最大差值可达 40 mmHg，以后逐渐上升（图 1-1-10）。

但有一些高血压患者，由于血管硬化，血管的调节功能差，夜间的血压可高于白天（图 1-1-11）。

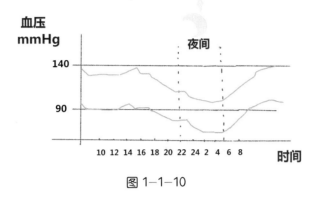

图 1-1-10

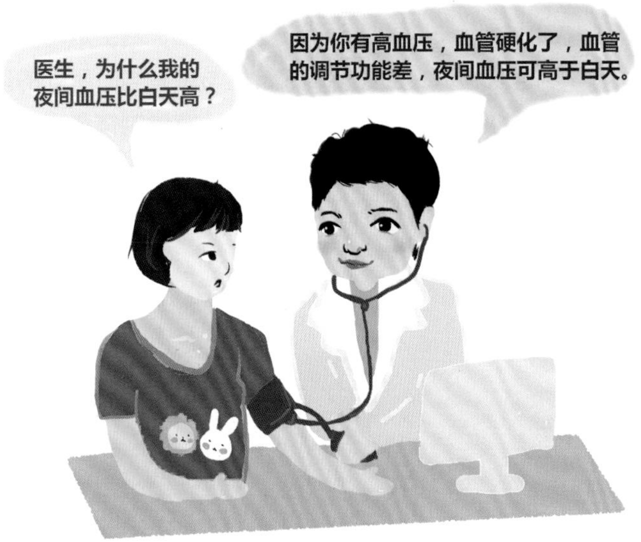

图 1-1-11

　　夜间也往往是脑血栓形成的高峰期，因入睡后副交感神经兴奋，心跳慢而无力，血液流动缓慢，加上又有 6～11 小时未进食，从肠道吸收水分较少，血液黏稠度增高所致。

7

3. 情绪激动会影响血压吗？如何调节与控制情绪？

· 情绪激动会影响血压吗？

情绪激动会不会影响血压？我们首先来看一个案例：一位老年高血压患者，平时在药物控制下，血压维持在正常范围，突然听说他的一位老朋友最近突发高血压中风，他开始变得紧张，担心自己也会中风，晚上也睡不好觉，导致血压很不稳定。有一天，为了一点小事与儿子发生争执突然倒地，急送医院诊断为"高血压中风"，经抢救无效死亡。这个实例说明，情绪激动与血压的变化是密切相关的。

情绪激动，不论是愤怒、焦虑、恐惧，还是大喜大悲，都可能使血压一时性升高，生活中常常听到这样的说法："高血压是活活气出来的""血压高的人不能太激动，会发生中风的"……临床也发现，很多高血压患者是处在压力大、身体疲劳的状态下，突然情绪失控，血压骤然升高诱发了中风。神经内科还经常碰到一些高血压患者，在家血压都在正常范围，甚至运动后即测血压都在正常范围，可一到医院检查，血压就高了，这与患者当时所处的环境、心理紧张以及患者相互间的心理暗示等有关。因此，注意控制情绪，对防止高血压的发生和发展有十分重要的意义（图 1-1-12）。

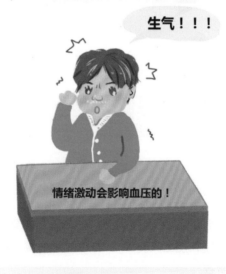

图 1-1-12

• 如何调节与控制情绪？

人的性格不同，调节情绪的方法也各异。综合人们的经验分享，要调节好情绪，主要是处理好五个方面问题：吃、喝、玩、乐、睡。以下是情绪调节的一些方法，可供参考。

（1）吃：营养学家、医学工作者和心理学家逐渐发现我们食物中的某些成分富含大脑所需要的特殊营养，它们与人的情绪有一定的关系。例如维生素 B_1 缺乏会使人脾气暴躁、健忘，维生素 B_2 缺乏与焦虑、失眠有关。蔬菜中的钾有助于镇静神经、安定情绪。这些食品也许不能立刻使你处于最佳状态，但它们有助于改善你的情绪。每天要吃好三餐，承受慢性压力时尤其需要吃好；每天食物要多样化，坚持吃多种新鲜食物，至少吃三种不同的水果加上两种不同的蔬菜；每天的食物种类最好在 20 种以上；早餐食用适当比例的蛋白质，晚餐食用适当比例的碳水化合物（图 1-1-13）。

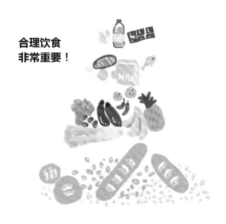

图 1-1-13

（2）喝：这里的"喝"不是"喝酒""喝汤"，而是"喝水"。有心理学家提出，压力过大时应饮用充足的水分，足量饮水能够使心脏更有效地泵血，有助于血液输送氧和其他细胞必需的养分。人体脑部组织的 70%～80% 由水分构成，如果脱水，身体和大脑都会感受到压力。因此，为舒缓压力，保证脑部及组织水分供应充足，可以在办公桌上放杯水，或者携带运动水壶，随时补充水分（图 1-1-14）。

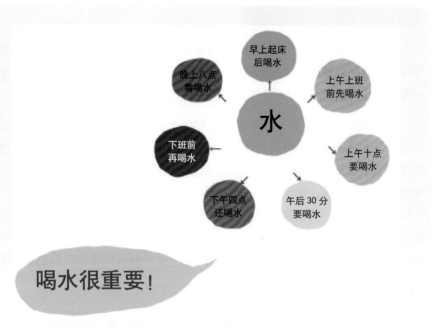

早上起床后喝水

上午上班前先喝水

水

晚上八点需喝水

上午十点要喝水

下班前再喝水

午后30分要喝水

下午四点还喝水

喝水很重要！

图1-1-14

喝什么水好呢？当然是白开水，白开水不含卡路里，不用消化就能为人体直接吸收利用，一般建议喝30℃以下的温开水，这样不会过于刺激胃肠道的蠕动，不易造成血管收缩。煮开过的水，可以使水中的氯气及一些有害物质被蒸发掉，同时又能保持水中对人体必需的营养物质，新鲜开水，不但无菌，还含有人体所需的十几种矿物质。

（3）玩：生气时，有人会采用喝酒、赌博等方式来进行发泄，但时间久了，不仅解决不了问题，反而会导致两种极端的伤害——伤人或自伤。学会用"玩"来转移自己的注意力，提高、激活正性情绪便是较好的调节方法，如生气时或感觉自己要生气时，可以尝试着出去与朋友聊聊天、打打牌、钓钓鱼、看看电影、听听音乐、散步、购物……（图1-1-15）

总之，找一些自己喜欢的事去做，有助于从情绪低落中恢复。实践证明，体育锻炼对缓解情绪有积极作用（图1-1-16），还可使注意力集中到活动中去，从而转移和减轻原来的精神压力和消除心中的忧郁；学会放弃同时思考多个问题或做多件事的习惯，试着放慢节奏；给自己定的目标不要过高，做事不要急于求成；情绪急躁时还可以做做深呼吸，使紧张情绪得到松弛。

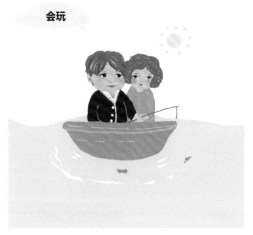

图 1-1-15

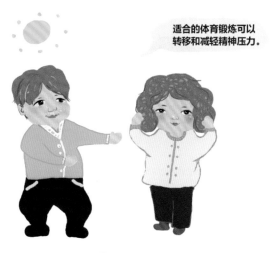

图 1-1-16

（4）乐：培根说过，把你的快乐分享给朋友，你会得到双倍的快乐，把你的忧愁诉说给朋友，你会减少一半的痛苦。

当有了负面的、消极的情绪时，最好的方式不是压抑，而是想办法寻找快乐。多想快乐的人和事，忘我地进行创造性娱乐活动有助于从情绪低落中恢复。

积极的情感联系可降低压力激素，增强免疫功能。在娱乐中学习新任务也能锻炼未使用的大脑环路，即使与陌生人分享情感也能平息负性情绪，这在情绪低落时尤其重要。如果无法与人建立亲密联系，与动物建立亲密联系也可增强正性的情绪。

（5）睡：压力过大时尤其需要充足的睡眠。情绪波动大也会影响并减低睡眠的质量，长期患睡眠障碍或睡眠不足，会对人的心理产生严重影响，使人烦躁、疲倦、易怒，严重的还可能诱发精神疾病如抑郁症、焦虑症等（图1-1-17）。

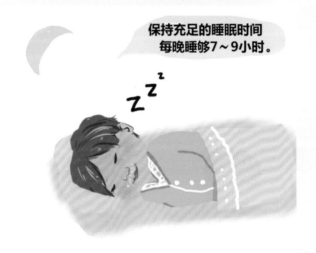

图 1-1-17

应保持充足的睡眠时间，每晚睡够7～9小时；如果睡眠不足，可在下午5点之前小憩来补充；白天进行有规律的有氧锻炼能提高夜间睡眠质量；上床睡觉前进行有规律的放松训练，建议高血压患者睡前闭上眼睛，默念口诀30～50次，并想象着让全身每个部位都逐渐放松，达到平静放松的目的；上床睡觉前4～5小时避免饮用含有咖啡因之类的茶饮；如果经常失眠可根据医嘱使用适当的助眠药物。

4. 什么是临界高血压？临界高血压需要药物治疗吗？

· 什么是临界高血压？

临界高血压也称边缘型高血压，是指血压在正常血压至确诊高血压之间的血压值。

《中国高血压防治指南》指出，人理想的正常血压应 < 120/80 mmHg，因此，在理想的正常血压与确诊高血压之间有一个差值，即 120 ~ 139 mmHg/80 ~ 89 mmHg，则将这个范围归属于血压的"正常高值"，即临界高血压。

临界高血压只表现为血压稍偏高，身体各重要脏器，如心、脑、肾未发生器质性损害，但是极易发展成为高血压。据临床观察表明，约有 71.5% 的临界高血压由于没有及早地重视并采取相应措施，最终确诊为高血压；只要对临界高血压进行简单治疗和控制，就有 2/3 甚至更多的临界高血压患者最终不会转为高血压患者，也就避免了终身服药等痛苦（图 1-1-18）。

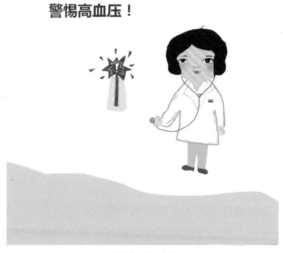

警惕高血压！

图 1-1-18

· 临界高血压需要药物治疗吗？

高血压专家表示，临界高血压一般不需要药物治疗，主张以非药物疗法为主，如坚持适宜的运动，限制盐、糖及脂肪的摄入量，控制体重，规律生活，戒除烟酒，保持心情愉快等。平时可通过科学膳食来控制血压的波动。如果血压偏高不降或伴有其他病症时，可适当遵医嘱服药治疗（图1-1-19）。

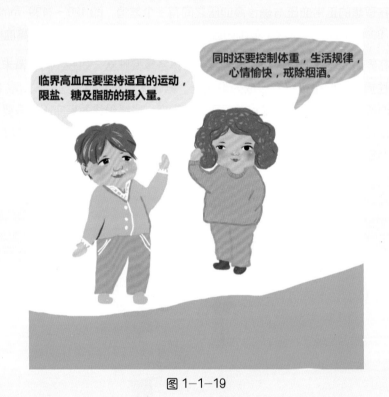

图 1-1-19

但是，处于临界高血压的人，如果患有糖尿病或并发心、脑、肾损害，则应进行药物降压治疗，将血压降至正常或理想水平。药物选择以长效降压药为优，以维持24小时血压平稳下降，减少靶器官损害的可能性，减少并发症，降低风险。

5. 什么是高血压？什么是高血压病？

• 什么是高血压？

高血压是指在未用抗高血压药的情况下，收缩压（即高压）≥ 140 mmHg，舒张压（即低压）≥ 90 mmHg，患者既往有高血压史，目前正在用抗高血压药，血压虽然低于 140/90 mmHg，亦应该诊断为高血压。

• 什么是高血压病？

许多疾病比如肾炎、甲状腺功能亢进症等都会出现血压升高的现象，这种血压高，是继发于其他疾病之后，通常称为继发性高血压或症状性高血压（图 1-1-20）。这样的高血压只是一个症状，不是一个独立的疾病。

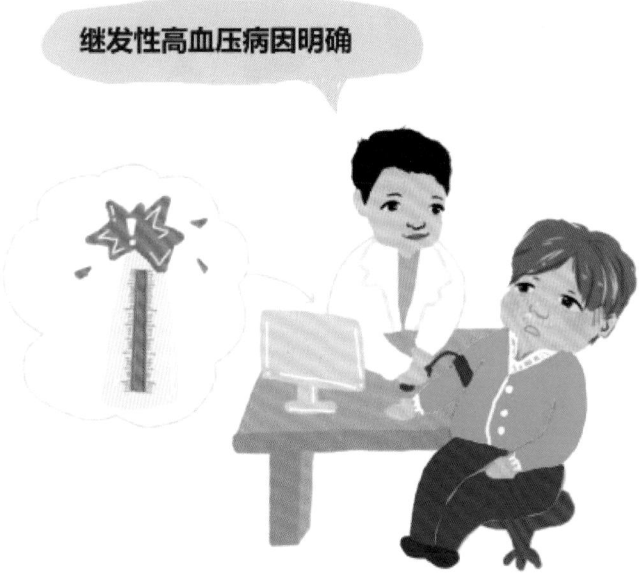

图 1-1-20

绝大部分高血压是原因尚未完全明了的一种独立性疾病，称为原发性高血压或特发性高血压，统称为高血压病，占高血压患者的 90% 以上。临床上以动脉血压升高为主，随着病情加重常常使心、脑、肾等脏器受累，发生器质性病变，如心功能衰竭、肾功能不全、脑出血等并发症（图1-1-21）。

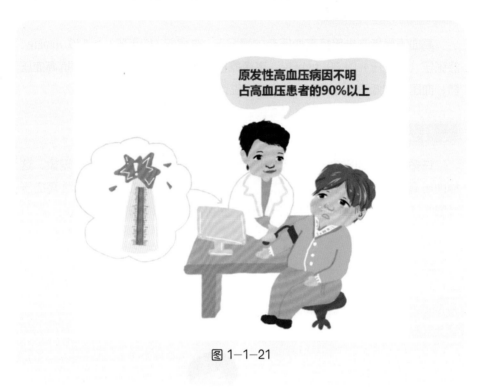

图 1-1-21

高血压病是我国常见的心血管疾病，多见于中、老年人，病程漫长，常因不易坚持治疗而发展至3级高血压。

6. 高血压是如何形成的？导致高血压的危险因素有哪些？

• 高血压是如何形成的？

人体血液的流动有点类似于家里的自来水供应系统，本来管路是很干净的，当受到不健康的生活方式的干扰，如缺乏运动、长期高盐、高糖、高脂饮食等让血管锈迹斑斑，导致"管道"里和内壁上堆积了"粥"一样的黏稠物质，就会形成动脉粥样硬化，使血管腔变窄，血管弹性降低。

血压高就是相当于水管的内径变窄，导致供水的压力增加了。细想一下，我们如果拿水管去浇花，距离够不着怎么办？就得增加压力使水的喷射距离变远，自然是把管口捏住使口径变窄。对应在人体上，如果人的血管逐渐变窄了，人体的血液又不会变少，血液如果要按原来的速度流过去，就需要施加压力才能达到目的，所以，血压自然就会升高。

当我们的饮食变得越来越油腻，而脾胃一天天的衰弱，这些吃进去的油脂运化不掉，时间久了，淤积变多，就会慢慢沉积在血管的内壁，将血管变得越来越窄，从而形成高血压。所以，很多人去医院检查发现血脂偏高，血管硬化变窄时，就要注意有高血压的危险了。

长期高血压，生成的血栓和脂质斑块脱落流动在血管里，就像水管中的水混杂了具有腐蚀性的物质，长期放任不管，就会造成堵塞和腐蚀，如果不及时进行疏通，危害也会逐渐扩大（图 1-1-22）。

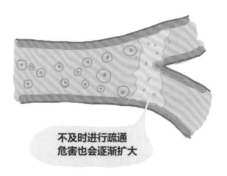

长期高血压，生成的血栓和脂质斑块脱落
流动在血管里，就会造成堵塞和腐蚀。

不及时进行疏通
危害也会逐渐扩大

图 1-1-22

导致高血压的危险因素有哪些？

高血压病是多因素相关的疾病，病因多种，甚至无法准确说明某一患者的确切患病原因。但如果能有效控制导致高血压的危险因素，就能有效减少高血压的发病率（图1-1-23）。

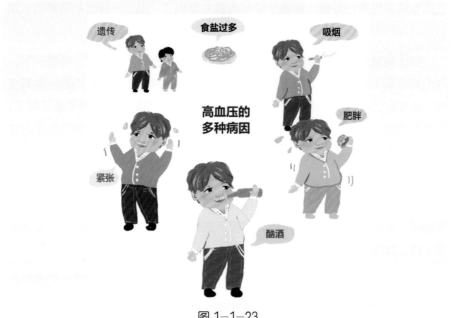

图1-1-23

（1）遗传：一般认为，高血压病是遗传和环境因素交互影响的结果。父母均患高血压，其子女患病率可高达46%，由此可见，遗传因素在高血压的发病中所占的重要性（图1-1-24）。

（2）高钠、低钾饮食：盐摄入量与血压水平和高血压患病率呈正相关，而钾盐摄入量与血压水平呈负相关。

我国居民膳食结构不尽合理，盐摄入量比较高，每日每人盐摄入量平均达到12 g的水平。研究表明，钠盐平均每天增加2 g，收缩压和舒张压分别增高2.0 mmHg和1.2 mmHg。因此，平时饮食一定要控制钠盐的摄入，每天食盐摄入量应＜6 g，多吃含钾丰富的食物，如全谷类食物、奶类、家禽类、豆类、各种深色蔬菜、小麦芽、鹅肉、瘦肉、沙丁鱼、海带、土豆、香蕉、樱桃、西红柿、木瓜、杏等（图1-1-25）。

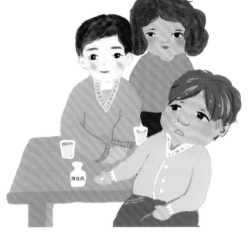

图 1—1—24

含钾丰富的食物有全谷类食物、奶类、家禽类、豆类；深色蔬菜、小麦芽、鹅肉、瘦肉、沙丁鱼、海带、土豆、香蕉、樱桃、西红柿、木瓜、杏等。

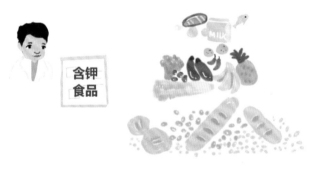

图 1—1—25

　　（3）超重与肥胖：身体脂肪含量、体重指数（BMI）与血压水平均呈正相关。体重指数的计算方法为：体重（kg）/身高^2（m^2），正常值为 18～24 kg/m^2。据研究，BMI ≥ 24 kg/m^{2}者，发生高血压的风险是体重正常者的 3～4 倍（图 1—1—26）。

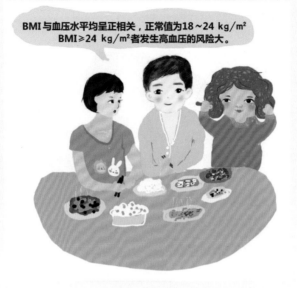

图 1-1-26

　　身体脂肪的分布与高血压的发生也有关，腹部脂肪聚集越多，血压水平就越高。男性腰围 ≥ 90 cm 或女性腰围 ≥ 85 cm，发生高血压的风险是腰围正常者的 4 倍以上。目前，我国城市中年人群中，超重者的比例已达 25% ~ 30%，超重和肥胖将成为我国高血压发病率的又一重要因素。

　　（4）饮酒：过量饮酒是高血压发病的危险因素，虽然少量饮酒后短时间内血压会有所下降，但长期少量饮酒可使血压轻度升高；过量饮酒则使血压明显升高。如每天平均饮酒 > 3 个标准杯（1 个标准杯相当于 12 g 酒精，约合 360 g 啤酒、100 g 葡萄酒，或 30 g 白酒），收缩压与舒张压分别平均升高 3.5 mmHg 与 2.1 mmHg，且血压上升幅度随着饮酒量增加而增大，过量饮酒可诱发急性心肌梗死发作。饮酒还会降低血压治疗的疗效（图 1-1-27）。

　　（5）精神紧张：长期精神过度紧张也是高血压的危险因素，长期从事高度精神紧张、高压状态工作的人群高血压的发病率也明显增加。

　　（6）其他因素：高血压病的发病因素还与其他因素，如缺乏体力活动、吸烟、经常服用避孕药等有密切的关系。另外，研究发现，H 型高血压是中国脑卒中最重要的危险因素，而引起 H 型高血压的主要原因除与遗传和富含蛋氨酸蛋白饮食有关外，还与维生素 B_6、维生素 B_{12}、叶酸摄入不足等有关，尤以叶酸摄入不足导致的同型半胱氨酸生物合成代谢中蛋氨酸循环障碍有密切的关系（图 1-1-28）。

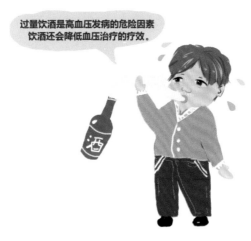

图 1-1-27

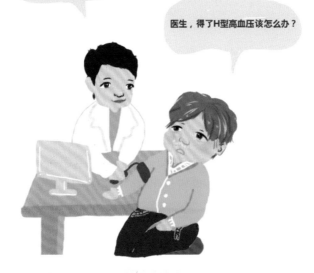

图 1-1-28

7. 老年人患高血压有什么特点？

老年高血压患者作为高血压病的一种特殊群体，近年来对它的研究与防治受到重视。

老年高血压的特点有以下几种（图1-1-29）：

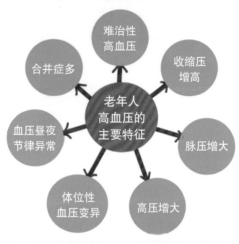

图 1-1-29

（1）收缩压增高为主：随年龄增长，心脏、血管顺应性下降，动脉管壁僵硬度增加，老年患者主要表现为收缩压水平逐渐增高，舒张压水平基本保持不变或下降。老年单纯收缩期高血压是老年人高血压最为常见的类型。研究表明，单纯收缩期高血压占80岁以上老年人高血压的90%以上。

（2）脉压增大：老年患者的脉压可达50～100 mmHg。有研究显示，对于60岁以上高血压患者，脉压是比收缩压和舒张压更重要的冠心病预测因素。脉压每升高10 mmHg，冠心病的患病风险将增加1.02倍。其原因是老年人动脉硬化、动脉顺应性及弹性下降，使大动脉对血流的储存及缓冲能力下降，伴随着老年人收缩压升高、舒张压降低，使脉压增大；同时，当老年人主动脉瓣退行性变引起中重度主动脉瓣关闭不全时，同样可以导致脉压增大。

（3）血压波动大：表现为活动时增高，安静时较低；冬季偏高，夏季偏低，而且血压越高，其季节性波动越明显（图1-1-30）。在24小时以内，以及在一个较长时期都有较大波动（图1-1-31）。这是因为老年人压力感受器敏感性降低，血管顺应性降低，血压更易随情绪、季节和体位等变化而出现明显波动。

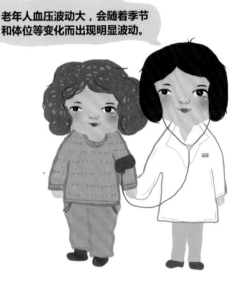

图 1-1-30

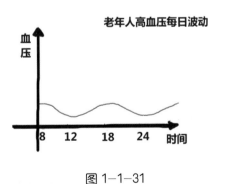

图 1-1-31

（4）体位性血压变异：老年人容易发生直立性低血压。直立性低血压又称为体位性低血压，是由于体位的改变，如从平卧位突然转为直立，或长时间站立发生的低血压（图1-1-32）。

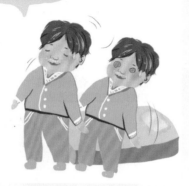

起床急了，就头晕！

图 1-1-32

诊断标准是指从平卧位改变为直立位后 3 分钟内，收缩压下降 > 20 mmHg 和（或）舒张压下降 ≥ 10 mmHg，即为体位性低血压。主要表现为直立时血压偏低，还可伴有站立不稳、视力模糊、头晕目眩、软弱无力、大小便失禁等，严重时会发生晕厥。体位性低血压是老年人的常见病，据统计 65 岁以上老年人体位性低血压者约占 15%，其中 75 岁以上的老年人可高达 30% ～ 50%。老年人高血压患者更容易出现直立性低血压。研究表明，血压达标（< 140 / 90 mmHg）的社区，年龄在 70 岁及以上的老年人中，1 分钟内直立性低血压的发生率为 5%，而血压不达标的人群中占 19%。

（5）血压昼夜节律异常：正常人的血压表现为夜低昼高，而老年人容易发生血压昼夜节律异常，常伴有夜间血压升高的现象，称为反勺型高血压（图 1-1-33）。

（6）合并症多、合并用药多：老年人由于生理机能减退，高血压症状常常不明显，且常伴有冠心病、脑血管病、外周血管病、缺血性肾病、阻塞性肺病、糖尿病、阿尔茨海默病等多种疾病，有的老年人还有可能合并多脏器功能损害（图 1-1-34），需要同时服用多种药物时，应尽量避免使用并发症加重的药物。但若血压长期控制不理想，又更易发生或加重靶器官损害，显著增加心血管病死亡率及全因死亡率，因此，在处理时需综合考虑。

（7）难治性高血压：在改善生活方式的基础上联合 3 种不同类型的降压

药物（包括利尿剂）治疗至少 1 个月，血压仍不能达标，或至少需要 4 种降压药物才能使血压达标，应考虑为难治性高血压。难治性高血压更常见于老年患者（图 1－1－35）。

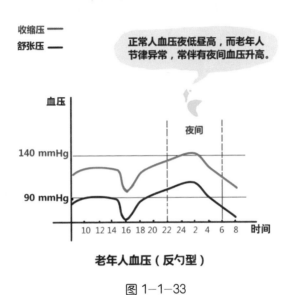

图 1－1－33

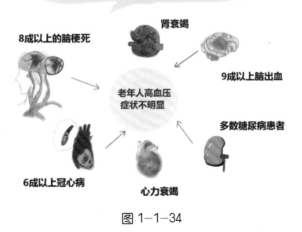

图 1－1－34

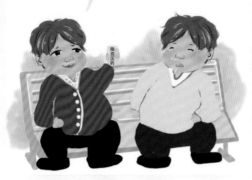

图 1-1-35

　　难治性高血压是高血压治疗中一个比较常见的临床问题，也是治疗方面的一个棘手问题。血压控制不良会导致心、脑、肾等靶器官损害，从而导致临床血管事件的发生。因此，积极有效地将血压控制在目标水平是高血压治疗的重要环节。

8. 老年人的高血压诊断标准有什么不同吗?

老年性高血压诊断标准与一般人群高血压的诊断标准是一致的。

世界卫生组织（WHO）规定：年龄 60 岁以上，血压值持续或非同日 3 次以上血压测量结果是收缩压 ≥ 140 mmHg（18.7kPa）或舒张压 ≥ 90 mmHg（12.0 kPa）者称为老年人高血压病。但对于老年人来说，可将降压的目标值放宽至收缩压 150 mmHg，舒张压 90 mmHg 以下（图 1-1-36）。因老年人的血液黏度相对比较高，没有足够的血压难以推动血液流畅地运行，血压太高容易导致脑出血，但如果血压降得太低，患脑梗死的概率会增加。

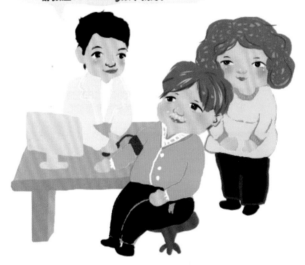

图 1-1-36

9. 高血压是如何分级的？有什么意义？

• 高血压是如何分级的？

中国高压防治指南（2018 年修订版）（图 1-1-37）根据血压升高程度将高血压划分为三级，或分为轻度、中度、重度（图 1-1-38）。

高血压病 1 级（轻度）：收缩压在 140 ～ 159 mmHg，舒张压在 90 ～ 99 mmHg。此时机体无任何器质性病变，只是单纯高血压。

高血压病 2 级（中度）：收缩压在 160 ～ 179 mmHg，舒张压在 100 ～ 109 mmHg。此时有左心室肥厚、心脑肾损害等器质性病变，但功能还在代偿状态。

高血压病 3 级（重度）：收缩压 ≥ 180 mmHg，舒张压 ≥ 110 mmHg。此时有脑出血、心力衰竭、肾衰竭等病变，已进入失代偿期，随时可能发生生命危险。

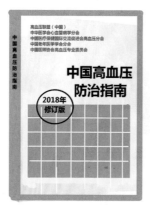

图 1-1-37

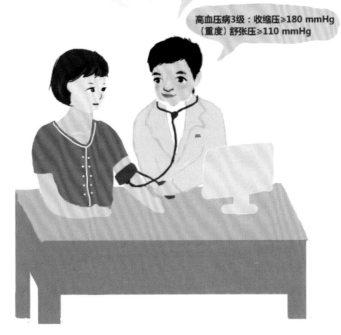

图 1-1-38

高血压病1级：收缩压140～159 mmHg
（轻度）　舒张压90～99 mmHg

高血压病2级：收缩压在160～179 mmHg
（中度）　舒张压在100～109 mmHg

高血压病3级：收缩压≥180 mmHg
（重度）舒张压≥110 mmHg

• 高血压分级有什么意义呢？

　　血压越高，未来发生心血管事件的概率和危险性越大，死亡风险越大。心力衰竭和脑卒中是与血压水平关联最密切的两种并发症，临床资料显示，随着血压水平升高，脑卒中和心力衰竭发生率递增。因此，关注血压升高水平，确定高血压分级，对高血压治疗和预后意义很大。

　　虽然高血压是影响心血管事件发生和预后的独立危险因素，但是并非唯一决定因素，大部分高血压患者还有血压升高以外的心血管危险因素。因此，高血压患者的诊断和治疗不能只根据血压水平，必须对患者进行心血管综合风险的评估并分层。除了高血压分级外还有危险分层，高血压分级和危险分层是高血压治疗的依据和基础。

高血压患者根据血压分级和心、脑、肾脏、血管损害以及危险因素，分为低危、中危、高危和极高危四种，通过这种危险分层的划分，可以预测未来10年的心血管事件风险，也就是说，风险越高发病率越高。如果在高血压同时合并更多的危险因素，如吸烟、饮酒、动脉粥样硬化性疾病等或同时合并糖尿病、高血脂等。这些心血管风险因素越多，未来10年发生心血管事件的风险就越大。高血压的分级与危险分层之间的关系见表1-1-1。

表 1-1-1 高血压分级与危险分层

其他危险因素、无症状的器官损害或疾病	血压（mmHg）		
	1 级高血压（收缩压 140～159 或舒张压 90～99）	2 级高血压（收缩压 160～179 或舒张压 100～109）	3 级高血压（收缩压 ≥ 180 或舒张压 ≥ 110）
无其他危险因素	低危	中危	高危
1～2 个危险因素	中危	中～高危	高危
3 个以上危险因素	中～高危	高危	高危
器官损害、慢性肾脏病 3 期或糖尿病	高危	高危	高～极高危
有症状的心血管疾病、≥ 4 期慢性肾脏病或糖尿病伴靶器官损害／危险因素	极高危	极高危	极高危

注：若患者的收缩压与舒张压分属不同级别时，则以较高的级别为准；单纯收缩期高血压可按照收缩压水平分为 1、2、3 级。

10. 高血压有哪些类型？其临床表现是什么？

• 高血压有哪些类型？

高血压分为原发性高血压和继发性高血压两种类型。

原发性高血压又称高血压病，是一种高发病率、高并发症、高致残率的疾病，约占高血压患者的 90%。我们常说的高血压往往是指原发性高血压。引起原发性高血压的确切原因还不清楚。一般认为，原发性高血压是遗传因素与环境因素的综合作用引起的。

继发性高血压又称症状性高血压，约占高血压患者的 10%。继发性高血压是由身体的其他疾病所引起的，血压增高只是其中一个症状。部分继发性高血压患者只要治愈了原发疾病，高血压也就会随之消失。如肾脏肿瘤、主动脉狭窄等引起的高血压，通过手术治疗解除病因，高血压就会缓解。常见的继发疾病有慢性肾脏病、睡眠呼吸暂停综合征、原发性醛固酮增多症、肾动脉狭窄、嗜铬细胞瘤、皮质醇增多症、大动脉疾病等。

还有以下几种血压升高的现象值得注意：

（1）高血压急症：原发性和继发性高血压在疾病发展过程中，在某些诱因作用下，血压急剧升高，病情急剧恶化，称为高血压急症（图 1-1-39）。

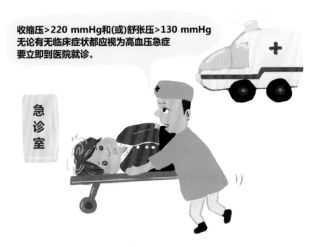

图 1-1-39

平时家庭成员要多注意高血压急症的发生，如果发现原有高血压的人有以下表现，即收缩压＞220 mmHg 和（或）舒张压＞130 mmHg，无论有无临床症状都应视为高血压急症，需要立即到医院就诊。

常见高血压急症包括以下情况：高血压伴有急性脑卒中、高血压脑病、急性心肌梗死、急性左心衰竭伴肺水肿、不稳定型心绞痛（图 1-1-40）、主动脉夹层动脉瘤等。高血压急症需立即经静脉给予药物，进行降低血压治疗。如不及时抢救，可危及生命。

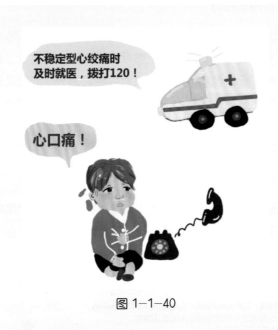

图 1-1-40

（2）白大衣高血压（WCH）：又称"诊室高血压"，是指有些患者在医生诊室测量血压时血压升高，但在家中自测血压或 24 小时动态血压监测（由患者自身携带测压装置，无医务人员在场）时血压正常。白大衣高血压一般都会比在家里高 25 ～ 30 mmHg，有的甚至会相差 50 mmHg 以上，这种血压升高现象通常被称为"白大衣高血压"（图 1-1-41）。

随着高血压诊断及防治研究的进展，白大衣高血压越来越受到人们的重视。流行病学调查发现，在高血压患者中，白大衣高血压占 9% ～ 16%。白大衣高血压的发生机制目前还不十分明确，可能与患者产生的应激反应和警觉反应有关。本来血压尚属正常，但患者见到穿白大衣的医护人员后精神紧张，血液中出现过多的儿茶酚胺，使心跳加快，同时也使外周血管收缩，阻力增加，产生所谓"白大衣效应"，从而导致血压上升。

目前研究发现，这种白大衣高血压可能是处于正常血压与持续性高血压之间的一种中间状态，年轻、女性、非吸烟人群中的发病率较高，因此这种"白大衣高血压"应加强随访观察。一经诊断为白大衣高血压，需3～6个月内复诊，并每年随访24小时动态血压监测以观察有无发展为持续性高血压。

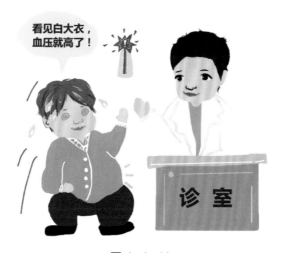

图 1-1-41

（3）H型高血压：高血压合并血中"同型半胱氨酸（Hcy）"升高，医学上称之为"H型高血压"，它属原发性高血压。Hcy是一种对人体有害无益的氨基酸，Hcy升高是继我们常说的"高血压、高血脂、高血糖"之后又一个能导致"脑中风"的新的独立的高危危险因素（图1-1-42）。

高血压能导致脑中风，Hcy升高也能导致脑中风，二者相遇就如同火上加油，使脑中风发生危险增加11.7倍。因此，H型高血压已成为导致我国脑中风高发的最重要诱因。

引起Hcy升高的原因主要有：维生素B_6、维生素B_{12}与叶酸摄入不足、家族性遗传、富含蛋氨酸蛋白饮食。我国高血压防治指南指出，在我国人群血压升高导致卒中发病的强度为西方人群的1.5倍。控制H型高血压，关键在于控制及管理血压的同时，控制高同型半胱氨酸血症。注意改善生活方式、积极药物治疗、适当控制富含蛋氨酸蛋白饮食，补充富含叶酸、维生素 B_{12} 的食物，如猕猴桃、菠菜、黄豆等。

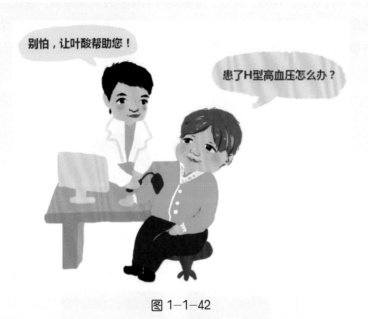

图 1-1-42

• 高血压的临床表现是什么？

原发性高血压通常起病缓慢，早期常无症状，可偶于体格检查时发现血压升高，少数患者则在发生心、脑、肾等并发症后才被发现。高血压患者可有头晕、头痛、颈项板紧、疲劳、心悸、耳鸣等症状，但并不一定与血压水平成正比，也可出现视力模糊、鼻出血等较重症状。

11. 高血压会遗传吗？哪些人容易得高血压？

• 高血压会遗传吗？

通过前面的相关介绍，高血压与遗传有密切的关系，这一点大家都很清楚了。许多资料的数据表明，父母血压高的，孩子也容易得高血压（图1-1-43）。

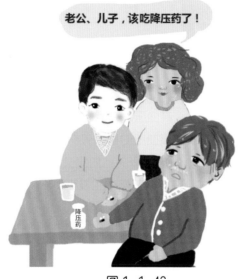

图 1-1-43

• 哪些人容易得高血压？

临床分析发现，以下人群易患高血压：

（1）超重和肥胖的人：超重和肥胖是高血压发病的主要人群，同时也是冠心病和脑卒中发病的主要人群。肥胖者高血压患病率是体重正常者的 2～6 倍（图1-1-44）。

（2）吸烟的人：研究发现，吸烟不仅可以引起肺癌、慢性支气管炎等呼吸系统的疾病，而且也是高血压、脑卒中、冠心病的主要危险因素。烟雾中的有害物质一氧化碳、尼古丁等吸入人体后，会引起动脉内膜损伤和动脉粥样硬化，还会增加血液的黏稠度和血流阻力，从而使血压升高。

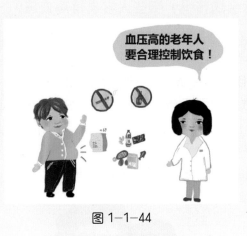

图 1—1—44

（3）有高血压家族史的人：高血压具有明显的家族聚集性。有研究发现，如果父母无高血压，那么子女患高血压的概率只有 3.1%；而父母一方有高血压者，子女患高血压的概率就增加到 28%；如果父母均有高血压，则子女患高血压的概率将增加到 46%。在临床工作中也发现 60% 的患者具有高血压的家族史。

（4）中老年人：人的血压随着生长发育发生着相应的变化。一般而言，年龄越高，患高血压的比例也就越高，而且以收缩压的增高更为明显。统计资料表明：40 岁以下的患者占高血压患病总数的 10%，而 40 岁以上的患者占90% 左右。在 65～69 岁的人群中，高血压患者占 34.8%，而到了 80 岁的时候，高血压患者就上升到了 65.6%。

（5）食盐过量的人：研究显示，每人每日钠摄入量或 24 小时尿钠排泄量均与其血压呈正比关系。此外，膳食中钙含量不足也可使血压升高，而且当膳食中钙含量较低时，可能促进钠的升血压作用。因此，在日常生活中，一定要养成良好的饮食习惯，避免过咸、过腻的食物，还要注意动物蛋白和钙的补充。

（6）过量饮酒的人：过量饮酒包括危险饮酒（男性 41～60 g，女性21～40 g）和有害饮酒（男性 60 g 以上，女性 40 g 以上）。我国饮酒人数众多，18 岁以上居民饮酒者中有害饮酒率为 9.3%。限制饮酒与血压下降显著相关，酒精摄入量平均减少 67%，高压下降 3.31 mmHg，低压下降 2.04 mmHg。目前有关少量饮酒有利于心血管健康的证据尚不足，相关研究表明，即使对少量饮酒的人而言，减少酒精摄入量也能够改善心血管健康，减少心血管疾病的发病风险（图1-1-45）。

（7）精神紧张的人：心理因素对高血压的致病作用不容忽视。情绪和精神刺激均能引起血压升高。一些研究发现，长期工作劳累、精神紧张、睡眠不足、焦虑和抑郁等都可引起高血压，尤其是精神紧张在高血压的发生中有重要影响。从事一些高度危险和精神高度紧张的工作者，例如驾驶员、股票经营者，其发生高血压的机会比精神状态好的人高得多。而且长期生活在噪声环境中，听力敏感性减退者患高血压的概率也相对较高（图1-1-46）。

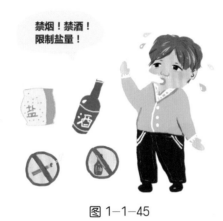

图1-1-45

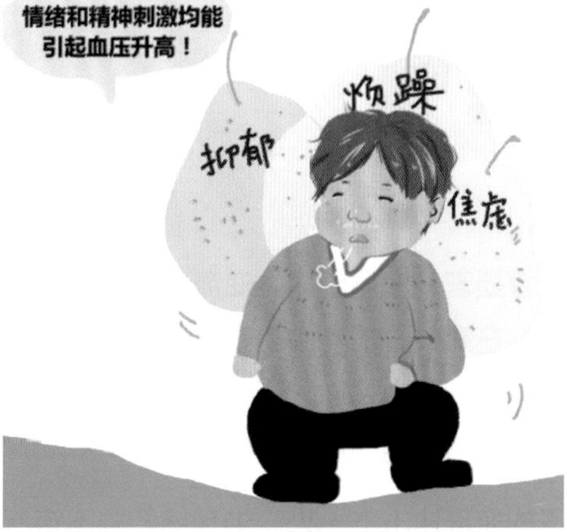

图1-1-46

除上述人群易得高血压外，还有饮食不合理、糖尿病等均可诱发高血压。

12. 高血压患者为什么会发生心、脑、肾、眼等器官损害？

有些人可能会觉得奇怪，我刚得了高血压，怎么就出现脏器损害了呢？这是因为高血压的发病具有一定的隐匿性，诊断高血压的时间并不能完全反映患病的时间（医学上称为"病程"）长短。因为血压升高引起的症状在个人身上表现不同，有些人血压很高却没有什么感觉，常常是在偶尔测血压或者体检时发现。所以，不少患者在确诊高血压时已经患病很久了。

高血压的危害非常大，会导致多器官发生损害。最常见损伤的器官是心、脑、肾、眼，又称高血压靶器官损害（图 1-1-47，图 1-1-48）。

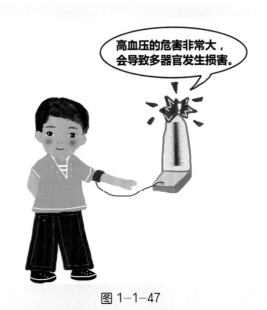

图 1-1-47

高血压会造成血管损害。血压越高，血流对血管壁的冲击也就越猛烈，细小动脉首先受到损害。在高血压初期会发生痉挛表达自己的"不满情绪"，如果高血压的状况一直得不到改变，细小动脉就会发生硬化，变得硬而缺乏弹性，进一步管腔变窄，输送到组织的血流速度就会减慢。

长期处在高血压的血流冲击下，大、中动脉同样不堪重负。高血压血流对血管壁的冲击会损伤血管内膜，血管内膜受到损伤后，血液中的脂质更加容易沉积在血管壁，促进动脉粥样硬化斑块的形成和发展。发生硬化的细小动脉和发生粥样硬化的大动脉、中动脉的血管舒张功能减弱，又进一步加重血压升高，两者互为因果，形成恶性循环。

　　高血压可以引起心肌肥厚，肥厚的心肌使得心脏的舒张功能减退，左心房肥大，引起房性心律失常，可以有期前收缩、心房颤动（房颤）。血压升高可以引起冠状动脉粥样硬化，血压急剧升高可以诱发心肌梗死。高血压患者心功能减退、心力衰竭的发生率比没有高血压的人要高 6 倍。

　　高血压是脑卒中（中风）的首要危险因素。高血压可以使脑动脉形成微动脉瘤，从而导致脑出血、脑梗死、短暂脑缺血发作。研究发现，基线收缩压每升高 10 mmHg、舒张压每升高 5 mmHg，脑卒中发生的危险分别增加 49%、46%。中国人群血压升高对脑卒中的发病强度是西方人的 1.5 倍。

　　高血压是终末期肾脏病，也就是人们常说的尿毒症的主要危险因素。确诊高血压 5 ~ 10 年后，可以出现肾脏的小动脉硬化，造成肾小动脉的狭窄、肾缺血。而肾损害会出现微量白蛋白尿、血肌酐升高、高尿酸血症等临床表现。同时，肾脏损害会使血压进一步升高而更加难以控制。

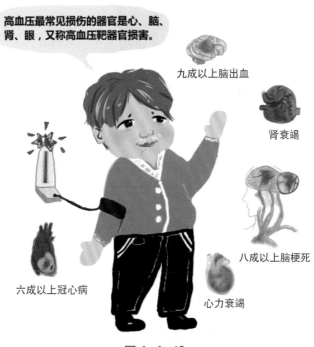

高血压最常见损伤的器官是心、脑、肾、眼，又称高血压靶器官损害。

九成以上脑出血

肾衰竭

八成以上脑梗死

六成以上冠心病

心力衰竭

图 1—1—48

13. 高血压常见的并发症有哪些？

血压如果长期升高，随着靶器官损伤的加重，会出现相应的临床症状，即发生高血压并发症。

高血压常见的并发症有：脑卒中、心肌梗死、心力衰竭、肾脏病、外周血管病、眼底病等（图1-1-49）。

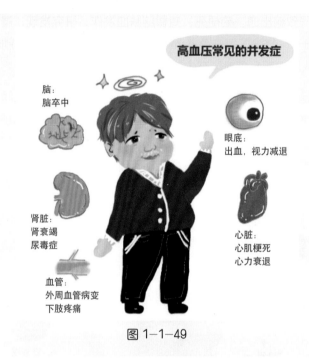

图 1-1-49

（1）脑卒中：又称脑中风，是指因脑血管阻塞或破裂引起的脑组织功能或结构损害的疾病，是我国高血压患者最常见的并发症。据统计，70% ~ 80%脑卒中患者都有高血压。可分为两大类：缺血性脑卒中和出血性脑卒中，也就是我们所说的脑梗死和脑出血。

高血压患者为什么易发生脑卒中？首先，高血压可促进脑动脉粥样硬化的发生和发展，在血管的动脉粥样硬化处，管壁增厚导致管腔狭窄或斑块破裂继发血栓形成，以及某些大动脉血栓脱落都可造成脑动脉栓塞，这些情况可导致脑供血不足或脑梗死。另外，在高血压长期作用下，脑小动脉持久收缩，会导致血管壁变硬变脆，受到高压血流的长期冲击，变硬变脆的管壁扩张变薄，特别是在分叉处易破裂，导致脑出血。不管是缺血性脑卒中还是出血性脑卒中，患者均会出现偏瘫、失语、偏身感觉障碍等脑神经受损的局灶性定位症状，并伴有头痛、烦躁、呕吐、意识模糊等全脑症状（图1-1-50），但出血性与缺血性脑卒中的表现有所不同，治疗方法亦不同，因此，出现以上症状，应尽早尽快急诊求医。

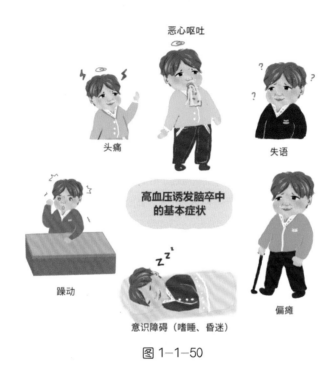

恶心呕吐

头痛

失语

高血压诱发脑卒中的基本症状

躁动

意识障碍（嗜睡、昏迷）

偏瘫

图1-1-50

（2）高血压性心脏病：长期患有高血压疾病，但对血压却没有进行合理控制，由于长期外周血管阻力增高导致心脏排血负荷加重，久而久之就容易发生左心室肥厚。高血压患者的心脏太累了，不堪重负后，最终走到心力衰竭的结局。常用评估心脏损害的检查方法有：心电图、超声心动图。

（3）高血压性冠心病：高血压还会对冠状动脉造成伤害，发生冠状动脉粥样硬化，导致心血管腔狭窄、梗死，从而引发冠心病、心肌梗死等问题，甚至导致患者猝死（图1-1-51）。常用评估检查方法有：冠状动脉计算机断层扫描血管造影。

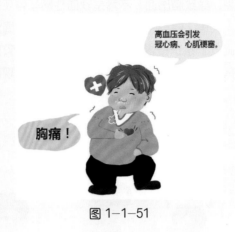

图 1-1-51

（4）高血压性肾病：肾功能衰退是高血压的并发症之一。高血压损害肾脏是持续高血压对肾脏细小动脉的冲击损害所致。长期持续高血压使肾小球硬化和肾动脉硬化，进一步导致肾实质缺血和肾单位不断减少，发生肾功能减退。慢性肾衰竭是长期高血压的严重后果之一。同时，长期持续的高血压还会破坏肾脏的分泌功能，加重高血压症状，这种情况可谓是恶性循环（图 1-1-52）。

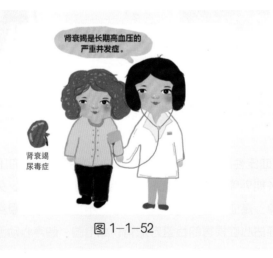

图 1-1-52

（5）高血压性视网膜病变：我们的眼睛同样布满了丰富的血管，每时每刻都需要新鲜血液的供给。而当患上高血压却不进行控制时，就会导致眼底动脉血管狭窄或硬化，视网膜处于缺血缺氧状态下，从而引发视力减退、失明，甚至是视网膜脱落等问题。

14. 高血压患者出现什么情况时应及时去医院就医？如何就医？

• 高血压患者出现什么情况时应及时去医院就医？

高血压是发病率很高的疾病，长期高血压会导致人体动脉硬化，导致人体动脉血管变狭窄，最终导致血管堵塞发生心脑血管疾病，引起脑血栓、心绞痛、心肌梗死等；硬化的血管也会因压力过大导致血管破裂，发生脑出血；还会发生肾功能损害等其他危及人体生命的临床状况。而早发现、早治疗，可有效降低以上并发症的发生。因此建议大家经常测量血压，在自己测量或者常规体检等途径发现血压高于正常水平后不应掉以轻心，高血压患者在改善生活方式的基础上，按医嘱服用降压药物，维持血压在理想水平，可有效降低发生心脑肾及血管并发症的危险性，但如果发生高血压急症，应立即到医院就医（图1-1-53）。

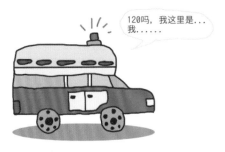

高血压伴有剧烈头痛、恶心、呕吐、呼吸急促和视物模糊等症状，要及时到医院就诊！

120吗，我这里是…我……

图1-1-53

• 如何就医？

高血压急症是指原发性或继发性高血压患者，在某些诱因作用下，血压突然显著升高（一般超过180/120 mmHg），同时伴有心、脑、肾、视网膜等重要靶器官功能损害的一种严重危及生命的临床综合征。常伴有剧烈头痛、恶心、呕吐、呼吸急促和视物模糊等症状。临床上，根据有无急性心、脑、肾、视网膜等靶器官的损害，把高血压急症分为两大类：高血压急症和高血压次急症。前者应立即采取降压治疗，后者在数小时内将血压降低即可。治疗高血压急症的关键问题在于选择迅速的降压药物将血压控制在安全水平，防止靶器官急性损伤。

高血压急症患者应进入急诊抢救室或加强监护室，持续监测血压，主要治疗方法是给予起效快、可控性强的静脉降压药物，根据不同疾病的特点针对性使用，达到快速而又平稳的降压效果。

平日里，高血压患者应遵医嘱按时按量服药，绝不可擅自停药，保持心情舒畅、合理饮食、适当体力劳动或体育锻炼，纠正吸烟、酗酒等不良生活习惯，以预防高血压急症的发生。

15.24 小时血压动态监测是怎么回事？哪些人需要做 24 小时血压动态监测？

• 24 小时血压动态监测是怎么回事？

所谓 24 小时血压动态监测，就是将一种特定的动态血压记录仪佩戴在受检对象的上肢和胸部，仪器自动定时记录受检者 24 小时血压，发现受检者日常活动（如运动、锻炼、工作、生活、休息和睡眠）中的血压变化（图 1-1-54）。

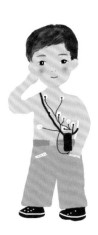

图 1-1-54

脑出血等脑血管疾病容易在运动或情绪激动等情况下发生，而平常测量血压多在安静状态下，血压测量比较局限，往往不能反映运动时的血压。24 小时动态血压监测时间较长，监测期间可选择适当运动，能够反映动态血压变化情况，使得血压判断更为完善和准确。如果需要准确监测血压变化情况，推荐做 24 小时动态血压监测。24 小时动态血压监测非常方便，不会影响正常生活。通过 24 小时动态血压的监测可以：

（1）协助高血压的诊断和鉴别诊断（图 1-1-55）。

（2）了解高血压的昼夜变化规律及动态曲线类型，推测患者脏器继发损害程度及危险性，指导患者预防及治疗用药。

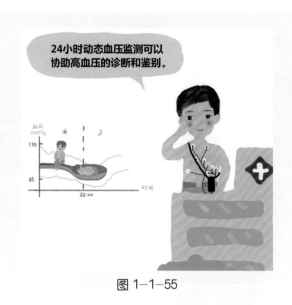

图 1-1-55

（3）有助于鉴别冠心病、心绞痛和心律失常与血压高低的关系，了解血压变化与心绞痛发作或心电图心肌缺血发生之间的关系（后者应将动态血压与动态心电图同时记录）。

（4）动态血压对判断预后有重要意义：有研究证实，24 小时平均血压高者其病死率及第一次心血管病发病率均高于 24 小时平均血压正常及偏低者。

• 哪些人需要做 24 小时血压动态监测？

（1）医院内测得血压高，在家中测血压正常者。

（2）新近发现的高血压患者。

（3）高血压易患人群（如平时血压 130 ～ 139/85 ～ 89 mmHg、肥胖、有高血压家族史者）。

（4）继发性高血压的鉴别诊断。

（5）经降压药物治疗后血压控制不满意者。

（6）有晕厥史或体位性低血压者最好与 24 小时动态心电图同时进行检查。

（7）临床上指导降压药的应用、评估药物的作用、判断高血压的预后等。

16.24 小时动态血压监测与一般的血压测量相比有什么优缺点?

血压测量主要分为三种类型,即诊室血压测量、家庭自测血压、24 小时动态血压监测。自测血压是患者在家中自行监测血压;诊室血压是患者就诊时在诊室进行的血压测量;24 小时动态血压监测则是佩戴血压监测仪测定患者 24 小时内每一时间段血压(图 1-1-56)。

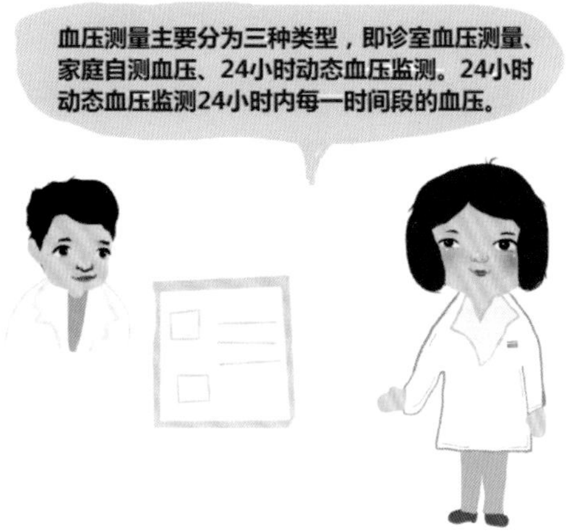

24 小时动态血压监测可以准确记录患者因情绪变化、运动、进食、吸烟、饮酒等对血压的影响,与一般的血压测量相比,24 小时动态血压监测的优点主要有以下几点:

血压测量主要分为三种类型,即诊室血压测量、家庭自测血压、24 小时动态血压监测。24 小时动态血压监测24 小时内每一时间段的血压。

图 1-1-56

(1)动态血压监测可以去除诊室血压测量的偶然性。

(2)动态血压监测可以检测出早期轻度或隐匿性高血压患者,避免对此类患者漏诊。

(3)可以去除白大衣性高血压,即患者看见医生后容易紧张导致血压升高,24 小时血压监测可以避免这种因素干扰。

(4)动态血压监测还可以指导医生用药,例如患者血压升高是在早晨,中午还是夜晚,这样便于医生在不同时间段投放药物。

(5)可以进行降压药物疗效判定。服药后血压控制效果可以通过血压监测进一步了解。

但 24 小时动态血压监测也会给测量者带来一些不方便之处:如需要患者配合医生及时监测血压,并需多次测量,所以操作的过程中给测量者带来一些麻烦,如果发生漏测、少测还会导致结果不准确。但如果按照标准流程去做的话,对血压的检测还是很准确、全面的。

17. 高血压病能彻底治愈吗？高血压的防治中会有哪些常见的错误观念？

- **高血压病能彻底治愈吗？**

　　高血压病是否能彻底治愈，这是许多高血压病患者比较关心和经常问到的一个问题。如果是继发性高血压病，积极治疗原发疾病的基础上有可能痊愈，如嗜铬细胞瘤引起的高血压病，将瘤体切除，血压就可以恢复到正常水平。但如果是原发性高血压病（原因不明导致的血压升高），则不能治愈，但可以通过健康的生活方式和服药把血压控制在正常状态，原发性高血压往往需要终身服用降压药物。从相关统计数据来看，90% 的高血压患者都是原发性（图1-1-57）。

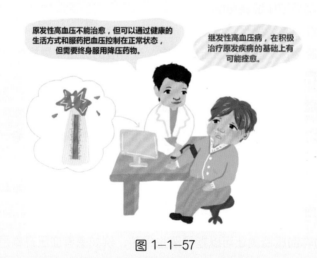

图 1-1-57

- **高血压的防治中会有哪些常见的错误观念？**

　　我国虽然高血压患者很多，但人们对于高血压依然存在不少认识误区，不仅耽误了治疗，也会使得高血压反反复复，甚至引发生命危险。目前，高血压防治中普遍存在的错误观念主要有以下几种：

　　（1）不愿意服药：有不少患者已经确诊高血压，但即使出现了头晕、头痛等不适，还是不肯服药，而对一些诸如保健品、降压表等"高科技产品"却情有独钟。究其原因，一是"是药三分毒"的观念根深蒂固，惧怕药物的毒副作用；二是错误地认为长期的应用高血压药物会形成依赖性。其实，这种担心是完全没有必要的。临床实践证明，目前临床上使用的降压药物安全有效，其不良反应是可逆的、轻微的。另外，降压药不会形成依赖性！高血压是一种慢性终身疾病，目前主要还是依靠药物，需要终身服药，对血压可以加以控制，减少并发症的发生。

（2）不难受不服药：广大高血压患者，千万不要错误地以为，没有感觉、没有不舒服，就没有高血压，就不需要治疗。其实，无症状的高血压更危险（图 1-1-58）！长期未经治疗的高血压，肯定会造成人体重要器官的损害，如心、脑、肾和眼等。

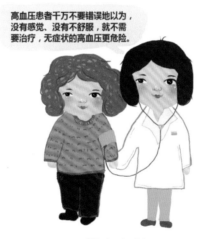

图 1-1-58

（3）不按医嘱服药：患者在应用降血压药物治疗一段时间后，血压降至正常，即自行停药。结果在不长时间后血压又升高，还要再使用药物降压。这样不仅达不到治疗效果，而且由于血压较大幅度的波动，从而损害重要器官。正确的服药方法是：服药后出现血压下降，可采用维持量，继续服药；或者在医生的指导下将药物进行调整，而不应贸然停药。

（4）不测血压服药：高血压的症状与血压水平虽有一定的关联，但与病情轻重并不一定一致。不能以症状的轻重来估计血压的高低和决定降压药物的服用剂量。凭自我感觉来估计血压的高低，往往是错误的，也容易延误治疗。

18．血压升高需要吃药吗？

治疗高血压的方法是改变生活方式＋服用降压药。部分高血压患者改变生活方式，不吃降压药也能把血压降下来，这样的话可以密切观察，暂时不必服用降压药。但是如果通过改变生活方式，血压仍 ≥ 140/90 mmHg 和（或）高于目标血压，这时就要积极就医，听从医生的建议服用降压药（图 1-1-59）。

高血压治疗的根本目标是通过降低血压从而降低发生心、脑、肾及眼并发症和死亡的危险。因此高血压患者一定要到高血压门诊接受专业医生的评估，配合相关的检查，遵从专业降压治疗方案，不要盲目判断，甚至排斥服用降压药。

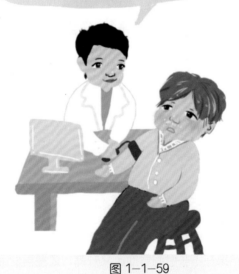

图 1-1-59

19. 常用的降压药有哪些？服用降压药时应注意哪些问题？

常用的降压药有哪些？

目前常用的有五类降压药物，分别是：

（1）钙通道阻滞剂：如硝苯地平、氨氯地平、非洛地平、尼卡地平等。这类药通过扩张血管发挥降低血压的作用，有较好的降压效果，尤其适用于老年高血压、单纯收缩期高血压，伴有稳定性心绞痛、冠状动脉或颈动脉粥样硬化患者。但是该类药物有加快心率的不良反应，因此心率快的高血压患者要慎用，或者配合 β 受体阻滞剂类降压药一起服用。

（2）血管紧张素转换酶抑制剂：如卡托普利、依那普利、赖诺普利、贝那普利等。这类降压药也有很好的降压效果，特别适合于伴有慢性心力衰竭、心肌梗死后心功能不全、糖尿病肾病及其他轻度肾损伤的患者，但缺点是会引起咳嗽。

（3）血管紧张素受体拮抗剂：如缬沙坦，厄贝沙坦，替米沙坦等。效果和血管紧张素转换酶抑制剂相似。该类药可降低心血管并发症的发生率，尤其适用于高血压伴有左心室肥厚、心力衰竭、冠心病、糖尿病、肾病等患者，而且不良反应少，目前临床应用在逐渐扩大。

（4）利尿剂：主要通过利钠排尿、减低容量负荷而发挥降压作用，如氢氯噻嗪、螺内酯、呋塞米等。体胖伴有水肿、心功能不全的患者和老年高血压者选用较为合适。

（5）β 受体阻滞剂：如美托洛尔、比索洛尔、倍他洛尔等。这类药对心率快的高血压病患者特别合适，但有哮喘病史患者要禁用。

服用降压药时应注意哪些问题？

（1）遵医嘱用药：有的患者在服降压药期间，出现时服时停现象。时服时停不但是治疗失败的重要原因，而且突然停药后会导致血压反弹，对健康更为有害（图 1-1-60）。不要轻易改变治疗方案，如需更换药时，应遵医嘱。药物治疗应坚持不懈，严格遵从医嘱，不可随意增减、漏服、停服或突然撤换药物，以防血压过高或过低而引发意外。

（2）坚持长期用药：高血压可以说是一种终身疾病，必须长期坚持治疗。

当治疗取得满意疗效后，逐渐减量，使治疗量维持在一个较低而又能控制血压稳定的水平。

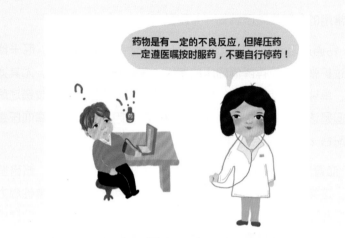

图 1-1-60

（3）联合用药：联合用药优于大剂量单一药物。联合用药优点是可产生协同作用，减少每种药物的用药剂量。大多数患者都应该采用联合用药，且剂量和组合都应个体化。

（4）不宜快速降压：有些人一发现高血压，恨不得立刻就把血压降下来，甚至随意加大用药剂量。如果血压降低得过快、过猛，会导致脑、心、肾供血不足，极容易发生意外。尤其是血压水平较高的中、老年重度高血压患者，极可能引起心脑血管严重病变。对大多数高血压患者而言，应根据病情，在 4 周内或 12 周内将血压逐渐降至目标水平。年轻、病程较短的高血压患者降压速度可稍快；老年人、病程较长有合并症且耐受性差的患者降压速度则可稍慢。

（5）慎重睡前服药：当人入睡后，新陈代谢降低，血液循环减慢，血压也会有一定程度下降。如果睡前服药，两小时后是药效高峰期，此时血压下降，血流变缓慢，血液黏稠度升高，极易导致血栓形成，引发中风或心肌梗死，因此，睡前服药应慎重。

（6）防体位性低血压：降压药可引起体位性低血压，患者改变体位或起床时动作不宜过快过猛，服药后如出现头晕应立即平卧，抬高下肢，以增加脑部血供（图 1-1-61）。

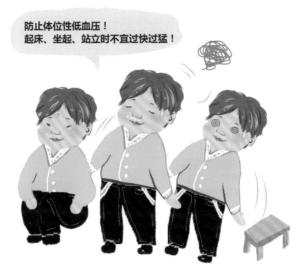

图 1-1-61

（7）忌擅自乱用药物：降压药有许多种，药理作用和降压机制也不完全一样。因此，高血压患者必须在医生指导下进行药物治疗。

（8）忌不测血压服药：有些患者平时不测血压，仅凭自己感觉服药。其实自我感觉与病情轻重并不一致，如高血压会引起头晕，血压过低，大脑供血不足也会出现头晕。所以，应定时测量血压，最好固定血压计，保证血压监测的稳定性。依据血压水平，在医生指导下，及时调整药物剂量，巩固与维持疗效。

（9）忌无症状不服药：有很大部分高血压患者平时无头痛、头晕等症状（称隐形高血压），检查身体或测血压发现高血压，因为无症状就不在意，而不服药，或服药后有某些不适而索性停药，导致血压再升高，很可能会诱发心脑血管疾患。事实证明，无症状高血压其危害更大。所以一经发现，就应在医生指导下坚持用药，使血压降低，稳定在正常水平。

（10）详细了解药物不良反应：在服药前，要尽量了解清楚所用药物的不良反应有哪些，这些不良反应对自己是否有严重不利的影响。如患有支气管哮喘的患者原则上禁止使用 β 受体阻滞剂降压，糖尿病患者尽量不用利尿剂降压，长期应用利尿剂应定期查电解质等。

20. 高血压患者血压正常了可以停药吗？为什么？

· 高血压患者血压正常了可以停药吗？

有些患者服药后血压降至正常，就认为高血压已治愈，而自行停药，这种做法是不对的（图1-1-62）。

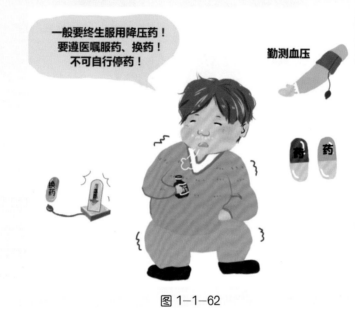

> 一般要终生服用降压药！
> 要遵医嘱服药、换药！
> 不可自行停药！

勤测血压

图1-1-62

· 为什么？

服降压药后，血压降到正常，并不是高血压病治愈了，而是降压药物作用的结果。患者服几天降压药，血压降到正常就不服药了，几天后血压又升高了，就再开始服药，这样服服停停会导致血压波动过大，对心、脑、肾等靶器官的损害严重，有时甚至会成为脑卒中和心肌梗死的导火索。

因此，降血压药须坚持长期服用，未经医生同意，不可任意停药或者更换药物、调整用药剂量等。正确的做法是，在长期的血压控制达标后，遵医嘱小心地逐渐减少药物的剂量和种类，在减药的过程中，必须监测血压的变化（图1-1-63）。

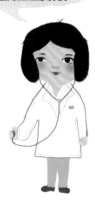

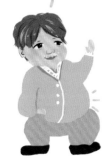

图 1-1-63

21. 高血压患者不吃药也能把血压降下来吗？该怎么做？

· 高血压患者不吃药也能把血压降下来吗？

如果只是单纯的血压升高，没有其他危险因素，可以先通过改善生活方式进行调节血压，但不是绝对能让血压降下来，如果效果不明显还是要服用药物进行降压治疗。

· 该怎么做？

提倡健康生活方式，消除不利于身体和心理健康的行为和习惯，纠正可干预的高血压危险因素，可以降低血压、预防或延迟高血压的发生、降低心血管病风险。在任何时候，对任何高血压患者（包括正常高值者和需要药物治疗的高血压患者）都是合理、有效的治疗，应该连续贯穿高血压治疗全过程。具体做法如下：

（1）减钠加钾：在平时饮食中，高血压患者应注意减少钠盐摄入，适当增加钾的摄入量。钠盐可显著升高血压，增加高血压的发病风险，而适度减少钠盐摄入，增加钾的摄入可辅助降低血压。钠盐的摄入量每天应低于 6 g。主要措施包括：减少烹调用盐及含钠高的调味品（包括味精、酱油）；避免或减少含钠盐量较高的加工食品，如咸菜、火腿、各类炒货和腌制品；在烹调时尽可能使用定量盐勺，以起到警示的作用；增加富钾食物（新鲜蔬菜、水果和豆类）的摄入量，肾功能良好者可选择低钠富钾替代盐，肾功能不全者补钾前应咨询医生，但不建议服用钾补充剂（包括药物）来降低血压。

（2）合理膳食：高血压患者和有进展为高血压风险的正常血压者，饮食应以水果蔬菜、低脂奶制品、富含食用纤维的全谷物、植物来源的蛋白质为主，减少饱和脂肪和胆固醇摄入。减少糖、含糖饮料和红肉，控制热量摄入（图 1-1-64）。

（3）控制体重：将体重维持在健康范围内（BMI：$18.5 \sim 23.9 \ kg/m^2$，男性腰围 < 90 cm，女性 < 85 cm）。建议所有超重和肥胖患者减重。控制体重，包括控制能量摄入、增加体力活动和行为干预。在膳食平衡基础上减少每日总热量摄入，控制高热量食物（高脂肪食物、含糖饮料和酒类等）的摄入，适当控制碳水化合物的摄入；提倡进行规律的中等强度的有氧运动，减少久坐时间。此外，建立节食意识、制订用餐计划、记录摄入食物的种类和重量、计算热量

等，对减轻体重有一定帮助。对于综合生活方式干预减重效果不理想者，推荐使用药物治疗或手术治疗。对特殊人群，如哺乳期女性和老年人，应视具体情况采用个体化减重措施。减重计划应长期坚持，速度因人而异，不可急于求成。建议将目标定为一年内体重减少初始体重的 5% ～ 10%。

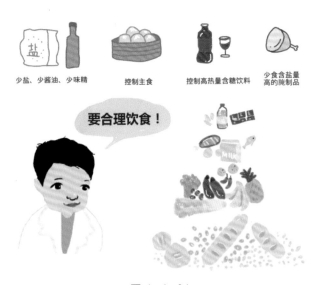

少盐、少酱油、少味精　　控制主食　　控制高热量含糖饮料　　少食含盐量高的腌制品

要合理饮食！

图 1-1-64

（4）不吸烟：吸烟是心血管病和癌症的主要危险因素之一。被动吸烟也会显著增加患心血管疾病风险。戒烟虽不能降低血压，但戒烟可降低患心血管疾病风险。戒烟的益处是十分肯定的，因此，强烈建议高血压患者戒烟。

（5）限制饮酒：过量饮酒会显著增加高血压的发病风险，且其风险会随着饮酒量的增加而增加，限制饮酒可使血压降低。建议高血压患者不饮酒。如饮酒，则应少量并选择低度酒，避免饮用高度烈性酒。男性每日酒精摄入量不超过 25 mL，女性不超过 15 mL；男性每周酒精摄入量不超过 140 mL，女性不超过 80 mL。白酒、葡萄酒、啤酒每日摄入量应分别少于 50 mL、100 mL、300 mL。

（6）增加运动：运动可以改善血压水平，也可以减轻体重。高血压患者定期锻炼可降低心血管死亡风险，因此，建议非高血压人群（为降低高血压发生风险）或高血压患者（为降低血压），除日常生活的活动外，每周 4 ～ 7 天，每天进行累计 30 ～ 60 分钟的中等强度运动（如步行、慢跑、骑自行车、游泳等）。运动形式以有氧运动为主，无氧运动作为补充。高血压患者不适合参加竞赛性或需要突然用力的运动，如赛跑、举重等，因为这些运动会使血压升高（图1-1-65）。

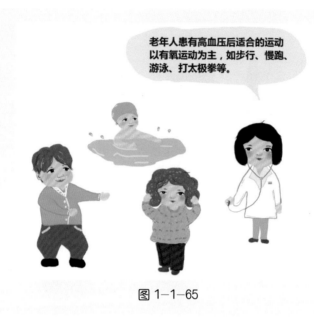

老年人患有高血压后适合的运动以有氧运动为主，如步行、慢跑、游泳、打太极拳等。

图 1-1-65

有氧运动是指躯干、四肢等大肌肉群参与为主的、有节律、时间较长、能够维持在一个稳定状态的身体活动。在整个运动过程中，人体吸入的氧气大体与需求相等，达到平衡。诸如体操、太极拳、骑自行车、快走、慢跑、登山、游泳等，都是适合高血压患者的运动方式。

运动强度需因人而异，常用运动时最大心率来评估运动强度，中等强度运动为能达到最大心率〔最大心率（次／分钟）＝ 220 －年龄〕的 60% ～ 70% 的运动。高危患者谨慎运动，运动前需进行身体评估。

（7）减轻精神压力，保持心理平衡：精神紧张可激活交感神经，从而使血压升高。精神压力增加的主要原因包括过度工作、生活压力，以及病态心理。高血压患者生活中应避免情绪激动及过度紧张、焦虑，遇事要冷静、沉着，当有较大的精神压力时应设法释放，向朋友、亲人倾吐或参加轻松愉快的业余活动，培养对自然环境和社会环境的良好适应能力。发生焦虑症、抑郁症等，建议患者到专业医疗机构就诊，必要时按医嘱服用药物，避免由于精神压力导致的血压波动。

22.高血压患者多长时间应去医院复诊？复诊时应注意什么？

• 高血压患者多长时间应去医院复诊？

由于患者的疾病状况是随时可能变化的，所以治疗方案不可长期一成不变。高血压患者即使血压稳定了，也需要定期复查。一般来说，对于初诊的高血压患者，在全面检查，开始用药之后，需要每周复查，以明确降压效果。血压降至正常水平，并且保持平稳后，应该每1～2个月复查一次，随后可以每隔半年复查一次。血压波动明显者则要每月复查一次，以调整药物达到最佳的治疗效果（图1-1-66）。

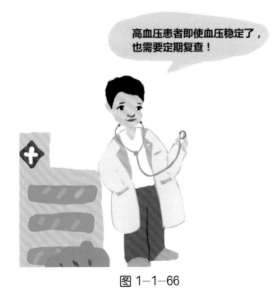

图 1-1-66

• 复诊时应注意什么？

患者复查不是单单测量血压那么简单，复查内容还包括24小时动态血压、血糖、血脂、肾功能、超声心动图、X线检查、眼底检查等。心电图、超声心动图可以了解患者心肌有无肥厚、缺血和心功能的情况；X线检查可以了解有无心脏扩大、动脉硬化情况。动态血压可以了解24小时，尤其是夜间血压情况。医生会根据患者的血压及身体的综合情况，制订针对性、个体化检查方案。

23. 什么是三级预防？高血压如何进行三级预防？

● 什么是三级预防？

三级预防是以人群为对象，以健康为目标，以消除影响健康的危险因素为主要内容，以促进健康、保护健康、恢复健康为目的的公共卫生策略与措施。第一级预防亦称为病因预防，这是最积极、最有效的预防措施，需要全社会和每个人的充分合作。主要是增强机体抵抗力，戒除不良嗜好，进行系统的预防接种，对生物因素、物理因素、化学因素、遗传致病因素、心理致病因素等作好预防；第二级预防亦称"三早"预防，"三早"即早发现、早诊断、早治疗，它是在疾病初期采取的预防措施。对于传染病"三早"预防就是加强管理，严格疫情报告，除及时发现传染患者外，还要密切注意病原携带者。对于慢性病的"三早"预防，根本办法是做好宣传、提高医务人员的诊断、治疗水平，通过普查、筛检和定期健康检查、群众的自我监护，以及早发现疾病初期（亚临床型）患者，使之得到及时合理的治疗；第三级预防亦称康复治疗，是对疾病进入后期阶段的预防措施，此时机体对疾病已失去调节代偿能力，将出现伤残或死亡的结局，应及时采取对症治疗，减少患者痛苦，延长其生命，并实施各种康复工作，力求病而不残，残而不废，促进康复。

● 高血压如何进行三级预防？

以健康生活方式为主要内容的三级预防策略可使高血压发病率下降55%，脑卒中下降75%，糖尿病下降50%。由此可见，普及高血压病的预防迫在眉睫。

（1）高血压病的第一级预防：即消除高血压病的病因或易患因素，对尚未发生高血压病的个体或群体，从高血压病的危险因素着手进行预防。均衡饮食，饮食以低脂、低盐为主，不吃过多的含盐类以及腌制品，可以多吃粗粮、胡萝卜、红薯、南瓜、西红柿、芹菜、韭菜、鸡蛋等；进行适量的运动，根据自己的年龄、体质选择适合自己的运动；戒烟限酒，并要保持一个平和、乐观的心态（图1-1-67）。

（2）高血压病的第二级预防：即早发现、早诊断、早治疗，预防高血压病进一步发展和早期并发症的发生。包括定期体检、遵医嘱服用降压药控制血压等（图1-1-68）。

高血压病一级预防：均衡饮食，低脂、低盐为主；适合的运动；戒烟限酒；保持乐观心态。

控制高热量含糖饮料　少食含盐量高的腌制品

少盐、少酱油、少味精　控制主食

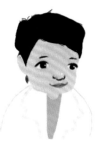
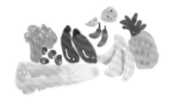

图 1-1-67

高血压病二级预防：早发现、早诊断、早治疗。

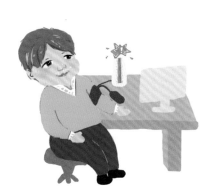
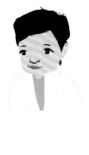

图 1-1-68

（3）高血压病的第三级预防：是指已发生了心、脑、肾、血管损害或并发症，预防进一步恶化，减少病残或死亡，在采取健康生活方式基础上，长期、终身服用降压药，稳定降压，监测血压，使血压达到理想标准；通过康复训练，促使其恢复劳动能力或生活能力，提高生活质量（图1-1-69）。

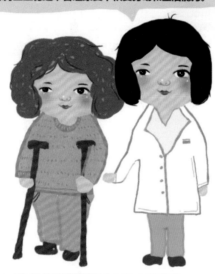

图1-1-69

24. 高血压与糖尿病有关系吗？为什么很多糖尿病患者也患高血压？

• 高血压与糖尿病有关系吗？

高血压和糖尿病是有关系的。长期的高血压会诱发糖尿病或使糖尿病病情加重。因为高血压会导致动脉硬化，如果供应胰腺的动脉发生硬化，这时就会使胰腺功能下降，导致血糖升高；糖尿病也会使血管硬化，加重高血压的病情。高血压和糖尿病都容易诱发心、脑血管疾病。

• 为什么很多糖尿病患者也患高血压？

长期的血糖高可以导致血管硬化、血管弹性差。因此，糖尿病患者也更加易患高血压。另外，糖尿病和高血压发病都与血脂高、生活习惯不良、缺乏运动等有关系，所以有的糖尿病患者也患高血压。

25. 高血压与心脏病有关系吗？病历中描述的"高心"是怎么回事？

· 高血压与心脏病有关系吗？

一般说"心脏病"是指"冠心病"，它是一种由于供应心脏血液的血管狭窄而导致的缺血性心脏病。高血压与心脏病的关系是比较密切的，它是冠心病的一个重要病因，有可能会导致心脏病的出现，而且还有可能会加重心脏病的病情。

· 病历中描述的"高心"是怎么回事？

病历中的"高心"全称叫"高血压性心脏病"，由于高血压这种长时间持续血压升高的状态，会导致心脏工作负荷加重，从而导致心脏变得肥大，结构改变，慢慢地会导致心肌供血不足，心脏射血能力下降，进而出现心功能下降、心悸、气喘、咳嗽、活动能力下降、下肢浮肿，甚至急性肺水肿的各种症状，像这样由于高血压导致心功能下降的状态临床上叫"高心"（图1-1-70）。

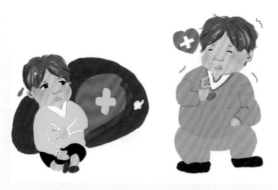

高血压性心脏病简称"高心"，是由于长时间持续高血压导致心功能下降造成的。

图1-1-70

26. 什么是肾性高血压？肾性高血压与普通高血压有什么不同？

• 什么是肾性高血压？

因肾脏疾病引起的高血压称为肾性高血压，是继发性高血压的重要组成部分，占成年高血压患者的 5% ～ 10%。其中，由于肾动脉狭窄导致肾缺血引起的高血压称为肾血管性高血压；而由其他肾实质性疾病引起的高血压则称为肾实质性高血压（图 1-1-71）。

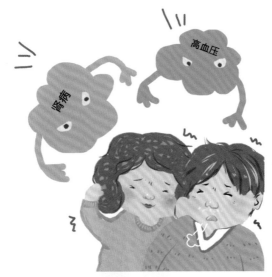

图 1-1-71

• 肾性高血压与普通高血压有什么不同？

两者血压升高的表现没有太大差别。肾性高血压如果把肾脏疾病治疗好是可以痊愈的，普通高血压只能控制，不能治愈。另外，如果得了高血压，要考虑到是不是有肾脏疾病的原因，或者要积极控制血压减少对肾脏的损害，查体时注意肾功能的改变。

27. 什么是脑卒中？与平时说的高血压中风有什么区别？

● 什么是脑卒中？

　　脑卒中，中医称"脑中风"，是指因脑血管阻塞或破裂引起的脑组织功能或结构损害的疾病，可分为两大类：缺血性脑卒中和出血性脑卒中，也就是我们所说的脑梗死和脑出血（图1-1-72）。缺血性脑卒中，是指高血压患者脑血管发生了血栓阻塞，导致脑组织发生缺血性坏死；出血性脑卒中，是指高血压患者供应脑部的血管发生了破裂，从而导致脑组织出血性的损伤。

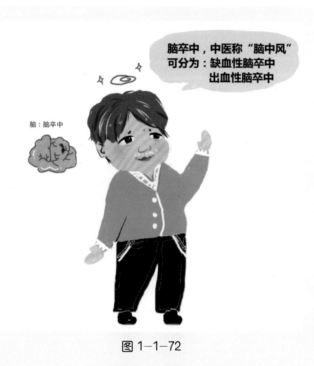

图1-1-72

● 与平时说的高血压中风有什么区别？

　　脑卒中（脑中风）有很多原因的，其中由于高血压导致的脑中风叫"高血压中风"，它是脑中风的一种，高血压是导致中风的一个重要可控危险因素，因此，有效的降压治疗对预防脑卒中发病和复发尤为重要。

28. 哪些类型的高血压容易发生中风？高血压中风后能恢复到正常状态吗？

哪些类型的高血压容易发生中风？

（1）单纯收缩期高血压：单纯收缩压升高就称为"单纯收缩期高血压"，这类血压脉压增大，容易发生脑中风。

（2）波动性血压：血压的大幅波动，尤其是短时间内血压突然升高，比如情绪激动、用力排便，或过度的体力和脑力活动都会造成血压的突然升高，这时就容易造成脑中风。

（3）凌晨高血压：就是睡眠中血压偏低些，但清晨起床血压升高明显，这类血压也容易造成脑中风。

（4）降压不达标：高血压只有降压达标，才能有效地预防冠心病、脑中风等疾病的发生，如果在控制血压的过程中不能有效达标，就极易导致以上疾病的发生。

高血压中风后能恢复到正常状态吗？

我们的脑细胞一旦发生坏死是不能再生的，所以从理论上讲，高血压中风后是不能恢复到正常状态的。但高血压中风后的病情严重程度取决于脑中风血管供应的范围大小、供应部位，如果累及的范围小，部位不重要病情就会轻一点，甚至不会影响到基本生活。

发生脑中风要及早到正规医院治疗，并加强瘫痪肢体的功能训练、言语训练，遵医嘱合理用药，配合中药、针灸、康复锻炼等多种治疗康复手段，使肢体功能得到最大限度的恢复。

29.高血压患者中风后如何评估其自理能力？

可以用通用的自理能力评估量表（表 1-1-2）进行评估，现在多采用 Barthel（巴塞尔）指数评定量表（表 1-1-3）对日常生活活动进行评定，根据 Barthel 指数总分，确定自理能力等级。

（1）分级依据：对进食、洗澡、修饰、穿衣、控制大便、控制小便、如厕、床椅转移、平地行走、上下楼梯 10 个项目进行评定，将各项得分相加即为总分。根据总分，将自理能力分为重度依赖、中度依赖、轻度依赖和无需依赖四个等级。

表 1-1-2　自理能力分级

自理能力等级	等级划分标准	需要照护程度
重度依赖	总分 ≤ 40 分	全部需要他人照护
中度依赖	总分 41 ～ 60 分	大部分需要他人照护
轻度依赖	总分 61 ～ 99 分	少部分需要他人照护
无需依赖	总分 100 分	无需他人照护

（2）Barthel（巴塞尔）指数评定量表。

表 1-1-3　Barthel（巴塞尔）指数评定量表

序号	项目	完全独立	需部分帮助	需极大帮助	完全依赖
1	进食	10	5	0	—
2	洗澡	5	0	—	—
3	修饰	5	0	—	—
4	穿衣	10	5	0	—
5	控制大便	10	5	0	—
6	控制小便	10	5	0	—
7	如厕	10	5	0	—
8	床椅移动	15	10	5	0
9	平地行走	15	10	5	0
10	上下楼梯	10	5	0	—
Barthel 指数总分：					

注：根据患者的实际情况，在每个项目对应的得分上划"✓"。

（3）Barthel（巴塞尔）指数评定细则。

①进食：用合适的餐具将食物由容器送到口中，包括用筷子（勺子或叉子）取食物、对碗（碟）的把持、咀嚼、吞咽等过程（图1-1-73）。可独立进食评分为10分；需部分帮助评分为5分；需极大帮助或完全依赖他人或留置胃管评分为0分。

②洗澡：准备好洗澡水后可自己独立完成洗澡过程评分为5分；在洗澡过程中需他人帮助评分为0分（图1-1-74）。

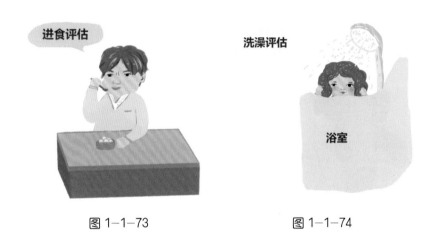

图1-1-73 　　　　　　　　　　　图1-1-74

③修饰：包括洗脸、刷牙、梳头、刮脸等，可自己独立完成评分为5分；需他人帮助评分为0分。

④穿衣：包括穿（脱）衣服、系扣子、拉拉链、穿（脱）鞋袜、系鞋带等。可独立完成评分为10分；需部分帮助评分为5分；需极大帮助或完全依赖他人评分为0分（图1-1-75）。

⑤大便控制：可控制大便评分为10分；偶尔失控或需要他人提示评分为5分；完全失控评分为0分。

⑥小便控制：可控制小便评分为10分；偶尔失控或需要他人提示评分为5分；完全失控评分为0分。

⑦如厕：包括去厕所、解开衣裤、擦净、整理衣裤、冲水等过程。可独立完成评分为10分；需部分帮助评分为5分；需极大帮助或完全依赖他人评分

为 0 分（图 1-1-76）。

⑧床椅转移：可独立完成评分为 15 分；需部分帮助评分为 10 分；需极大帮助评分为 5 分；完全依赖他人评分为 0 分（图 1-1-77）。

⑨平地行走：可独立在平地上行走 45 米评分为 15 分；需部分帮助评分为 10 分；需极大帮助评分为 5 分；完全依赖他人评分为 0 分（图 1-1-78）。

⑩上下楼梯：可独立上下楼梯评分为 10 分；需部分帮助评分为 5 分；需极大帮助或完全依赖他人评分为 0 分。

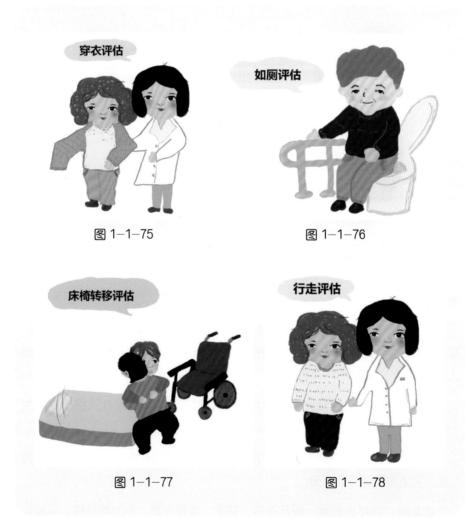

穿衣评估

图 1-1-75

如厕评估

图 1-1-76

床椅转移评估

图 1-1-77

行走评估

图 1-1-78

30. 如何缓解高血压患者中风后的心理压力？

高血压中风患者发病后往往会因为病情急骤，变化突然，产生心理方面问题，如焦虑、抑郁等表现。所以对高血压中风患者的心理调节至关重要。

（1）鼓励患者多学习和了解中风后的常用康复知识及常见康复方法：养成良好的行为习惯，认真执行医务人员的嘱托，及时用药、坚持训练、调整饮食、保持好的心态。不清楚的事项应及时与医生交流，努力从生活、饮食、康复锻炼等方面使自己能积极主动参与，以利于恢复肢体功能。

（2）保持乐观向上的心态：多与家人、朋友进行交流，减轻孤独感，树立自信心，也可以和正处于恢复期的病友进行交流，通过他们的现身说法看到希望，振作起来，积极配合治疗与护理，同时进行积极有效的功能锻炼，加快肌力恢复（图 1-1-79）。

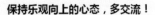

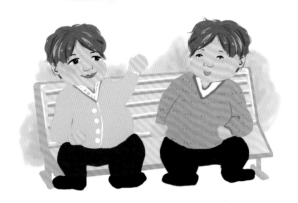

图 1-1-79

（3）积极缓解不良情绪：内心抑郁的患者，感情不能控制时，可以适当的通过聊天、上网、读书，或者做一些力所能及的运动、家务事，发泄心中苦闷。如遇到解决不了的心理难题，要学会求助，咨询专业的心理医生，通过系统、专业的指导及时缓解内心困惑。

31．什么是生物反馈技术？如何应用于高血压的治疗？

● 什么是生物反馈技术？

生物反馈技术是利用生物反馈仪将心理、生理有关的某些生物学信息（如心跳、血压、胃肠蠕动、肌肉活动、脑电活动、皮肤湿度等）加以处理，以光和声的形式显示给被试者，使被试者"看到"或"听到"自己生理活动的变化，并在医生指导下，学会有意识地控制自身心理、生理活动，以达到调整机体功能、防治疾病的目的。

● 如何应用于高血压的治疗？

施行生物反馈技术治疗时，患者首先静坐或静卧于安静、光线稍暗淡的房间，在一侧前臂伸肌部位固定好传感器，并在医生的指导下收紧或放松肌肉，体验肌肉紧张度改变时反馈仪发生的声、光变化。而后在播放引导词或医生的吩咐指导下，自下而上逐步使全身肌肉放松。治疗中患者利用反馈信息解除肌肉紧张，使肌张力逐渐降低，从而导致小动脉扩张，血管外周阻力降低，在心率及心输出量基本不受影响的情况下，使血压得到不同程度的降低。当疗程结束后，血压一般均可降至正常范围，以后即可脱离生物反馈仪，利用治疗中学到的方法和技术进行自我放松训练，以巩固疗效。大量病例资料证实，生物反馈技术确有明显的控制血压作用，尤其是对于早期原发性高血压病。

32. 高血压患者可以买保险吗？如何购买？

• 高血压患者可以买保险吗？

目前个人可以购买的医疗保险主要包括社会医疗保险和商业医疗保险这两类。办理个人医疗保险，基本上是先缴纳社会医疗保险，再补充商业医疗保险的方式，这样二者结合起来就能提供一个完善的医疗保障（图1-1-80）。

社会医疗保险是按统一的标准享受待遇，所有人的收费标准相同，享受的待遇也一样，不存在高低差别，每个公民都需要购买，但每个城市在购买规则和享受待遇方面有细微的差别，购买时可到当地医保部门咨询具体细节；商业医疗保险是由保险公司经营的一种赢利性的医疗保险，消费者按一定数额交纳保险金，遇到重大疾病时，就可以从保险公司获得一定数额的医疗费用补偿，高血压患者可以根据自己的高血压病情来选择购买相应的商业医疗保险。

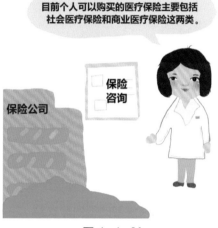

目前个人可以购买的医疗保险主要包括社会医疗保险和商业医疗保险这两类。

图 1-1-80

• 如何购买？

社会医疗保险每个公民都可以购买，也都应该购买。商业医疗保险可根据自己的病情选择购买。

一般轻度高血压，重疾险、寿险和医疗险还是有不少产品可以选择的，每个保险公司都有相应的规定，有时需要进行人工核保，如提供病历、体检报告等资料，以便公司查看血压的既往指标值、日常控制情况、是否有并发症和其他风险因子（如高血脂、肥胖）等，如果问题不大，则可能会进行除外或者加费承保。

如果是2级或以上的高血压患者投这类保险基本会被直接拒保，如果想购买这类型的保障，可以参考的方案有：意外险，防癌险，以及专门针对高血压患者的住院医疗险等。所以高血压患者首先要确定高血压病情等级，然后再确定购买相应商业险种，在购买的过程中一定要充分了解保险条例，如实告知保险公司自身身体状况，以免日后产生纠纷。

第二章　糖尿病基础知识

1. 什么是糖尿病？糖尿病患者常见的症状有哪些？

• 什么是糖尿病？

糖尿病是一组由多病因引起，以慢性高血糖为特征的代谢性疾病，与胰岛素分泌不足和（或）利用缺陷有关。长期碳水化合物、脂肪、蛋白质代谢紊乱，可引起多系统损害，导致眼、肾、神经、心脏、血管等组织器官出现慢性进行性病变、功能减退及衰竭。病情严重或应激时，可发生急性严重代谢紊乱，如糖尿病酮症酸中毒、高渗高血糖综合征。

糖尿病患者常见的症状有哪些？

（1）糖尿病最典型的症状是"三多一少"（图1-2-1）。

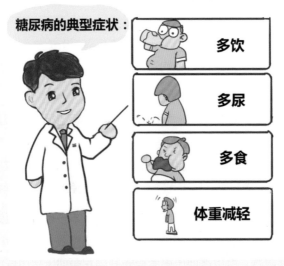

图 1-2-1

①多尿：血糖升高后因渗透性利尿引起多尿。

②多饮：由于多尿，使体内丢失大量水分，引起口渴，故出现多饮。

③多食：由于尿中失去大量葡萄糖，再加上体内葡萄糖利用障碍，引起饥饿反应，故出现多食。

④体重下降：糖尿病患者体内葡萄糖不能被充分利用，脂肪和蛋白质分解增多，蛋白质及脂肪均大量消耗，使体重减轻。

（2）糖尿病时还可以有以下症状：乏力、皮肤瘙痒（尤其是外阴瘙痒）、视物模糊、肢体麻木等（图1-2-2）。

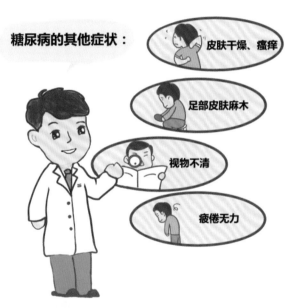

图 1-2-2

2. 糖尿病分哪几种类型？如何诊断？

糖尿病分哪几种类型？

（1）1 型糖尿病：又称为胰岛素依赖型糖尿病或青少年糖尿病，易出现糖尿病酮症酸中毒，主要与体内胰岛 B 细胞破坏，导致胰岛素绝对缺乏有关。常常在 35 岁以前发病，占糖尿病的 5%。

（2）2 型糖尿病：又称为非胰岛素依赖型糖尿病，主要是胰岛素抵抗合并有相对性胰岛素分泌不足所致的一类疾病。可发生在任何年龄，但多见于成人，常在 40 岁以后起病，起病多隐匿，症状相对较轻，易被患者忽视，占糖尿病的 90%。

（3）其他特殊类型糖尿病：病因学相对明确，是胰腺炎、库欣综合征、糖皮质激素、巨细胞病毒感染等引起的一些高血糖状态。

（4）妊娠糖尿病：妊娠期间发生的不同程度的糖代谢异常，不包括孕前已诊断或已患糖尿病的患者（图 1-2-3）。

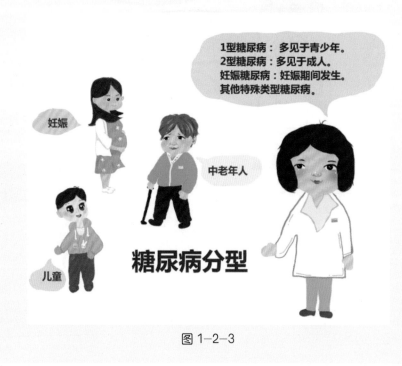

1型糖尿病：多见于青少年。
2型糖尿病：多见于成人。
妊娠糖尿病：妊娠期间发生。
其他特殊类型糖尿病。

妊娠

中老年人

儿童

糖尿病分型

图 1-2-3

• 糖尿病如何诊断？

（1）糖尿病典型症状（三多一少）加随机血糖 ≥ 11.1 mmol/L 应考虑糖尿病。

（2）空腹血糖（FPG）3.9～6.0 mmol/L 为正常；6.1～6.9 mmol/L 为空腹血糖受损（IFG）；≥ 7.0 mmol/L 应考虑糖尿病。

（3）餐后 2 小时血糖（OGTT）＜ 7.7 mmol/L 为正常糖耐量；7.8～11.1 mmol/L 为糖耐量减低（IGT）；≥ 11.1 mmol/L 应考虑糖尿病。

空腹是指至少 8 小时没有进食热量，随机血糖指不考虑上次用餐时间，一天中任意时间的血糖，不能用来诊断空腹血糖异常或糖耐量异常。

3.1 型和 2 型糖尿病的发病与哪些因素有关?

（1）1 型糖尿病的发病因素：1 型糖尿病的病因至今尚未完全阐明，胰岛素分泌相对或绝对不足是本病的基本发病机制。

①病毒感染：许多实验及临床研究结果表明，病毒感染后 B 细胞破坏严重者可发生糖尿病。

②遗传因素：糖尿病有遗传倾向已比较肯定。

③存在胰岛素拮抗激素：如胰岛 A 细胞分泌的胰高血糖素、儿茶酚胺等。

④胰岛素受体异常，存在受体抗体和胰岛素抵抗。

⑤自身免疫：主要与胰岛素依赖型糖尿病的发病有关。

⑥胰岛 B 细胞释放胰岛素异常：在生物合成中，胰岛素基因突变而形成结构异常的胰岛素导致糖尿病。

（2）2 型糖尿病的发病因素：2 型糖尿病患者数占糖尿病患者总数的 90% 左右，它的发病机制不同于 1 型糖尿病（图 1-2-4）。

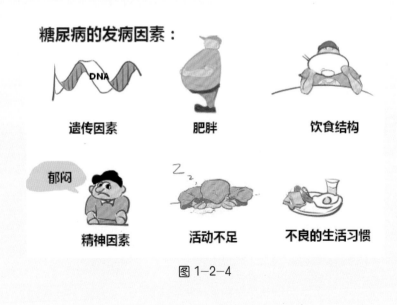

图 1-2-4

①遗传因素：糖尿病患者父母的糖尿病患病率达 85%，直系三代连续有糖尿病家族史者为 46%，子女中隐性糖尿病者达 53%。

②肥胖因素：糖尿病患病率与肥胖程度呈正比，据统计，身体肥胖者的糖尿病患病率为 28.2%，非肥胖者仅为 2.6%。

③感染因素：对于 2 型糖尿病，任何感染皆可使胰岛素需要量增加，使隐性糖尿病得以外显，化学性糖尿病转化为临床糖尿病，并使原有症状加重，病情恶化。

④应激反应：多种感染、心肌梗死、外伤等情况皆可使糖耐量减低，血糖升高，甚至发生糖尿病酮症酸中毒。

⑤妊娠因素：育龄女性多次妊娠后有时可发生糖尿病，尤其中年以上妇女多次妊娠后进食多，活动少，身体肥胖，更易发生糖尿病。

4. 什么样的人容易得 2 型糖尿病？

（1）有糖尿病家族史者：父母或同胞兄弟有一位 2 型糖尿病患者时，其患病风险是一般人的 3 倍；当父母均为 2 型糖尿病患者时，其患病风险是一般人的 6 倍。

（2）年龄＞ 40 岁：人过中年，胰岛素的受体老化，易发生胰岛素抵抗。年龄越大，糖尿病的患病率也相对增大。

（3）超重、肥胖：体重指数 BMI ≥ 24 kg/m^2，男性腰围 ≥ 90 cm、女性腰围 ≥ 85 cm。肥胖者一方面胰岛素受体不敏感；另一方面胰腺的负担加重。

（4）女性怀孕时有妊娠糖尿病史，或者有巨大儿（≥ 4 kg）生产史者。

（5）本身患有其他全身性疾病的人群是 2 型糖尿病的高发群体，其中包括了高血压、高血脂、动脉粥样硬化性心脑血管疾病的患者。

（6）服用引起血糖增高的药物，如糖皮质激素等。

（7）严重的精神病，或长期接受抗抑郁药治疗的患者。

（8）缺乏运动锻炼者。

（9）精神高度紧张、心理负担重者。

（10）长期吸烟者和酗酒者。

以上人群容易患 2 型糖尿病，也就是 2 型糖尿病的高危人群（图 1-2-5）。

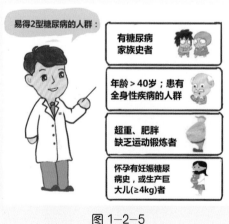

图 1-2-5

5.糖尿病会遗传吗？哪些人群容易传给后代？

糖尿病会遗传吗？

一个人是否会得糖尿病，与遗传有关，父母都患有糖尿病，所生的孩子患糖尿病的概率会大一些。除此之外，环境因素也非常重要，特别是其生活方式、饮食、运动的情况，也都与糖尿病的发生有关（图1-2-6）。

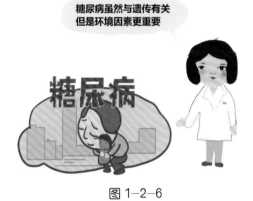

图1-2-6

哪些人群容易传给后代？

（1）1型糖尿病：1型糖尿病患者的第一代亲属，比一般人群发生糖尿病的危险高10倍，但95%～97%不发生糖尿病。如果母亲是1型糖尿病，这个概率大约是3%；如果父亲是1型糖尿病，相应的概率约为5.9%；如果父母双方都患有1型糖尿病，遗传概率将提高到25%。

（2）2型糖尿病：当父母一方患有糖尿病，则孩子生下来的发病率为40%；当父母双方都患有糖尿病，则孩子的发病率为70%；在同卵双胞胎中，如果其中一个患有糖尿病，则另外一个孩子的发病率高达90%。

但需要注意的是，2型糖尿病能够在家族中遗传的原因，既包括一家人在基因上的相似性，也包括共同的生活习惯与环境。如果能够坚持健康的生活方式，避免高脂、高糖饮食、缺乏运动等不利的外界因素，则可以降低发病风险或者完全不发病。

6.糖尿病能预防吗？如何预防？

· 糖尿病能预防吗？

众所周知，糖尿病是一种多因素疾病，除与遗传因素有关外，后天的环境因素也很重要。这就意味着，糖尿病是可以通过科学有效的方法进行预防的。所以，早知道一些预防糖尿病的方法，距离糖尿病就会更远一些（图1-2-7）。

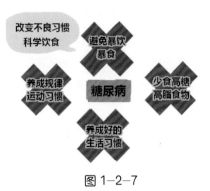

图1-2-7

· 糖尿病如何预防？

（1）一级预防：是指避免糖尿病发生的因素。主要指通过改变环境因素和生活方式等，将导致糖尿病发生的各种因素降至最低。在日常生活中应注意减少热量摄入，养成"三低一高"（低盐、低糖、低脂、高纤维）的饮食习惯，多食新鲜蔬菜和水果，米面不要吃得太精，多吃五谷杂粮，此外，每天都要进行适度的体育锻炼。

（2）二级预防：是及早检出并有效治疗糖尿病。对于2型糖尿病的高危人群要定期监测血糖，以早期发现隐性的2型糖尿病（即只有血糖升高而患者无明显症状）及糖耐量受损，做到早期发现、早期治疗。糖耐量受损又称为"糖尿病前期"，是指血糖高于正常，但尚未达到糖尿病的诊断标准，这部分患者经过饮食或药物治疗有可能转为正常，如果不加控制有可能发展为糖尿病。

（3）三级预防：是延缓和（或）防治糖尿病并发症。糖尿病如果长期得不到良好控制，还会引起心、脑、肾、神经、眼睛等重要器官的并发症，甚至导致残疾或者死亡。三级预防是对已确诊的糖尿病患者，通过饮食治疗、运动治疗、药物治疗、心理治疗、糖尿病教育、自我监测等各种手段，力求达到预防或者延缓糖尿病并发症的发生与发展，以最大限度地减轻糖尿病患者的痛苦，提高患者的生活质量。

7. 什么是血糖？什么是空腹血糖？其正常值是多少？

什么是血糖？

血液中所含的葡萄糖称为血糖。葡萄糖是人体的重要组成成分，也是能量的重要来源。正常人体每天需要很多的糖来提供能量，为各种组织、脏器的正常运作提供动力。所以血糖必须保持一定的水平才能维持体内各器官和组织的需要。

什么是空腹血糖？

空腹血糖是指在隔夜空腹（至少 8～10 小时未进任何食物，饮水除外）后，早餐前采的血所检测的血糖值，为糖尿病最常用的检测指标，反映胰岛 B 细胞功能，一般表示基础胰岛素的分泌功能（图 1-2-8）。

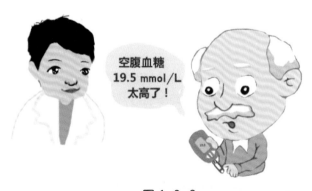

图 1-2-8

空腹血糖的正常值是多少？

空腹血糖的正常值：3.9～6.0 mmol/L。

8. 什么是餐后 2 小时血糖？测量餐后 2 小时血糖有何意义？

· 什么是餐后 2 小时血糖？

是指从第一口饭吃下去开始，过 2 小时测得的血糖值（图 1—2—9）。餐后 2 小时血糖小于 7.8 mmol/L 为正常。餐后 2 小时血糖 7.8～11.1 mmol/L 为糖耐量减退。餐后 2 小时血糖 > 11.1 mmol/L 诊断为糖尿病。

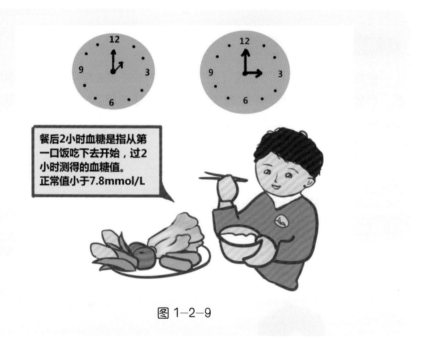

餐后 2 小时血糖是指从第一口饭吃下去开始，过 2 小时测得的血糖值。正常值小于 7.8mmol/L

图 1—2—9

餐后 2 小时血糖检查实际上是一种简化的葡萄糖耐量试验，由于这种方法较口服葡萄糖耐量试验抽血次数少，简单易行，为临床上用于筛选和发现空腹血糖正常的糖尿病患者的最常用方法。

· 测量餐后 2 小时血糖有何意义？

（1）测餐后 2 小时血糖容易发现可能存在的餐后高血糖水平。不少非胰岛素依赖型糖尿病患者空腹血糖不高，而餐后血糖则很高，只查空腹血糖往往会自以为血糖控制良好而耽误病情。

（2）餐后 2 小时血糖能较好地反映吃饭及服药是否合适，这是空腹血糖所不能代替的。

（3）餐后2小时血糖不影响正常服药和打针，也不影响正常进餐，所以不引起血糖波动。

（4）值得提醒的是以下两个问题。

①测定餐后2小时血糖前必须和平时一样吃药或打针，吃饭的质与量也要和平时一样，否则就不能了解平时血糖控制的情况。

②餐后2小时血糖应该从进餐第一口开始计算，因为吃第一口时，胃肠道的消化吸收就已经开始，方法不正确，会影响测定结果（图1-2-10）。

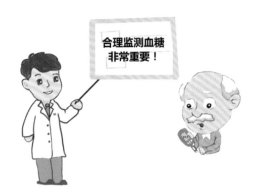

图1-2-10

9. 糖尿病为何要验尿？尿糖是否能可作为诊断糖尿病的依据？

· 糖尿病为何要验尿？

（1）判断血糖水平：尿糖的高低大体可以反映血糖水平，当血糖超过一定范围时，尿糖才会出现，医学上称为尿糖阳性，多用（＋）表示，＋越多，提示尿糖越高（图1-2-11）。

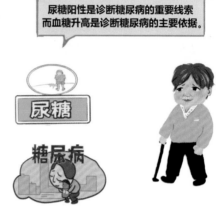

尿糖阳性是诊断糖尿病的重要线索而血糖升高是诊断糖尿病的主要依据。

（2）初步评估患者是否存在脱水或高渗状态：对于尿糖高且尿比重在1.030以上者，需要进一步评估血糖及电解质等，评估血液渗透压水平，因为患者可能存在脱水的情况。

（3）判断糖尿病患者是否有肾功能损害：尿常规中，尿蛋白的出现，往往提示糖尿病肾病的可能性。

图1-2-11

（4）判断糖尿病患者是否存在泌尿系感染：糖尿病患者的感染风险会增加，尤其泌尿系感染。而且，很多年老且糖尿病病史长的患者，可能存在慢性感染，但他们并没有任何不适，往往需要检查才能发现。

（5）判断糖尿病患者是否存在糖尿病酮症酸中毒：尿常规中有一个指标叫尿酮体，尿酮体检查有助于糖尿病酮症酸中毒早期诊断和鉴别诊断。

· 尿糖是否可作为诊断糖尿病的依据？

正常人尿内可有微量葡萄糖，尿内含糖量为0.56～5.0 mmol/24h，定性试验为阴性。当血糖浓度超过8.88 mmol/L，尿中糖量增高，定性方法测定尿糖为阳性时称为糖尿。尿糖阳性是诊断糖尿病的重要线索，而血糖升高是诊断糖尿病的主要依据。尿糖阳性并非一定就是糖尿病，因为除了糖尿病之外，还有多种原因可引起尿糖阳性。例如食后糖尿、饥饿性糖尿、应激性糖尿、假性糖尿、肾性糖尿等。

10．什么是糖化血红蛋白？对糖尿病的诊断有何意义？

● 什么是糖化血红蛋白？

　　糖化血红蛋白是血液中红细胞内的血红蛋白与血清中的糖类相结合的一种产物，其量与血糖浓度呈正相关。糖化血红蛋白不受每天血糖波动的影响，也不受运动或食物影响，反映患者近 8 ～ 12 周平均血糖水平，糖化血红蛋白的正常范围是 4% ～ 6%（图 1-2-12）。

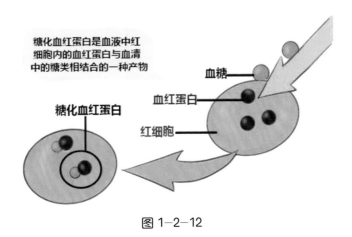

图 1-2-12

● 糖化血红蛋白对糖尿病的诊断有何意义？

　　糖化血红蛋白的特点决定了它在糖尿病监测中有很大的意义（图 1-2-13）。

　　（1）与血糖值相平行：血糖越高，糖化血红蛋白就越高，所以能反映血糖控制水平。糖化血红蛋白是糖尿病患者血糖总体控制情况的指标。

　　（2）生成缓慢：由于血糖是不断波动的，每次抽血只能反映当时的血糖水平，而糖化血红蛋白则是逐渐生成的，短暂的血糖升高不会引起糖化血红蛋白的升高；反过来，短暂的血糖降低也不会造成糖化血红蛋白的下降。由于吃饭不影响其测定，故可以在餐后进行测定。

　　（3）一旦生成就不易分解：糖化血红蛋白相当稳定，不易分解，所以它虽然不能反映短期内的血糖波动，却能很好地反映较长时间的血糖控制程度，糖化血红蛋白能反映采血前 2 个月之内的平均血糖水平。糖化血红蛋白的检测可用于指导调整治疗方案。

（4）较少受血红蛋白水平的影响：糖化血红蛋白是指其在总血红蛋白中的比例，所以不受血红蛋白水平的影响。

（5）协助判断预后糖尿病合并视网膜病的患者：糖化血红蛋白为8%～10%，表示病变中等程度，可用激光进行治疗；若大于10%则为严重病损，预后差。

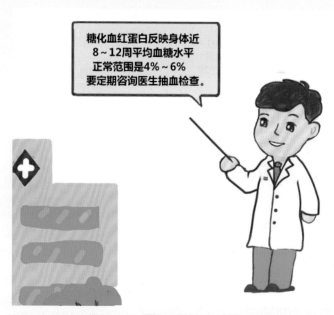

图 1-2-13

11. 什么是苏木杰现象？"黎明现象"又是怎么回事？

· 什么是苏木杰现象？

苏木杰现象，也叫苏木杰氏反应，就是通常所说的"低血糖后的反应性高血糖"，是应用胰岛素治疗的严重糖尿病患者容易在午夜发生中度低血糖（图1-2-14）。原因是在午夜时对抗激素的增加，加上肾上腺素、生长激素、糖皮质激素、胰高血糖素等，使血糖上升。但此时胰岛不能分泌足够的胰岛素，不能使血糖保持正常，而产生高血糖症，也可产生酮症，对此种空腹高血糖应与真正的血糖升高相区别。最好是查清晨3时的血糖，以明确有无低血糖。此时不是增加胰岛素剂量，而是减少睡前的胰岛素剂量，睡前适量加餐。

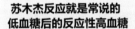
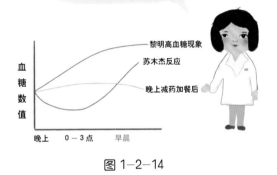

图 1-2-14

· "黎明现象"又是怎么回事？

黎明现象是指糖尿病患者清晨时血糖明显升高或维持正常血糖所需的胰岛素显著增多的现象。因为这个现象多在黎明时分出现，凌晨3时左右血糖开始升高，一直持续至上午8～9时，故称为黎明现象。黎明现象的主要原因是午夜过后体内生长激素增多，血液中生长激素水平升高，血糖升高，需要较多的胰岛素来维持血糖在正常范围。正常人的胰岛细胞自动分泌较多的胰岛素，所以血糖保持正常值。糖尿病患者的胰岛细胞功能缺损，尤其是1型糖尿病患者凌晨血糖显著升高。2型糖尿病患者中亦可发生黎明现象。

12. 什么是糖尿病前期？糖尿病前期有什么危害吗？

• 什么是糖尿病前期？

糖尿病前期是指血糖水平高于正常但还未达到糖尿病诊断标准的一种状态或者一个阶段。

• 糖尿病前期有什么危害吗？

患者在糖尿病前期已经存在胰岛素和葡萄糖调节异常，对葡萄糖耐受的能力已经下降，可能很快会发展成为糖尿病。在这个时期如果能积极进行干预，部分患者可恢复正常，或不再进一步发展为糖尿病（图 1-2-15）。

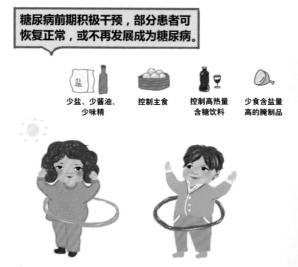

糖尿病前期积极干预，部分患者可恢复正常，或不再发展成为糖尿病。

少盐、少酱油、少味精　控制主食　控制高热量含糖饮料　少食含盐量高的腌制品

图 1-2-15

13．糖尿病能根治吗？为什么?

• 糖尿病能根治吗？

许多被确诊糖尿病的患者会问："这个病能根治吗？"

对这个问题的回答是："目前糖尿病还没有根治的办法。"

• 糖尿病为什么不能根治？

血糖是一种供给细胞维持正常生命的能量物质。如果把细胞比作是一间房子，血糖要进入这间房子，就必须打开门上的锁才能进入，这把钥匙就是胰岛素（图1-2-16）。只有胰岛素打开了这把锁，血糖才能进入房间被利用。但糖尿病之所以发生，就是因为胰岛素这把钥匙不够用，血糖进不去而大量堆积在了血液中，于是血糖就升高了。

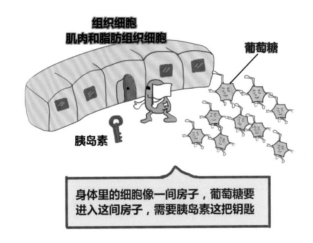

图1 2-16

胰岛素是从哪来的呢？它是由胰岛细胞生产出来的。每个人从一出生体内的胰岛细胞数量就是固定的，一旦遭到破坏，数量就不可能再增加。当胰岛细胞的数目不断减少时，生产的胰岛素就会越来越少，打开细胞这个房间的机会就会越来越少。

糖尿病即是因为种种原因，比如遗传因素、肥胖、饮食不合理、缺乏运动等，导致胰岛细胞不断受到损伤而数量减少，所生产的胰岛素越来越少而出现的。胰岛细胞不可再生，剩余的胰岛细胞为了满足身体对胰岛素的需要，不得不加倍工作生产胰岛素，久之会有越来越多的胰岛细胞过劳死，病情即会越来越重。

尽管糖尿病目前不能根治，但只要早期诊断和早期治疗，将血糖控制在接近正常水平，就可以使患者的生活质量和寿命得到提高。

14. 糖尿病治疗的新概念是什么？控制糖尿病的"五驾马车"是什么意思？

糖尿病治疗的新概念是什么？

（1）早期联合用药：从最初确诊糖尿病，如果 3 个月饮食控制 + 运动治疗和单药治疗血糖仍不能达标，就应该联合用药。

（2）尽早使用胰岛素：如果最初确诊患者的糖化血红蛋白超过 9%，或空腹血糖超过 11 mmol/L 应即刻使用胰岛素。

（3）同时治疗，同时达标：对于糖尿病伴有高血压、高脂血症、高尿酸血症和肥胖的患者，降糖、降压、降脂、减重等应"同时治疗，同时达标"。

糖尿病治疗的"五驾马车"是什么意思？

（1）糖尿病教育：治疗糖尿病的重要手段之一，让患者全面认识糖尿病，以更好地配合医生规范治疗。

（2）饮食控制：改善膳食结构，控制总热量。

（3）运动治疗：长期坚持中等强度的有氧运动，每天至少锻炼 30 分钟。

（4）药物治疗：包括双胍类、磺脲类、格列奈类、噻唑烷二酮类、DPP-4 抑制剂、α - 糖苷酶抑制剂、GLP-1 受体激动剂、胰岛素。

（5）自我血糖监测：有助于调整治疗方案（图 1-2-17）。

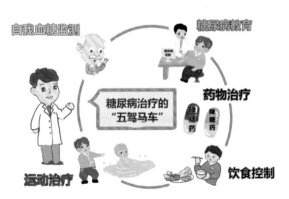

图 1-2-17

15. 糖尿病患者饮食治疗的原则是什么？

糖尿病饮食治疗总原则：合理控制总热量，恢复并维持理想体重，均衡分配各种营养物质，低盐、低脂、低胆固醇、优质蛋白饮食（图1-2-18）。

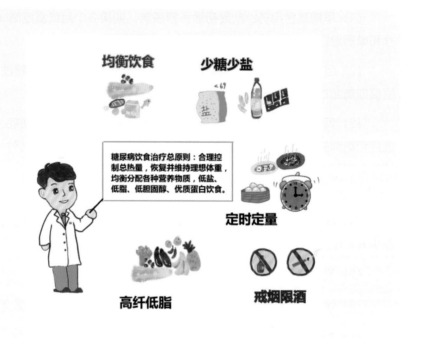

图 1-2-18

（1）合理控制热能：是糖尿病饮食治疗的首要原则，总热能以维持或略低于理想体重为宜。热能供给根据病情、年龄、性别、身高、体重、劳动强度、活动量大小，及有无并发症确定。

（2）每日定时、定量进食：早、中、晚三餐饮食应有主食、荤菜、素菜同时摄入，早餐的量不要超过中、晚餐的量。尽可能少食多餐，防止1次进食量过多，加重胰腺负担，或1次进食量过少，发生低血糖或糖尿病酮症酸中毒。

（3）均衡饮食：凡含淀粉高的食物，如土豆、山芋、芋头、荸荠、粉丝等，原则上不食用，如需食用，应减掉部分主食取代之；如需添加水果，如梨、苹果等，应减少主食的供给量。不得随意加量，终身控制饮食。

（4）限制动物脂肪：适当选择植物油，多用豆油、花生油、菜油及香油等

植物油，少用猪油、黄油等动物油烹调；限制胆固醇摄入量，控制胆固醇量
＜ 300 mg／d；少食用含饱和脂肪酸多的动物性食物（如猪肉、牛肉、羊肉）
及胆固醇含量高的动物内脏、肥肉、蛋黄等，核桃仁、花生、葵花子等硬果种
子类，其所含不饱和脂肪酸较多，可有意增加其在膳食中的比例。

（5）摄入优质蛋白：牛奶和豆类含钙丰富，最好每日喝淡牛奶 250 mL 或
淡豆浆 200 mL 或相当于 40 g 干黄豆量的豆制品，牛奶最好和适量的米、面
（尤其是燕麦或荞麦）混合食用；豆类最好和肉类混合食用；鱼类能够降低心
脑血管疾病的发生率，富含优质蛋白，故最好每日吃 1 餐鱼，或至少隔日吃 1
餐鱼。

（6）增加膳食纤维：多食新鲜蔬菜及瓜果，以利于胆固醇的排出；多食洋
葱、大蒜、香菇、木耳、大豆及其制品等能降低胆固醇的食物。尤其是超体重
者，更应多选用带色蔬菜，如菠菜、油菜、西红柿、茄子和带酸味的新鲜水
果，如苹果、橘子、山楂等。血糖高的情况下不能吃水果，待空腹血糖控制在
7.8 mmol／L 以下，餐后 2 小时血糖控制在 10 mmol／L 以下才能吃，水果分
为 2 ～ 3 次，每次食用在两餐饭中间（即饭前、饭后 2 小时或睡前）。

（7）低盐、忌烟酒：食盐每天 2 ～ 4 g；含钠味精也应适量限用；忌烟酒，
饭后可饮些淡茶消食或在饭后散步促进血糖降低。

16. 什么是食物交换份？糖尿病患者为什么要食物交换份？

· 什么是食物交换份？

食物交换份是指将常用食物按营养成分的特点将食物分类，然后在每一类食品中按常用量定为一份，并计算出每一份食物粗略的营养成分（蛋白质、脂肪、糖类、能量），再将每一类食品的其他食品计算出等值营养成分的食品量。例如，将瘦猪肉作为肉鱼蛋类的标准份，一份瘦猪肉 50 g 可提供能量 90 千卡（378 千焦）、蛋白质 9 g、脂肪 4 g，那么，可提供同等营养的食品为：瘦牛肉 50 g、带骨排骨 70 g、鸡蛋 60 g、草鱼 80 g、豆腐 200 g 等等。我们把这些食物的计算值分别称为一份，在食谱选择时，它们可以以一份为单位直接交换使用。

膳食指南按常用食物所含营养素的特点划分为六大类食物：食物交换只能在同类食物中进行，如在肉类之间，或者是在蔬菜水果之间，而不能将肉类与蔬菜进行等量交换，也不能用主食类同肉类交换（图 1-2-19）。

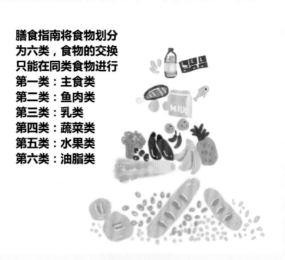

膳食指南将食物划分为六类，食物的交换只能在同类食物进行

第一类：主食类
第二类：鱼肉类
第三类：乳类
第四类：蔬菜类
第五类：水果类
第六类：油脂类

图 1-2-19

第一类：主食类，包括米、面、杂粮和薯类（马铃薯、甘薯、木薯等）。主要提供碳水化合物、少量蛋白质、膳食纤维、B 族维生素。

第二类：肉类、豆类及豆制品，包括禽、鱼、大豆及其他干豆等，主要提供蛋白质、脂肪、矿物质、维生素 A 和 B 族维生素。

第三类：乳类，包括牛奶、羊奶等及乳类制品。主要提供部分蛋白质、脂肪和丰富的矿物质。

第四类：蔬菜类，包括菠菜、芹菜、胡萝卜等，主要提供膳食纤维、矿物质、维生素 C 和胡萝卜素等。

第五类：水果类，包括西瓜、苹果、梨、橙、桃、枣等，提供矿物质、维生素 C 和膳食纤维。

第六类：油脂类，包括植物油、动物油脂，主要提供能量。植物油还可提供维生素 E、维生素 K、维生素 A 和必需脂肪酸。

• 糖尿病患者为什么要食物交换份？

食物交换份给糖尿病和希望减轻体重的人提供了一种理想的饮食控制模式，通过食物交换可以得到多样化的食谱而不影响身体的代谢功能。

17. 为什么糖尿病患者要严格戒烟、戒酒？

抽烟会降低胰岛素的敏感性，加大胰岛素抵抗作用，使血糖升高。抽烟也会加大糖尿病患者发生大血管病变的危险，还可加速或加重微血管病变，使糖尿病并发症提前出现。

酒精可加重血糖不稳定（图1-2-20），在使用胰岛素和口服降糖药期间喝酒会增加药效，导致血糖降低，但当药效过后，血糖又会不受控制而升高。如果空腹饮酒，糖尿病患者容易出现低血糖、低血压的情况。如果大量饮酒，糖尿病患者容易出现胰腺炎症，加重损害胰岛功能，使糖尿病加重，甚至诱发糖尿病酮症酸中毒。另外，患有高血压的糖尿病患者，大量饮酒还容易诱发脑血管意外。

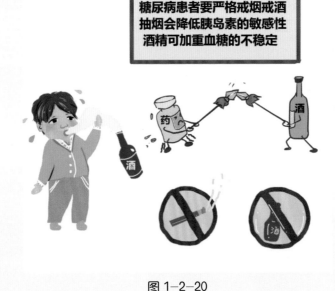

图 1-2-20

18. 糖尿病患者为什么要注意体重变化？如何维持理想体重？

• 糖尿病患者为什么要注意体重变化？

体重变化是糖尿病病情变化的晴雨表。糖尿病是内分泌性疾病，其根本的发病原因是代谢异常。而代谢异常就直接影响着人的胖与瘦。生活中，有些人突然间变得能吃能喝，而体重不增反降，以为是减肥了，可一体检发现原来是得了糖尿病；有的人很瘦，也查出血脂高、血压高。所以体重的变化有可能是健康发生了问题。

（1）消瘦与糖尿病：消瘦表现常见于 1 型糖尿病，多是患者胰岛素缺乏，体内不易储存能量所致，同时会伴有吃饭多、喝水多、排尿多的表现（图 1-2-21）。多见于青少年，起病前体重正常或偏低，发病后体重继续下降，且很明显。

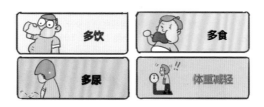

图 1-2-21

（2）胖与糖尿病：2 型糖尿病患者占糖尿患者总数的 90%，体形胖瘦都有，其中 80% 伴有肥胖或超重。肥胖糖尿病患者的发病机制主要是胰岛素抵抗，这是因为一方面肥胖者脂肪细胞多，脂肪细胞对胰岛素不敏感；另一方面肥胖者常伴有血脂异常，游离脂肪酸增多，易形成胰岛素抵抗。减肥也是一种治疗糖尿病的手段。对于肥胖的 2 型糖尿病患者来说，体重减下来，胰岛素抵抗自然会有所减轻。

• 糖尿病患者如何维持理想体重？

维持合理的体重是糖尿病患者关注目标中的重要环节，体重过重和过轻都会给糖尿病患者的健康带来不利因素，为了高质量的生活，达到合理的体重非常重要。

（1）三种方法评估体重是否正常：

①体重指数（BMI）：是用体重千克数除以身高米数平方得出的数字，这是目前国际上常用的衡量人体胖瘦程度以及是否健康的一个标准。

体重指数（BMI）＝体重（kg）÷身高^2（m^2）。

范例：以身高160 cm，体重90 kg的人来说，BMI＝$90/(1.6)^2$＝35.16 kg/m^2。BMI在18.5～23.9 kg/m^{2}是正常范围。

②标准体重方法：标准体重（kg）＝身高（cm）−105（图1−2−22）。

③明确是否为内脏型肥胖，即中心性肥胖或腹型肥胖。

超过以下范围视为"内脏型肥胖"，男性腰围≥90 cm，女性腰围≥85 cm，或腰围／臀围：男性＞1.0，女性＞0.9。

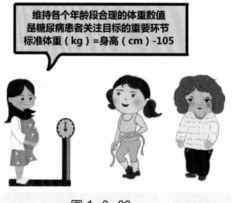

图1−2−22

（2）注意体重变化速度：超重／肥胖患者减重的目标是3～6个月，减轻体重的5%～10%，也就是有计划地慢慢减。消瘦者应通过合理的营养计划恢复并长期维持理想体重。总之，维持理想体重的方法是医学营养治疗和运动。

19. 糖尿病患者多长时间复查为宜？去医院复查应注意些什么？

· 糖尿病患者多长时间复查为宜？

糖化血红蛋白，常规 3 个月检测 1 次。血脂，至少 1 年检测 1 次；如果本身存在血脂异常的情况，3～6 个月复查 1 次。肾功能至少 1 年检查 1 次，如果本身有肾脏疾病的，3～6 个月就需要检查 1 次。当然如果本身肾脏疾病严重，则根据实际情况，由线下医生决定复查时间，一般 2～4 周就需要复查。尿微量白蛋白／尿肌酐，至少 1 年检查 1 次，有肾脏病变的患者需 3～6 个月检查 1 次。眼底检查至少 1 年 1 次；有糖尿病视网膜病变则需 3～6 个月复查一次眼底。下肢血管超声，建议每年检查 1 次（图 1-2-23）。

· 去医院复查应注意些什么？

糖尿病患者去复查时，在检查前要禁食、禁水，避免精神紧张（图 1-2-24）。

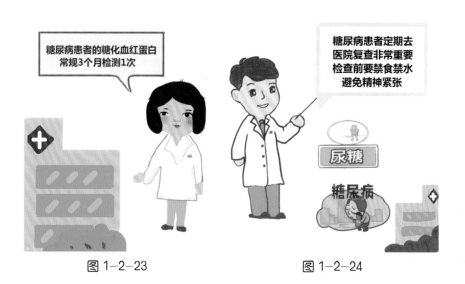

图 1-2-23   图 1-2-24

20．老年糖尿病患者在家里需要学会监测哪些项目？

糖尿病是一种终身性疾病，目前虽不能根治它，但却是可以控制的。很多糖友认为，糖尿病患者控制好血糖就行了，但对于预防糖尿病并发症来讲只控制好血糖是远远不够的，还需要监测血压、体重等项目。患者在家要学习监测血压、脉搏、体重、腰围和臀围，应至少每周测定 1 次。糖尿病患者的血压一般要控制在 140/80 mmHg 左右，老年患者要控制在 150/90 mmHg。血糖应每周检查 1 次，一般选择不同时间测量，如空腹、早餐后 2 小时等。若用胰岛素治疗或病情不稳定需要调整剂量时，监测次数应增多，如一天 4 次，空腹、餐后 2 小时及睡前等（图 1-2-25）。

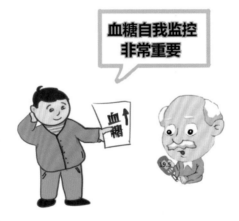

图 1-2-25

21. 老年人得了糖尿病也要进行饮食控制吗？为什么？

· 老年人得了糖尿病也要进行饮食控制吗？

对于任何年龄段的糖尿病患者来说，控制饮食都是治疗的一个重要组成部分。老年糖尿病患者控制饮食的目标并非特指减轻体重，而是要通过营养治疗维持正常的血糖、血脂、血压（图1-2-26）。因老年人对低血糖的耐受性差，极易发生低血糖反应，故对饮食控制不宜过于严格，要因人而异，对营养不良的患者，注意补充热量和矫正分解代谢状态，避免出现疲乏无力、头晕、心慌等症状，影响患者坚持控制饮食的信心。

· 为什么老年糖尿病患者也要控制饮食？

老年糖尿病患者体内胰岛素绝对或相对不足，若不控制饮食，而像正常人一样进食，饭后血糖就会升得很高，不仅加重胰岛B细胞的负担，而且长期持续高血糖会促使糖尿病多种并发症发生和发展，最终使病情恶化，甚至危及生命，所以，适当的饮食控制，可减轻胰岛B细胞负担，是老年糖尿病的主要治疗方法（图1-2-27）。

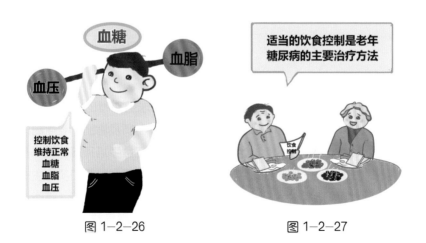

图1-2-26   图1-2-27

22. 老年糖尿病患者如何进行自我饮食管理？

（1）保证合理进餐模式：合理分配一日三餐。最常见的分配方案是早餐 1/5、午餐 2/5，晚餐 2/5 或早、午、晚各占 1/3 的热量。每餐时，将餐盘想象成由三部分组成，分别放置蔬菜、主食和肉类，体积比例约为 2：1：1（图 1-2-28）。

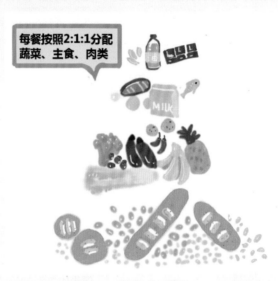

图 1-2-28

（2）优化调配饮食结构：合理的饮食是指糖尿病患者的饮食中应含有足够的营养成分、热量、适当比例的碳水化合物、蛋白质及脂肪。老年糖尿病患者可采用健康饮食的"金字塔"结构来指导饮食。在金字塔顶端的是甜食、油脂类食物和脂肪，这一类食物要严格控制；接下来一层是以蛋白质为主的瘦肉类、乳类、蛋类和豆制食品，如鸡蛋、鱼、牛肉、牛奶、豆腐等，这类食品不作为主食，可适当摄入，以补充机体所需；再接下来一层是蔬菜和新鲜的水果；最底层是谷类和面粉类食品，是膳食的基础，作为主食，每日可摄取。

食物"金字塔"表示并不是所有食物的摄取量都是一样的。每天食物量的选择方式用手掌法则（图 1-2-29 ～图 1-2-34）。

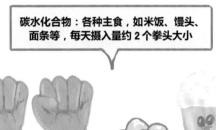

图 1-2-29

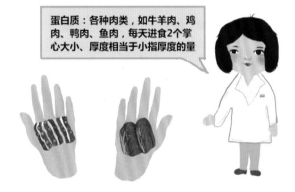

图 1-2-30

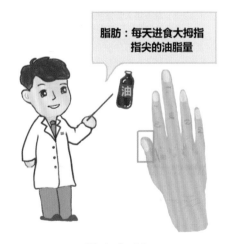

图 1-2-31

蔬菜：每天至少进食两只手能够抓住的蔬菜量（一捧）

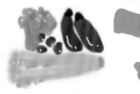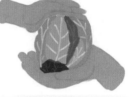

图 1-2-32

水果：每天一个拳头大小的量

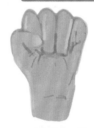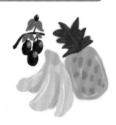

图 1-2-33

瘦肉：每天摄入示指和中指并拢的量
适量的红肉可以预防缺铁性贫血

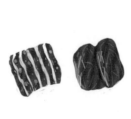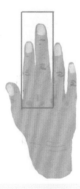

图 1-2-34

23. 老年糖尿病患者怎样进行居家自我管理？

（1）合理饮食：食物中对血糖影响最大的是主食（米、谷物、面），某些根茎食物（如土豆、南瓜、红薯等），因其含淀粉量大，也应纳入主食范围。每餐应严格控制主食的摄入量，保证摄入适量的优质蛋白质，如各种瘦肉类、蛋、鱼、虾、奶类等。蔬菜的摄入量为主食和蛋白质"体积"的总和，蔬菜应包括尽可能多的颜色（图 1-2-35）。

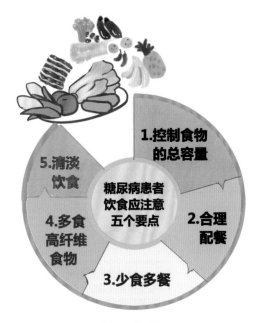

图 1-2-35

（2）坚持运动：运动疗法对糖尿病患者有很好的控制糖代谢和脂代谢，减少并发症发生和发展的作用，因此，糖尿病患者应坚持运动锻炼。时间尽可能选择在饭后 1 小时（以进餐开始计时）（图 1-2-36），参加运动可使餐后增高的血糖降下来，也不易发生低血糖；不要在胰岛素和口服降糖药药性增强的时候运动，可能会发生低血糖反应；运动强度和时长要适宜，最好选择帮助消耗葡萄糖，促进心肺功能的有氧运动，如步行、游泳、太极拳、广播操等，以感觉周身发热、出汗但不是气喘吁吁、大汗淋漓时强度为宜。

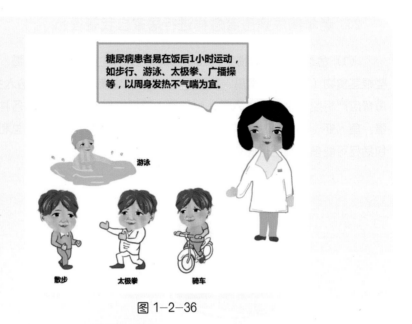

图 1-2-36

（3）坚持合理用药：间断用药或暂停用药会造成血糖突然升高，甚至引起高渗性昏迷、糖尿病酮症酸中毒等急性并发症。因此，患者应遵医嘱按时按量用药（图 1-2-37）。

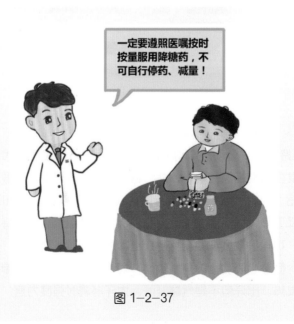

图 1-2-37

（4）学会自我监测：糖尿病患者应学会自我监测，患者及其家属要理解自我监测的意义（图1-2-38）。认真学习化验尿糖的技术和携带式血糖仪的使用方法。若患者不能独立完成自我监测，家属应协助完成。

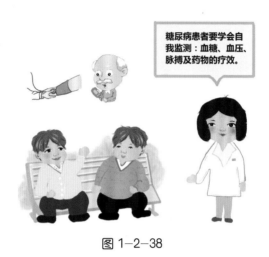

图1-2-38

（5）心理调适：糖尿病患者应规律作息，保持心情愉快（图1-2-39）。通过各种方式进行糖尿病知识学习，主动了解或掌握有关的基础知识，积极参与治疗方案的制订。

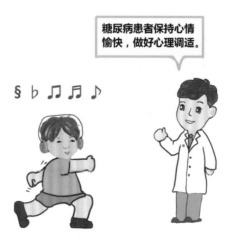

图1-2-39

24. 常用口服降糖药有哪几种？哪些情况不宜使用口服降糖药？

• 常用口服降糖药有哪几种？

口服降糖药种类较多。包括磺脲类、双胍类、α-糖苷酶抑制剂、格列奈类、噻唑烷二酮类、肠促胰酶素类等（图1-2-40）。磺脲类降糖药的主要作用是刺激胰岛素分泌，有格列本脲、格列吡嗪、格列喹酮、格列齐特；双胍类降糖药的主要作用是促进组织对糖的利用，包括苯乙双胍、二甲双胍；阿卡波糖主要延缓葡萄糖的吸收而降低餐后血糖；格列奈类促进胰岛素分泌，有瑞格列奈、那格列奈；噻唑烷二酮类是胰岛素增敏剂，有罗格列酮等；新型口服降血糖药如二肽基肽酶-4抑制剂（DPP-4抑制剂），有沙格列汀等。

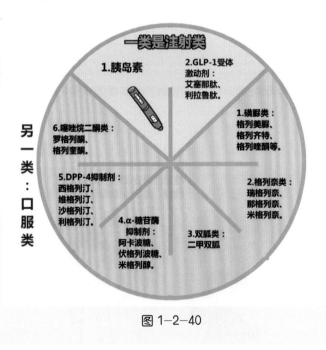

图 1-2-40

• 哪些情况不宜使用口服降糖药？

口服降糖药一般对患者来说接受度和依从性会高一些，适用于多数糖尿病患者，但并不适用于任何糖尿病患者（图1-2-41）。

（1）1型糖尿病患者：不宜单独使用口服降糖药，但二甲双胍和阿卡波糖等可与胰岛素联合运用。

（2）妊娠期与哺乳期的糖尿病患者：口服降糖药可引起胎儿发育异常，也容易使血糖控制不良，还可通过乳汁排泄，影响婴儿发育。因此妊娠和哺乳期妇女应停用口服降糖药。

（3）肝肾功能不全者：应禁用或慎用口服降糖药。口服降糖药全部都须经肝脏代谢，大多数要经肾脏排出。肝肾功能不全者服用口服降糖药后可能发生药物积蓄中毒或发生低血糖症，还可进一步损伤肝肾功能，应该慎用。

（4）糖尿病急性并发症：如感染、糖尿病酮症酸中毒、高渗性非酮症昏迷等患者使用口服降糖药效果很差，还可能加重病情，最好不用。

（5）糖尿病慢性并发症：并发比较严重的糖尿病慢性并发症，特别是1期以上的肾病或视网膜病变的患者，应进行胰岛素治疗，停用口服降糖药。

（6）手术、创伤等应激情况：也应短期改用胰岛素治疗，不宜口服降糖药。

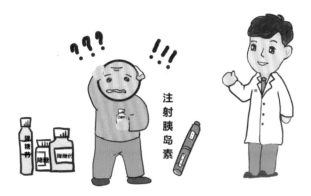

图 1-2-41

25. 胰岛素治疗适用于哪些糖尿病患者？治疗时应注意哪些问题？

• 胰岛素治疗适用于哪些糖尿病患者？

（1）1型糖尿病。

（2）2型糖尿病伴急、慢性并发症或处于应激状态，如急性感染、创伤、手术前后、妊娠和分娩。

（3）2型糖尿病经饮食、运动、口服降糖药物治疗，血糖控制不满意者。

（4）胰岛 B 细胞功能明显减退者。

（5）初诊伴有明显高血糖者；无明显诱因体重显著下降的2型糖尿病。

（6）2型糖尿病肝肾功能不全者。

• 治疗时应注意哪些问题？

（1）少食多餐：胰岛素进入体内后，不能根据血糖自动调节，但少食多餐可以帮助调节血糖，避免血糖过高或过低。一般饮食安排按早、中、晚三餐即可。但有的糖尿病患者容易饥饿或出现低血糖，正餐又不能吃太多，可在保持全天总热量不变的前提下，于两餐之间或睡前安排加餐。

（2）随身携带甜食：注射胰岛素的患者外出时，要随身携带一些甜食，如糖果、饼干、糕点等，以便在发生心慌、手抖、饥饿等低血糖反应时及时进食。需要注意的是，木糖醇、甜菊糖等甜味剂或代糖食品等对缓解低血糖没作用（图 1-2-42）。

（3）选择正确的注射部位并轮换注射：注射位置不同，吸收速度不同，按由快到慢的速度分别为：腹部－上臂外侧－大腿前及外侧－臀部；注射应避免瘢痕部位；注射部位需要定期更换（图 1-2-43）。

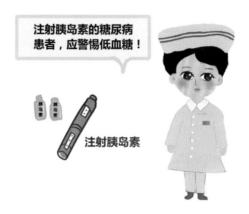

图 1-2-42

选择正确的注射部位，避免瘢痕轮换注射，按吸
收快慢为：腹部→上臂外侧→大腿前及外侧→臀部。

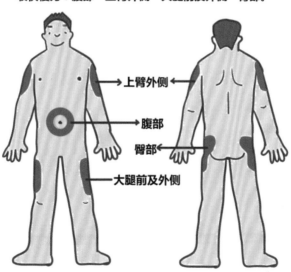

图 1-2-43

（4）胰岛素的保存：未开启的胰岛素应在2～8℃的恒定温度保存，可保存2年；已经开启的胰岛素可在25℃以下的室温内保存1个月（图1-2-44）。

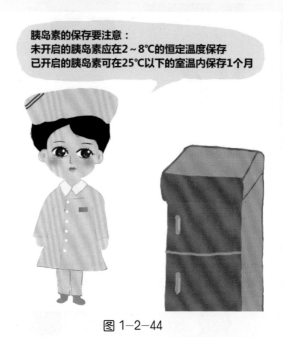

图1-2-44

26. 何为糖尿病间歇性跛行？如何治疗？

● 何为糖尿病间歇性跛行？

　　糖尿病间歇性跛行是指患者刚开始走路的时候没什么异常，但连续走一小段距离后，感觉下肢酸胀、疼痛、沉重、麻木、乏力，甚至出现剧烈疼痛、抽搐、痉挛等症状，当休息后患者不适感明显减轻或消失，又可以继续正常走路，但再走一段又会出现以上症状，如此反复，这种现象称为"间歇性跛行"（图 1-2-45）。

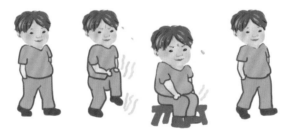

间歇性跛行是糖尿病并发症！

图 1-2-45

● 间歇性跛行如何治疗？

　　糖尿病引起的间歇性跛行属于糖尿病并发症，一般需要长期的治疗，根据严重程度决定预后。如果没有及时得到有效的治疗，不但临床痛苦加重，而且更容易发展为糖尿病足。一旦被诊断为糖尿病间歇性跛行，一定要到正规医院就诊治疗，不可盲目轻信别人提供的治疗方法，以免耽误病情。以下提供的治疗方案供参考。

（1）用胰岛素和降糖药控制血糖：有效控制血糖水平是关键。根据患者的实际病情选择胰岛素制剂的种类，口服降糖药物以西药为主，需要遵医嘱用药治疗。

（2）溶栓、抗凝、扩血管改善微循环：尿激酶、链激酶及组织型纤溶酶原激活物均可用于糖尿病间歇性跛行的溶栓治疗；还可使用血管内超声消融术，用超声波在血管内直接消融血栓和动脉硬化斑块，使发生狭窄或闭塞的血管再通，同时辅助低分子肝素或抗氧化剂等，进行抗凝并保护血管内皮。

（3）严重者用支架或球囊介入治疗：通过使用球囊扩张或者支架置入的方式来使血管再通，目的是缓解患者的症状，降低截肢率，降低截肢平面，提高生活质量。

27. 什么是老年糖尿病？老年人血糖应控制在什么范围？

• 什么是老年糖尿病？

糖尿病是一种以血糖水平增高为特征的慢性代谢性疾病，由于胰岛素分泌相对或绝对不足和（或）作用缺陷引起，是内分泌系统中最常见的疾病之一。对于老年糖尿病的年龄概念目前尚不统一，国内多采用联合国1980年提出的 ≥ 60 岁的糖尿病患者，包括 60 岁以前诊断和 60 岁以后诊断的糖尿病。

• 老年人血糖应控制在什么范围？

老年人常常合并多种慢性疾病，血糖应控制在合适范围，避免高血糖或低血糖。严重低血糖可诱发心脑血管意外，造成不良后果，因此，老年人血糖控制标准低于年轻人：空腹血糖 ≤ 7.8 mmol/L（140mg/dL），餐后 2 小时血糖 ≤ 11.1 mmol/L（200 mg/dL）（图 1-2-46）。

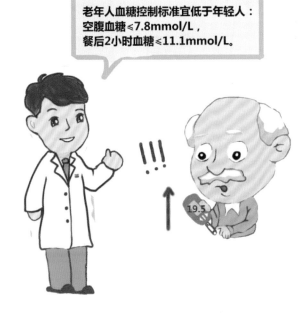

图 1-2-46

28. 老年糖尿病的特点是什么？

老年人以 2 型糖尿病多见，其胰岛素的分泌量并不低，甚至还偏高，主要是由于机体对胰岛素不敏感（即胰岛素抵抗）。患者体型多偏肥胖，可长期无糖尿病症状，病情呈隐匿性进展，故而在不知不觉中常出现大血管、微血管病变及神经病变等并发症。因此，早期诊断老年糖尿病，不能仅凭症状，必须每年查血糖（图 1-2-47）。

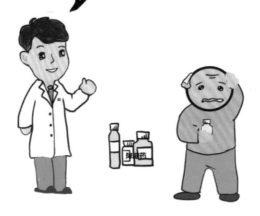

图 1-2-47

29. 糖尿病患者会出现哪些并发症？各有何表现？

糖尿病患者会出现哪些并发症？

糖尿病患者的并发症分急性并发症和慢性并发症。急性并发症包括：糖尿病酮症酸中毒、高渗高血糖综合征、糖尿病乳酸酸中毒；慢性并发症包括：糖尿病大血管病变、糖尿病微血管病变、糖尿病神经病变、糖尿病足。此外，糖尿病患者代谢紊乱，机体各种防御功能低下，极易引起感染，以泌尿系统感染最为常见。

各有何表现？

（1）糖尿病急性并发症（图1-2-48）。

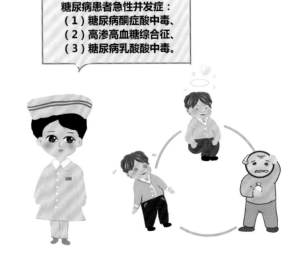

图1-2-48

①糖尿病酮症酸中毒（DKA）：是由于胰岛素不足和升糖激素不适当升高引起的糖、蛋白质和脂肪严重代谢紊乱综合征，以高血糖、高血酮和代谢性酸中毒为主要表现。早期主要表现为乏力和"三多一少"症状加重；失代偿阶

段出现食欲减退、恶心、呕吐，并伴有烦躁、头痛、嗜睡、呼吸深快有烂苹果味（丙酮味），随着病情加重，患者会出现严重缺水，皮肤弹性差、眼球下陷、尿量减少、脉细速、血压下降、四肢厥冷；晚期各种反射迟钝，甚至消失，患者出现昏迷。

②高渗高血糖综合征：起病缓慢，最初表现为多饮、多尿，但多食不明显或反而食欲减退。随病情加重逐渐出现严重脱水和精神症状，患者表现为烦躁或淡漠、反应迟钝、嗜睡、定向力障碍、偏瘫等，易被误诊为中风。晚期逐渐陷入昏迷，并伴有抽搐、尿少，甚至尿闭。发生率低于 DKA，但病死率高于DKA。多见于老年 2 型糖尿病患者。

③糖尿病乳酸酸中毒：表现为厌食、恶心呕吐、疲乏无力、嗜睡、呼吸深大等，酸中毒表现明显。血酮、尿酮不升高，血乳酸水平升高。

（2）糖尿病慢性并发症（图 1-2-49）。

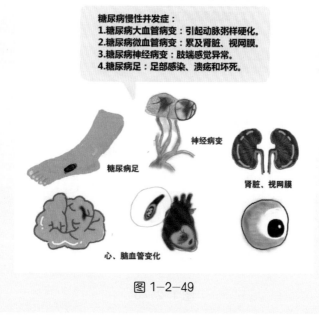

图 1-2-49

①糖尿病大血管病变：是糖尿病最严重和突出的并发症。主要表现为动脉粥样硬化，易引起冠心病、高血压、缺血性脑血管病、下肢血管病变等。糖尿病下肢血管病变大多数无症状，后期部分患者可出现缺血性静息痛。

②糖尿病微血管病变：此病变可累及全身各组织器官，主要表现在肾脏、视网膜处。

③糖尿病神经病变：可危及神经系统任何一部分，最常见的是周围神经病变。糖尿病周围神经病变最常见的类型是远端对称性多发性神经病变，患者最先出现肢端感觉异常，表现为肢端麻木、有针刺感、踩棉花感或烧灼感等，有时伴痛觉过敏，随后出现肢体隐痛或刺痛，疼痛在寒冷季节、夜间加重；后期患者肢体感觉丧失。

④糖尿病足（DF）：是糖尿病最严重和治疗费用最高的慢性并发症之一。是指与下肢远端神经异常和不同程度的周围血管病变有关的足部感染、溃疡和（或）深层组织破坏。轻者表现为足部皮肤干燥、发凉、酸麻、疼痛和畸形等；重者可出现足部溃疡和坏疽，可导致截肢。

30. 如何预防糖尿病并发症？其关键点是什么？

• 如何预防糖尿病并发症？

（1）控制血糖：预防糖尿病并发症极为重要和有效的方法是严格控制血糖。通过饮食控制、运动疗法和药物治疗，使空腹血糖维持在 7.8 mmol/L 以下，餐后 2 小时血糖在 11.1 mmol/L 以内者为宜。

（2）坚持综合治疗：糖尿病患者应在医务人员指导下长期坚持合理的综合治疗，并学会血糖、尿糖的自我监测，学习糖尿病基础知识和治疗要求，掌握糖尿病及并发症的防治知识。

（3）定期检查：糖尿病患者应经常监测血压、血脂，一旦增高，应积极采取治疗措施，定期检查眼底、肝功能、肾功能、尿微量白蛋白和心电图等，以及时发现和及早治疗并发症。

还须注意保持规律生活，注意足部保健，预防各种感染，无论有没有发生糖尿病并发症，都要严格戒烟（图 1-2-50）。

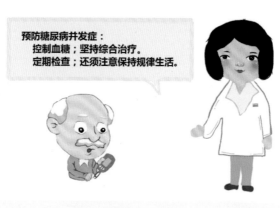

预防糖尿病并发症：
控制血糖；坚持综合治疗。
定期检查；还须注意保持规律生活。

图 1-2-50

• 预防糖尿病并发症的关键点是什么？

关键点是把血糖控制好。理想的血糖控制不但要良好地控制血糖，更要减少血糖的波动，在治疗时要兼顾餐后高血糖和用药后的低血糖风险，才能降低发生糖尿病并发症的风险。

31. 什么是糖尿病酮症酸中毒？有什么样的表现？

● 什么是糖尿病酮症酸中毒？

糖尿病酮症酸中毒是由于胰岛素不足和升糖激素不适当升高引起的糖、蛋白质和脂肪严重代谢紊乱综合征，以高血糖、高血酮和代谢性酸中毒为主要表现。

● 糖尿病酮症酸中毒有什么样的表现？

（1）早期：主要表现为乏力和"三多一少"症状加重。

（2）失代偿阶段：出现食欲减退、恶心、呕吐，常伴有烦躁、头痛、嗜睡、呼吸深快有烂苹果味（丙酮味）（图1-2-51）。随着病情加重，出现严重缺水、皮肤弹性差、眼球下陷、尿量减少、脉细速、血压下降、四肢厥冷。

（3）晚期：各种反射迟钝甚至消失，患者出现昏迷。

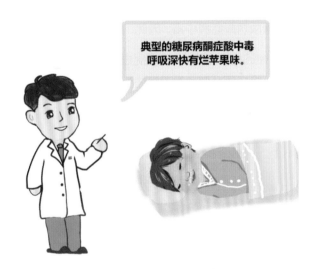

典型的糖尿病酮症酸中毒呼吸深快有烂苹果味。

图1-2-51

32. 糖尿病酮症酸中毒可以预防吗？如何预防？

· 糖尿病酮症酸中毒可以预防吗？

可以预防。糖尿病酮症酸中毒常在感染、胰岛素治疗中断或不适当减量、饮食不当、手术、创伤等应激情况下发生；但也有 10% ～ 30% 的患者无明显诱因而突然发病。

· 如何预防糖尿病酮症酸中毒？

（1）积极控制血糖：预防糖尿病酮症酸中毒最有效的措施是长期控制血糖达标。使用胰岛素的患者，不要迷信降糖偏方而擅自停药或减药，一定要在医生的指导下调整用药方案。

（2）预防感染：感染是糖尿病酮症酸中毒的重要诱因。因此，糖尿病患者要注意防止受凉感冒。一旦出现食欲不振、恶心呕吐、烦渴、多尿及神志改变等表现，应及时就医，同时密切监测血糖和尿酮体，及时调整治疗方案。

（3）防止脱水：糖尿病患者在活动时容易出汗，如不及时补充水分，容易导致脱水而诱发糖尿病酮症酸中毒。因此，患者应及时补水，以防水分的丢失。

（4）保持规律的生活习惯：糖尿病患者生活起居应做到有规律，定时进餐，按时睡觉，戒除烟酒、熬夜等不良生活习惯（图 1-2-52）。

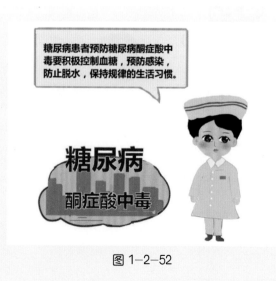

糖尿病患者预防糖尿病酮症酸中毒要积极控制血糖，预防感染，防止脱水，保持规律的生活习惯。

图 1-2-52

33. 什么是糖尿病高渗状态？有危险吗？具体有哪些表现？

什么是糖尿病高渗状态？

糖尿病高渗状态又称高渗性非酮症高血糖性昏迷，是糖尿病急性代谢紊乱的并发症之一。以严重高血糖、高血浆渗透压、严重脱水和意识障碍或昏迷为特征，患者无酮症酸中毒。

糖尿病高渗状态有危险吗？

糖尿病高渗状态基本的病理、生理改变是高血糖、高渗透压引起的脱水、血容量不足和电解质丢失，易导致患者出现休克和脑、肾组织脱水与功能损害并危及生命（图 1-2-53）。

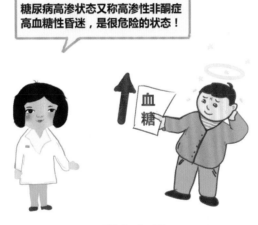

图 1-2-53

糖尿病高渗状态具体有哪些表现？

糖尿病高渗状态时，患者的血糖显著升高，严重脱水甚至休克，血浆渗透压高于正常时，患者会出现神志淡漠、嗜睡等精神症状。

34. 出现糖尿病高渗状态时应如何处理?

（1）及时就医：糖尿病高渗高血糖状态发病比较隐匿，而且一般会存在更为严重的脱水状态，病死率更高，发生的人群也是年龄比较大的患者，所以，糖尿病患者一旦有神志淡漠、嗜睡、严重脱水等症状，判断可能是糖尿病高渗状态，应高度重视，要立即入院就医（图1-2-54）。

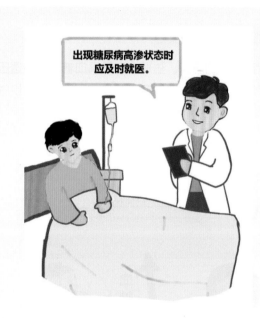

图 1-2-54

（2）积极治疗：糖尿病高渗状态一经确认需立即配合治疗，具体措施主要包括积极补液，纠正脱水；小剂量静脉应用胰岛素控制血糖；纠正水电解质和酸碱平衡失调；去除疾病的诱因，治疗并发症等。

（3）注重预防：糖尿病高渗状态的预防极为重要。因为一旦发病，会对患者的生命构成极大的威胁。故糖尿病患者要保持良好的心态，不要急躁，多注意休息，不要熬夜劳累，积极配合医生给出的治疗方案，平时注意饮食，养成定期监测血糖的习惯。

35.糖尿病患者发生低血糖时应如何处理?

一些糖尿病患者,血糖经常会出现波动,平时不注意很容易出现低血糖。低血糖看着虽然不是什么大问题,但是对身体危害极大,如果不及时采取措施,严重者会危及生命。

(1)糖尿病患者平时需要注意血糖是否正常,感觉血糖不正常时,可以先测量一下血糖,确认血糖是否过低,无法测量血糖时可以先吃一颗糖,但糖摄入量一次不宜过多。

(2)确认血糖过低的患者可口服葡萄糖,因葡萄糖吸收较快,如无葡萄糖,可口服糖水、甜果汁或吃糖果,如巧克力、奶糖等(图1-2-55、图1-2-56)。有糖尿病的患者,平时可以在药店购买一些葡萄糖片放家中备用,以防万一。

(3)摄入含糖类食物15分钟后再测血糖,如果血糖恢复正常水平,可以停止摄入。如血糖仍然过低,需要继续摄入,直至血糖恢复正常。

(4)低血糖症状消失之后,于下一餐进食前1小时再摄入一些简单的食物,如一片面包、一个馒头或者几块小饼干。

(5)当低血糖症状严重时,如患者出现神志不清、昏迷等症状,需要及时送医院就诊,千万不能耽搁病情。

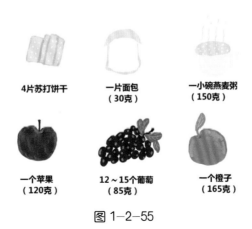

常见15克含糖类食物

4片苏打饼干　　一片面包　　一小碗燕麦粥
　　　　　　　(30克)　　　(150克)

一个苹果　　12~15个葡萄　　一个橙子
(120克)　　　(85克)　　　(165克)

图1-2-55

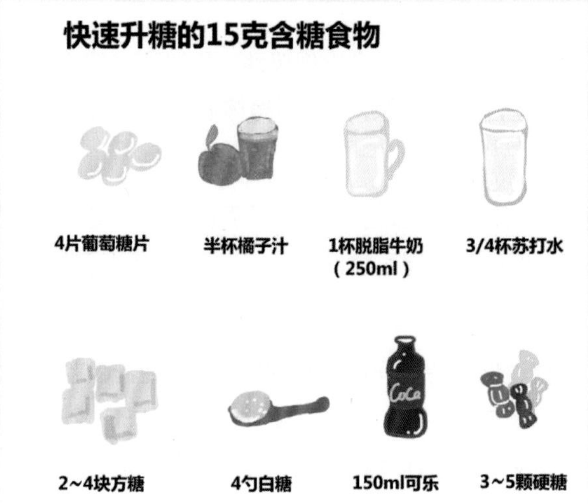

快速升糖的15克含糖食物

4片葡萄糖片　　半杯橘子汁　　1杯脱脂牛奶　　3/4杯苏打水
　　　　　　　　　　　　　　　（250ml）

2～4块方糖　　　4勺白糖　　　150ml可乐　　3～5颗硬糖

图 1-2-56

36．糖尿病患者低血糖的危害有哪些？如何预防？

糖尿病患者低血糖的危害有哪些？

　　低血糖是糖尿病患者的一种非常常见的急性并发症。轻者出现出汗、手抖、心慌、面色苍白、饥饿感、烦躁等症状；重者会狂躁不安、抽搐、惊厥，甚至昏迷死亡。糖尿病患者低血糖对心血管系统和中枢神经系统均有不利影响，容易诱发心律失常、心绞痛、心肌梗死及脑血管意外等并发症，进而危及生命。低血糖的危害在老年糖尿病患者中更突出！老年人多有肝功能、肾功能减退，更容易发生低血糖（图1-2-57），且多伴有动脉硬化，更易诱发脑血管意外或心肌梗死。因老年人患病时间长，反复的低血糖发作降低了对低血糖的敏感性，故许多老年患者发生低血糖时，没有心慌、发抖、出冷汗等容易让人察觉的自主神经警告症状，而直接出现昏迷现象，这时候如果身边没人能帮助急救，势必导致严重后果。

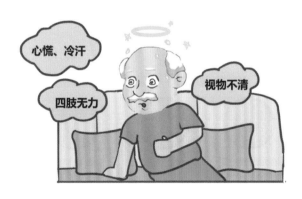

图1-2-57

糖尿病低血糖如何预防？

（1）血糖控制的目标必须因人而异：血糖的控制目标需要个体化的理念越来越受到重视。因老年糖尿病患者更易发生低血糖，故对于老年人的血糖不宜控制过严，一般空腹血糖不超过 7.8 mmol/L，餐后血糖不超过 11.1 mmol/L。对于合并有心血管疾病、体弱的患者及幼儿，血糖的控制目标也应当适度放宽（图 1-2-58）。

（2）患者和家属应了解降糖药应用时的注意事项，初用时从小剂量开始，根据血糖水平逐渐调整。

（3）制订合理的膳食计划和身体锻炼计划，按时进餐。

（4）有规律地测血糖，并在必要的时候测量血糖，准确记录。

（5）向患者详细介绍低血糖的症状、诱因及危害。患者外出时随身携带能够快速吸收的碳水化合物食物（糖果、饼干等）。

血糖控制目标要遵循个体化
有效预防低血糖！

按时按量用餐　　　谨慎检测血糖

运动增量时注意　　戒烟限酒　　随身携带糖块
调整饮食量和药量

图 1-2-58

37.为什么糖尿病患者要谨防感染？预防措施有哪些?

为什么糖尿病患者要谨防感染？

糖尿病患者会因蛋白质代谢障碍而出现组织修复能力和抵抗力的降低，白细胞吞噬能力的下降，以及动脉循环减少。且糖尿病患者体内的高糖环境较易使细菌繁殖，所以即使是很微小的创伤也容易导致感染，如磨脚的鞋、洗脚的水温高等造成的皮肤损伤。同时，神经病变造成的肢体感觉异常和膀胱无力也极易导致感染发生。常见感染部位是足部、皮肤、泌尿道（图1-2-59）。

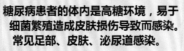

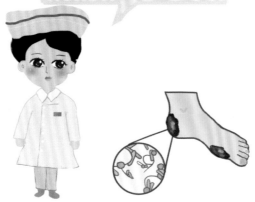

图 1-2-59

预防措施有哪些？

（1）预防接种：必要的预防接种在一定程度上可有效防止严重感染的发生。根据我国指南建议：所有2岁以上的糖尿病患者须接种肺炎球菌多糖疫苗；65岁以上的老年患者如果以前曾经接种过疫苗，但接种时间超过5年则需再接种1次。

（2）控制饮食：食物带给我们能量，是机体正常运行的重要基础。但是如果已经患上了糖尿病，哪怕只是血糖在正常范围内的升高，都应提高警惕，及时地在饮食结构上进行调整。

（3）多运动：生命在于运动，即使是患了病，也应保持适宜的运动，每天坚持半小时，对促进新陈代谢有很大的好处。剧烈的运动是不提倡的，可以采取散步、打太极、跳广场舞等方式，最好由家人陪同（图1-2-60）。

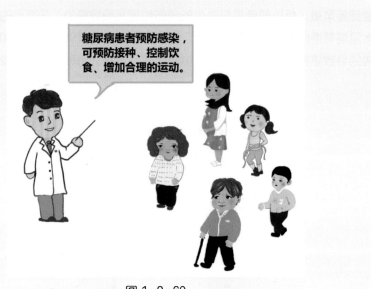

图1-2-60

38.什么是糖尿病足？有哪些特征？

> ● **什么是糖尿病足？**

　　糖尿病足是指因糖尿病神经病变，包括末梢神经感觉障碍及自主神经损害，下肢血管病变——动脉硬化引起的周围小动脉闭塞症，或皮肤微血管病变以及细菌感染所导致的足部疼痛、足部溃疡及足坏疽等病变（图1-2-61）。轻者表现皮肤干燥、发凉、足部畸形；重者表现足部溃疡、坏疽，是糖尿病致残的主要表现。

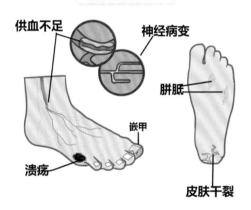

图 1-2-61

> ● **糖尿病足有哪些特征？**

　　（1）间歇性跛行：早期下肢表现，因下肢缺血引发供血不足，患者走路不远就会感到下肢无力、疲惫、麻木等。严重时小腿疼痛，停下休息后症状缓解。老年患者发生间歇性跛行，有可能是动脉阻塞引起的下肢缺血，多伴有动脉硬化，更易诱发脑血管意外或心肌梗死。

　　（2）休息痛：发展到中期，可见下肢缺血加重，即便不走路也会疼痛，即休息痛、静息痛。这种疼痛多发于夜间，卧位时疼痛加剧，疼痛部位在远足端或趾端。原因是睡眠时心输出量偏少，下肢灌注量相对减少，所以在夜间疼痛感加剧。

（3）肢端溃疡（坏疽）：主要包括干性坏疽、湿性坏疽、混合性坏疽。干性坏疽，局部皮肤呈暗褐色，有缺血性坏死可能，皮肤变黑、干枯后，直至自行脱落，无水肿和分泌物出现。干性坏疽大约占糖尿病肢端坏疽 5.9% ～ 7.5%，病因是中小动脉闭塞，引发的血流缓慢甚至中断。另一种湿性坏疽，呈现肢端体表的局部糜烂，发展至浅溃疡后，分泌物排出较多，有大量的组织坏死（图 1-2-62）。

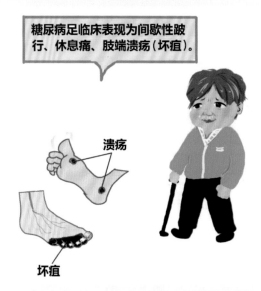

图 1-2-62

39. 糖尿病失明的主要原因是什么？为什么？

• 糖尿病失明的主要原因是什么？

糖尿病患者的眼睛各部位均可出现病变，主要影响晶状体和视网膜（图1-2-63）。糖尿病患者视网膜血管功能失调即糖尿病视网膜病变，是糖尿病患者视力下降乃至失明的主要原因。由糖尿病引起的晶状体浑浊即糖尿病性白内障是糖尿病患者视力障碍的另一个常见原因。

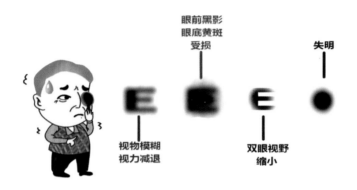

糖尿病眼部病变，主要是晶状体和视网膜的病变

图 1-2-63

糖尿病视网膜病变分为背景性视网膜病变和增殖性视网膜病变。背景性视网膜病变是指视网膜出现微血管瘤、渗出、出血。增殖性视网膜病变是视网膜长出新的血管，而这些血管极易出血，引起组织纤维化，牵扯视网膜，造成视网膜剥离致失明。

• 糖尿病为什么会导致失明？

我们的眼睛相当于一个照相机一样，它也有自己的镜头和胶卷，眼球内后部的组织就是眼球的内膜，眼睛想要看到一个清晰的图像就需要整体的工作状态良好，任何一个部分出问题都不行，而糖尿病最大的问题就是会导致视网膜病变，从而使患者出现失明。

40. 什么是糖尿病下肢动脉硬化闭塞症？为什么会出现？有哪些症状？

• 什么是糖尿病下肢动脉硬化闭塞症？

下肢动脉硬化闭塞症是指动脉内壁上形成的动脉硬化斑块向血管内增生、突出，随着斑块不断地扩大或继发血栓形成，使血管变得狭窄，血液流速减慢，远端血流量进行性减少；当狭窄达到一定程度，甚至形成管腔闭塞时，供给下肢的血流量就不能满足人体的需要，下肢就会出现慢性或急性缺血症状，包括下肢发凉、麻木、腿部肌肉痉挛、运动后，甚至休息时的酸痛，最终导致足部溃疡或坏疽（图1-2-64）。

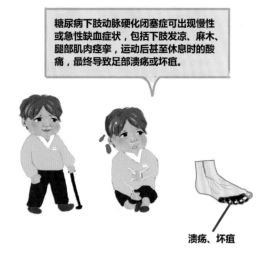

图 1-2-64

• 糖尿病患者为什么会出现下肢动脉硬化闭塞症？

糖尿病患者机体持续处于高血糖与蛋白质的非酶糖化状态，脂肪代谢紊乱及血液的高黏稠、高凝状态，加上下肢血管内皮细胞功能障碍等诸多因素，使患者下肢动脉容易发生血管病变。糖尿病患者一旦出现下肢动脉闭塞性病变，下肢远端组织出现缺血、缺氧，白细胞的功能和细胞免疫受损，抵抗力下降，在某些诱因的作用下破溃、感染，就容易发生糖尿病足溃疡。

• 下肢动脉硬化闭塞症有哪些症状？

下肢动脉硬化闭塞症的症状根据疾病发展程度的不同而有所不同，主要有以下几种（图1-2-65）：

（1）早期抽筋：患者一般会感觉下肢经常发凉、麻木，腿部肌肉会出现痉挛，俗称抽筋。由于这些早期病变并不典型，很容易与其他病混淆。

（2）运动后疼痛：如果缺血得不到改善，继续发展下去就会出现运动后的疼痛，医学上称为间歇性跛行，是下肢动脉硬化闭塞症最常见的症状，表现就是患者行走一段距离后，肌肉耗氧量增加，但供血不足，引起组织缺氧，产生痉挛性疼痛，被迫停止运动休息一会儿后，通过侧支循环，血液供应逐渐恢复，就会使疼痛缓解，但再次运动后，疼痛可反复出现。最常见为小腿的疼痛，其次为臀部、大腿、背部、足等。随着缺血的加重，患者行走后出现疼痛的距离会越来越短，从几百米到最后的十几米，甚至几米。

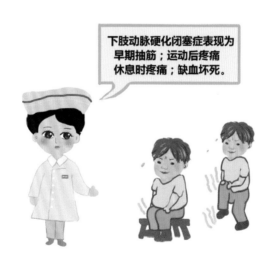

图1-2-65

（3）休息时疼痛：医学上称为静息痛，是肢体严重缺血的表现，就是患者在不运动的时候肌肉等组织仍然会出现供血不足，出现疼痛，尤其在夜间患者入睡时更重。抬高下肢疼痛加重，低垂或轻微活动后疼痛可减轻，使得患者寝食难安，精神紧张。这个时期就提示患者必须积极治疗，否则进一步发展就会进入坏死期。

（4）缺血坏死：在这一时期，患者动脉严重闭塞且侧支循环不佳，或并发动脉血栓栓塞。坏死症状较轻时肢体会出现组织营养障碍，皮肤粗糙、脱屑或皲裂；汗毛稀少或脱落；趾甲生长缓慢、增厚、少光泽，脚上破了一点也非常不容易愈合。坏死症状加重时，下肢出现坏死，并发感染者可有全身中毒表现，甚至危及生命，一部分患者最终面临截肢。

41. 糖尿病和高血压之间有什么联系？什么是糖尿病高血压？

• 糖尿病和高血压之间有什么联系？

　　高血压和糖尿病本身是两种疾病，但是相互关联、相互影响，两种疾病会相互加重，且共同加重心、脑、肾脏等重要器官的损害。糖尿病患者长时间血糖控制不理想，会导致动脉硬化，血管内皮细胞增厚，血压增高，因此高血压是糖尿病常见的并发症。在治疗糖尿病时，不仅要控制好血糖数值，还要注意患者的血压变化（图 1-2-66）。

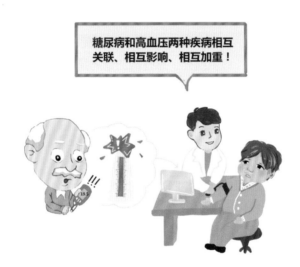

图 1-2-66

• 什么是糖尿病高血压？

　　糖尿病高血压是指糖尿病合并高血压，两者被称为同源性疾病。糖尿病和高血压两种疾病无论是病因、影响，还是危害上都存在共通性，因此常合并发生，形成糖尿病高血压。

42.糖尿病血管病变是怎么回事？有哪些表现？

糖尿病血管病变是怎么回事？

糖尿病血管病变指在糖尿病基础之上引发的各种血管的并发症，又包括大血管病变以及微血管病变。大血管病变主要包括糖尿病引起的心脏病变、脑血管病变，以及下肢血管病变。而微血管病变主要包括糖尿病肾病、糖尿病视网膜病变等。

糖尿病血管病变有哪些表现？

（1）大血管病变：①是指主动脉、冠状动脉、脑基底动脉、肾动脉及周围动脉等动脉粥样硬化。70%～80%糖尿病患者死于糖尿病的大血管病变。其中糖尿病合并冠心病、心肌梗死、急性脑血管病是糖尿病的主要死亡原因。②大血管病变出现心脏病变时，临床表现大多不典型，约1/3以上的患者常出现无痛性心肌梗死，而脑血管病变出现了之后，常会有头疼、头晕等症状。

（2）微血管病变：主要包括糖尿病肾病、糖尿病视网膜病变等。①糖尿病肾病早期常无明显症状，早期筛查可有微量蛋白尿。中晚期患者症状以高血压、水肿（脚、脚踝、手或眼睛肿胀）、泡沫尿为主。②糖尿病肾病常合并其他微血管并发症，如视物模糊、指端或趾端皮肤感觉异常，可出现间歇性跛行、肌肉和皮肤萎缩，以及下肢坏疽等症状（图1-2-67）。

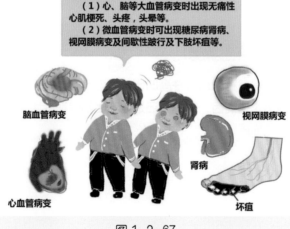

糖尿病血管病变：
（1）心、脑等大血管病变时出现无痛性心肌梗死、头疼、头晕等。
（2）微血管病变时可出现糖尿病肾病、视网膜病变及间歇性跛行及下肢坏疽等。

脑血管病变

视网膜病变

肾病

心血管病变

坏疽

图 1-2-67

43. 糖尿病患者改变饮食习惯对预防血管病变有何作用?

调整不合理饮食结构,养成科学、合理的饮食习惯,对糖尿病患者预防血管病变非常重要,饮食要以清淡为主,适当限制脂肪及钠的摄入,多吃蔬菜、含糖量合适的水果,保持大便通畅,以减少心脑血管意外的发生(图1-2-68)。在合并心肌梗死或心力衰竭时,应尽量采用少食多餐的方法,这样不但能有效保持血糖平稳,同时也能减轻心脏负担,预防疾病恶化。另外,要改变暴饮暴食的不良生活习惯,保持心情舒畅,避免情绪波动,这样既能有效控制血糖,也能有效控制血压及血压波动,减慢心率,对预防心肌梗死、心力衰竭、心律失常及脑血管意外起着积极作用。

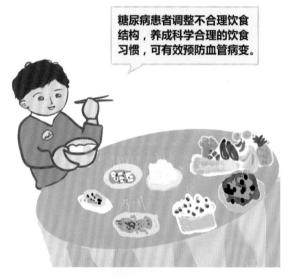

糖尿病患者调整不合理饮食结构,养成科学合理的饮食习惯,可有效预防血管病变。

图1-2-68

44．预防糖尿病血管病变应注意哪些问题？

（1）糖尿病患者晚餐宜清淡，不要吃得太饱，适量地多喝热水，以免进水量不足导致夜间血液黏稠度增加。

（2）睡觉前，放松心情保持良好的情绪，可聆听柔和、舒缓的音乐。睡眠时，取右侧卧位，保持床铺松软温暖，睡枕高低适合，可减少回心血量，减轻心脏负担。睡眠时间保证每晚有 6～8 小时。

（3）清晨是心脑血管病高发时刻，最危险的时间是刚醒来的那一瞬间，所以在早晨醒来后应仰卧十分钟，做心前区和头部的按摩，做深呼吸、打哈欠以及伸懒腰等活动，这样可以有效放松全身肌肉后再慢慢坐起，缓缓下床，最后穿衣起床，以最大限度地防止心脑血管疾病的突发。

另外，专家提示：每天午睡半小时可以使冠心病心绞痛发病率减少 30% 左右，所以建议冠心病患者每天养成午睡习惯（图 1-2-69）。

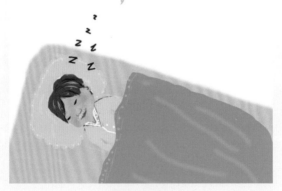

保证每晚6～8小时睡眠时间及午睡半小时的好习惯，可减少30%冠心病心绞痛发病率。

图 1-2-69

45.糖尿病皮肤瘙痒的原因是什么？如何处理？

糖尿病皮肤瘙痒的原因是什么？

（1）微血管病变、代谢障碍等因素：糖尿病患者微血管病变、神经病变、代谢障碍、糖尿病性皮肤感染均可导致皮肤病变，如感染、皮肤瘙痒、感觉异常、皮疹等。

（2）皮肤内葡萄糖含量增高：糖尿病患者因皮肤内葡萄糖含量增高，刺激神经末梢及自主神经，使其功能紊乱，从而引起皮肤瘙痒。

（3）慢性脱水：糖尿病患者长期慢性脱水，导致出汗减少，皮肤干燥，也会造成皮肤瘙痒。

（4）尿毒症：糖尿病并发肾功能不全出现尿毒症时，也会诱发皮肤瘙痒的问题。

如何处理糖尿病皮肤瘙痒？

（1）患者应保持皮肤洁净，每次清洁后及时使用凡士林、硅油等滋润皮肤。

（2）日常宜穿纯棉质地的衣服，避免化纤、混纺、皮毛衣服刺激皮肤。

（3）保持心情愉悦，避免急躁情绪。

（4）注意补充水分，饮食宜清淡，忌食辛辣、刺激性食物。

（5）瘙痒严重者及时就医，遵医嘱使用止痒药物（图1-2-70）。

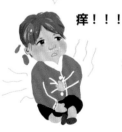

糖尿病微血管病变可造成皮肤瘙痒，日常要注意皮肤保湿、清洁，穿纯棉衣服，保持心情平和，饮食清淡，忌辛辣。

痒！！！

瘙痒

图1-2-70

46．老年糖尿病患者有哪些常见并发症？

糖尿病严重威胁着老年人的身体健康，可引起多种并发症（图 1-2-71）：

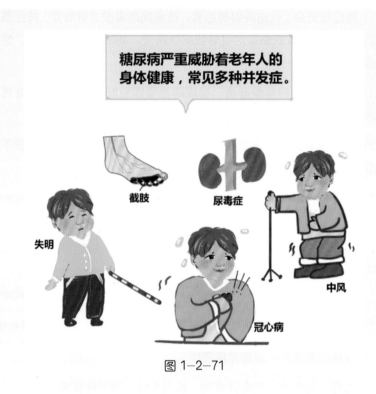

图 1-2-71

（1）心血管疾病：约有一半的糖尿病患者患有冠心病，而发生心肌梗死的可能性比正常人高 6～7 倍。

（2）脑血栓形成：糖尿病患者脑血栓形成的发生率是非糖尿病患者的 11 倍。血糖过高会导致血液黏稠，血流缓慢，引起脑血栓。

（3）白内障：在白内障患者中，糖尿病患者占 35% 左右，主要原因是糖尿病患者血糖水平较高，代谢期间葡萄糖转化为山梨醇，容易引起晶体纤维的膨胀，导致破裂，甚至完全浑浊，视力下降，甚至失明。

（4）肾脏疾病：糖尿病肾病是糖尿病的常见并发症，尤其是老年患者。糖尿病肾病早期阶段没有任何肾脏疾病症状，一旦尿蛋白定性显示阳性，就表明患者的肾脏开始出现问题。

（5）神经病变：以多发性周围神经病变最常见。表现为肢端感觉异常，呈手套或套袜状分布，随后出现肢体疼痛，夜间及寒冷季节加重，后期累及运动神经，可有肌力减弱，甚至肌肉萎缩、瘫痪。自主神经病变也较常见，临床表现为瞳孔改变、排汗异常、胃排空延迟、腹泻、便秘等胃肠功能紊乱，以及尿潴留、尿失禁等。

（6）糖尿病足：与下肢末梢神经病变、下肢动脉供血不足以及细菌感染等有关。轻者表现为皮肤干燥发凉、足部畸形，重者表现为足部溃疡、坏疽，是糖尿病患者致残的主要原因（图 1-2-72）。

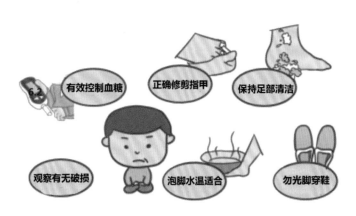

图 1-2-72

（7）低血糖：低血糖是糖尿病患者一种常见的急性并发症，老年人多有肝功能、肾功能减退，更容易发生低血糖。表现为出汗、颤抖、心悸、心率加快、紧张、焦虑、面色苍白、饥饿，甚至昏迷、死亡（图 1-2-73）。

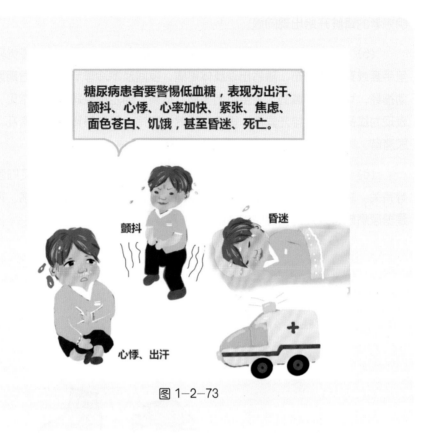

图 1—2—73

（8）高渗综合征：是糖尿病的严重急性并发症之一，以严重高血糖、血浆渗透压显著升高、脱水及意识障碍，但无明显酮症酸中毒为特征的一组综合征。

47. 为什么低血糖和糖尿病高渗综合征更容易发生在老年糖尿病患者?

老年糖尿病患者随着年龄的增长，体内激素调节功能变差，身体各个器官功能逐渐退化，尤其是肝肾功能不同程度地退化导致降糖药物在体内代谢过程减慢，易造成降糖药物在体内蓄积而出现低血糖。另外，老年患者知行能力不强，容易出现错服或者重复服药现象，也容易诱发低血糖（图1-2-74）。

老年糖尿病患者渴觉中枢不敏感，渴感减退，进水过少易引起血液浓缩而诱发高渗综合征。此外，老年患者肾脏功能减退，调节水电解质平衡能力降低也可诱发高渗综合征。

老年糖尿病患者既易发生低血糖
又易出现糖尿病高渗综合征！

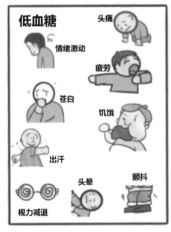
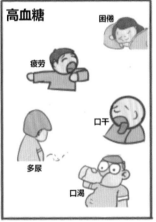

图 1-2-74

48. 哪种糖尿病并发症容易发生中风？糖尿病患者发生中风后还能恢复到正常状态吗？

> **• 哪种糖尿病并发症容易发生中风？**

在糖尿病并发症中，脑血栓更容易发生中风。主要原因是糖尿病患者胰岛素分泌不足，易引起机体内三大代谢（糖、脂肪和蛋白质）紊乱，使葡萄糖转化为脂肪的作用减少，进而使脂肪大量分解为甘油三酯和游离脂肪酸，胆固醇合成旺盛，血中胆固醇大量增加，促使动脉硬化形成。糖尿病患者的血液常呈高凝状态，血液凝固性和黏度增高，血小板功能改变，这些都是易形成脑血栓的因素，为中风的发病奠定了基础（图1-2-75）。

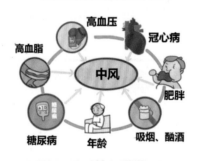

糖尿病患者易发生中风！

图 1-2-75

> **• 糖尿病患者发生中风后还能恢复到正常状态吗？**

糖尿病患者发生中风后很难恢复到正常状态，恢复程度取决于很多因素，比如，发病部位、治疗是否及时、年龄、个人体质以及基础疾病等情况。糖尿病患者中风恢复期，尤其在中风半年内要积极治疗，规律服药，定期复查各项指标，（如血压、血脂、血流变等），加强锻炼，（包括语言、肢体方面），饮食上要清淡，低盐、低脂，少吃辛辣、油腻食物，多喝水，尤其是晨起一杯温开水，很重要，能起到稀释血液黏稠度的作用，多吃水果、蔬菜，保持大便通畅。除此之外，还需通过系统的康复训练才能得到最大限度的恢复。如果中风后半年内不进行干预，则恢复的可能性明显降低。

第三章 认知障碍基础知识

1. 什么是认知障碍？我国认知障碍的发病率高吗？"认知障碍"与"失智""老年痴呆""阿尔茨海默病""脑退化症"等名称有什么不同？

• 什么是认知障碍？

认知是机体认识和获取知识的智能加工过程，涉及学习、记忆、语言、思维、精神、情感等一系列随意、心理和社会行为。认知的基础是大脑皮层的功能正常。

认知障碍是一种以获得性认知功能损害为核心，并导致患者日常生活、社会交往和工作能力明显减退的综合征（图1-3-1）。从专业角度来说，有3个特点：脑组织病变、智能障碍、意识障碍；从日常生活来看常有一些通俗的说法，如"回到了孩提时代""老糊涂了""痴呆了"等。

• 我国认知障碍的发病率高吗？

随着年龄的增加，认知障碍发病率也会随着增加，据统计，60岁人群的发病率为4%，70岁发病率为8%，85岁为30%，95岁为50%。首都医科大学宣武医院贾建平教授团队通过20余年对认知障碍人群的深入研究，分别从流行病学、卫生经济学、疾病诊断、临床管理和临床试验等方面对我国认知障碍患者现状进行了深入分析，他认为，我国已有超过1000万老年性认知障碍患者，轻度认知障碍（MCI）患者3100万，卒中后认知障碍患者950万，总计有5000多万认知障碍人群。

我国已逐步进入老龄化社会，60岁以上的老年人已经超过了2.4亿，占到总人口的17.3%。从全球范围来看，22%的老年人都在中国，其中，每12秒就会新增一个认知障碍患者，认知障碍一年造成的疾病负担将近4000亿元人民币，如此庞大的认知障碍患者群，已经成为我国防控认知障碍亟待解决的重大问题。

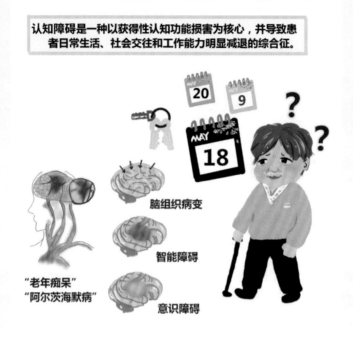

认知障碍是一种以获得性认知功能损害为核心，并导致患者日常生活、社会交往和工作能力明显减退的综合征。

脑组织病变

智能障碍

"老年痴呆"
"阿尔茨海默病"

意识障碍

图 1-3-1

● "认知障碍"与"失智""老年痴呆""阿尔茨海默病""脑退化症"等名称有什么不同？

"认知障碍"也被称为"失智""老年痴呆""脑退化症"等。痴呆症、失智症，都是源于日本的命名，由于地区和文化背景的差异，在我国大陆地区通常被称为"痴呆"，台湾地区称"失智症"，但"老年痴呆""失智症"等称呼让病患有一种羞耻感、病耻感，因此，后来一些国家和地区便开始改名。

上海市政府于 2018 年 4 月的民政局一项文件中要求："服务场所内不得出现敏感或歧视性用语，如"老年痴呆""老年精神病""失智"等。换言之，政府已很清楚的告诉我们，用"痴呆"或"失智"对患者是歧视性用语，应该避免再用。人们也常把"老年痴呆"称为"阿尔茨海默病"，其实严格来说是有区别的，前者是一个疾病的统称，而后者是前者的一种类型，准确地说应该称"阿尔茨海默病型认知障碍"，也是最常见的一种认知障碍。

2. 认知障碍有哪些种类？发病原因是什么？

· 认知障碍有哪些种类？

认知障碍可分为多个种类，主要有阿尔茨海默病（AD）、血管性痴呆（VD）、路易体痴呆（DLB）、额－颞叶痴呆（FTD）等类型（图 1-3-2）。

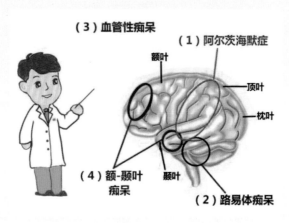

图 1-3-2

· 认知障碍发病原因是什么？

就认知障碍的发病原因来看，阿尔茨海默病和路易体痴呆等由异常蛋白质的产生并蓄积导致脑细胞死亡而引起，而血管性痴呆则是由脑血管障碍引起的（图 1-3-3）。

（1）阿尔茨海默病：据调查，阿尔茨海默病的发病与多种因素有关，如遗传因素、生理因素、疾病影响、教育水平、社会心理因素以及其他一些因素。患者脑中出现 β 淀粉样蛋白的垃圾引起脑神经细胞坏死，导致脑萎缩。

（2）路易体痴呆：具体病因及发病机制不清，患者被认为脑内出现所谓"路易小体"的异常蛋白质的堆积，引起脑细胞坏死。男女发病年龄无明显差别，通常很少有家族遗传倾向。

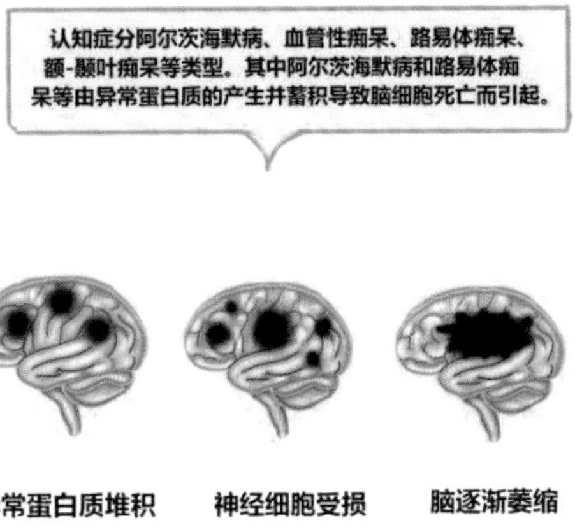

认知症分阿尔茨海默病、血管性痴呆、路易体痴呆、额-颞叶痴呆等类型。其中阿尔茨海默病和路易体痴呆等由异常蛋白质的产生并蓄积导致脑细胞死亡而引起。

 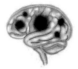

异常蛋白质堆积　　　神经细胞受损　　　脑逐渐萎缩

图 1-3-3

（3）血管性痴呆：导致血管性痴呆的危险因素通常被认为与卒中的危险因素类似，如高血压、冠状动脉疾病、房颤、糖尿病、高血脂、吸烟、高龄、既往卒中史等。目前认为血管性痴呆的病因是脑血管病变（包括出血性和缺血性）引起的脑组织血液供应障碍，导致脑功能衰退。除了脑血流量降低的程度与痴呆的严重程度呈正比外，脑血管病变的部位与痴呆的发生也有重要的关系。

（4）额－颞叶痴呆：也被称为皮克病性痴呆或 Pick 病，与阿尔茨海默病、血管性痴呆、路易体痴呆一起，被并称为"四大认知障碍"。发病原因尚不清楚，可能是神经元胞体特发性退行性变或轴索损伤继发胞体变化，导致主管人格、感情、计划、执行力的脑额叶和颞叶的萎缩而发病。

3. 什么是 MCI？导致 MCI 的危险因素有哪些？

• 什么是 MCI？

MCI 是轻度认知障碍的英文缩写，属于一种神经系统慢性退行性疾病，是介于正常老化和认知障碍之间的一种认知缺损状态，表现为记忆力减退与年龄明显不相符，但尚未达到认知障碍的标准。

• 导致 MCI 的危险因素有哪些？

认知障碍是一个慢性发展的过程，虽然在 MCI 阶段，认知机能中的某项机能，如记忆、判断、行动等出现问题，对日常生活还没有造成障碍，但一旦确诊为 MCI，其发生认知障碍的危险率极高，转化率为每年 6% ~ 25%。由于绝大部分认知障碍不能治愈，因此早期发现 MCI，制订可行方案去阻止症状进一步恶化就变得非常重要。了解导致 MCI 的危险因素，对预防和延缓认知障碍的发生和发展具有重要意义。

（1）高龄：高龄是 MCI 的独立危险因素。据国内文献报道，60 岁组 MCI 的患病率为 4.3%，65 岁组为 6.3%，70 岁组为 11.0%，75 岁组为 12.5%，80 岁以上组为 18.2%。

（2）遗传因素及代谢性疾病：2009 年《新英格兰医学杂志》上发表的一项研究表明，携带有阿尔茨海默病风险基因的人在中年时记忆力会加速衰退。糖尿病也是 MCI 的危险因素。研究报道，糖尿病和糖耐量异常可加快 MCI 进展为认知障碍，糖耐量异常进展为认知障碍的风险较糖尿病者更显著，推测可能与高血糖水平有关；高半胱氨酸（或称为高同型半胱氨酸或同型半胱氨酸），血液中同型半胱氨酸升高（简称高血同）会大幅度增加冠心病、外周血管疾病及脑血管疾病的发病风险，并与神经系统变性疾病（如 AD、VD 等）的发生呈正相关。

（3）生活方式及营养状况：吸烟会导致动脉粥样硬化斑块形成和进展，进而损害认知功能。研究发现，长期吸二手烟可能是发生认知障碍的危险因素；肥胖可使老年人的认知功能下降，在 AD 和 MCI 人群中，体重指数高与脑额叶、颞叶、顶部和枕叶的脑体积减小相关。另外，肥胖与胰岛素抵抗、2 型糖尿病（T2DM）和非酒精性脂肪肝（NAFLD）等代谢疾病被认为与阻塞性睡眠呼吸暂停综合征（OSAS）有关。而阻塞性睡眠呼吸暂停综合征患者夜间睡眠结构紊乱、夜间低氧血症可致认知功能损害；文献报道，血清胆固醇水平升高可导致认知功能障碍；研究者们发现贫血与 MCI 发生率呈正相关，这与贫血可致脑组织缺氧及精神、认知功能异常有关。

（4）心理因素：抑郁情绪在伴有或不伴有认知功能障碍的老年人群中普遍发生，这不但影响老年人的生存质量，而且会增加 MCI 发生、发展的风险。老年抑郁症又称"假阳性认知障碍"，早期主要表现为明显的精神运动性抑制，主要是执行能力的损害，但认知障碍主要以记忆力损害为主。

（5）教育水平：教育程度高是 MCI 的保护因素，这些可能与受教育多者神经元储备充足，而受教育少者，缺少知识的刺激，使神经元丧失多有关。

（6）血管性危险因素：高血压是 MCI 的危险因素已被许多文献报道，有研究认为，昼夜血压波动与认知功能障碍和脑小血管损害密切相关，且长期的高血压可造成脑萎缩和脑白质病变；直立性低血压因影响脑细胞氧气和营养的供应，亦可导致认知功能损害；脑血管疾病是认知功能障碍的危险因素，卒中的次数、病灶数都与认知功能障碍的程度相关，脑微出血的存在及数量与认知功能存在显著相关，其中注意力和计算力最易受到影响；冠心病是 MCI 的重要危险因素，冠心病（包括心肌梗死、心绞痛、冠状动脉血管重建）与非遗忘性 MCI 相关；心房纤颤可使卒中的发病率增加，进一步可影响大脑的认知功能。

4. 认知障碍常见的基本症状是什么？不同类型的认知障碍各有哪些特征？

● **认知障碍常见的基本症状是什么？**

就症状来看，由于认知障碍是渐进性的认知功能退化，所以其发生大多缓慢且隐匿。各种类型的认知障碍常见的基本症状主要是记忆减退，早期出现近期记忆障碍、学习能力减退明显等，随着病情的发展，远期记忆也受损，并出现抽象思维丧失、计算困难、时间地点定向障碍。除此之外，还可能出现语言障碍、人格改变、妄想和幻觉等。

● **不同类型的认知障碍各有哪些特征？**

（1）阿尔茨海默病：阿尔茨海默病占到认知障碍的 60%～70%，其症状进展缓慢，记不住新发生的事情、不知道自己所处位置以及丧失了对时间的感觉等。比较有代表性的症状是患者有时候会想不起来物品的名称、忘记吃饭等，容易被误认为这是衰老的表现。老龄化的情况则是老人知道自己忘记了吃的是什么食物，也就是对于吃饭行为本身是有记忆的。

（2）血管性痴呆：约占认知障碍的 20%，男性比例稍多，症状的发生呈阶段性，一天当中有波动，由于认知功能低下的表现不稳定，也被称为"易变性认知障碍"，其特征是遗忘等记忆障碍的程度较轻，情感方面的症状则较多，如判断力低下，情绪低落，情绪波动较激烈。

（3）路易体痴呆：约占认知障碍的 4%，早期易出现情绪低落，常常被误解为"抑郁症"，并且，手足会有轻微的颤动、活动不太灵活，症状类似于帕金森综合征，随着疾病的发展，患者可能会卧床不起。其特征是"幻视"，患者自述能看到现实中并不存在的东西，比如会说"见到某人（实际不存在）"、"我身上有个虫子（实际不存在）"。

（4）额－颞叶痴呆：约占认知障碍的 1%，被认为是症状复杂的认知障碍，此类型认知障碍患者的发病年龄在 50～60 岁，也被称为年轻性认知障碍（图1-3-4）初期症状的特征是出现明显遗忘、人格及行为的急剧变化，如出现与之前判若两人的相反态度、明目张胆的盗窃行为等。随着疾病的发展，容易出现反复说同样的话、喋喋不休、身体变得不易活动等。

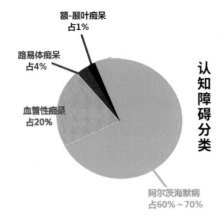

额-颞叶痴呆
占1%

路易体痴呆
占4%

血管性痴呆
占20%

认知障碍分类

阿尔茨海默病
占60%~70%

图 1—3—4

5. 认知障碍会遗传吗？哪些人容易患认知障碍？

· 认知障碍会遗传吗？

有些人会因为自己的父母或兄弟姐妹患有认知障碍，担心自己也会患认知障碍。其实，绝大部分的认知障碍都被认为是没有明确的遗传性，相比遗传，更应该重视的是导致高血压、糖尿病以及血脂异常等生活习惯（图 1–3–5）。

被认为可能与遗传有关的认知障碍是"家族性阿尔茨海默病"，目前已经有几个类型的基因被确定，这些基因的变异被怀疑与此种疾病有关。阿尔茨海默病平均发病年龄是 70～80 岁，而家族性阿尔茨海默病与普通的阿尔茨海默病相比，患者通常在 40～50 岁（也有 20～30 岁），比较年轻的年龄段发病，疾病的进展速度也较快。

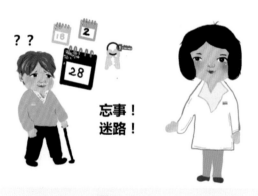

图 1–3–5

额－颞叶痴呆也被认为可能与遗传有关。额－颞叶痴呆是神经细胞受损、大脑的额－颞叶部分萎缩造成脑机能低下的一种疾病，大多在 50 岁左右发病，有些国家 30%～50% 患者的家族史被确认，而有些国家，例如日本，此类疾病却几乎没有家族史。

哪些人容易患认知障碍？

　　相对而言，脑血管性痴呆的发病风险较高，被认为与脑卒中、糖尿病以及高血压家族史有关。高血压、糖尿病除与遗传有关外，但大多被认为与生活习惯密切相关（图1-3-6）。因此，对于有以上疾病家族史的人来说，均衡的饮食、良好的睡眠、适度的运动等对于疾病的预防更为重要。

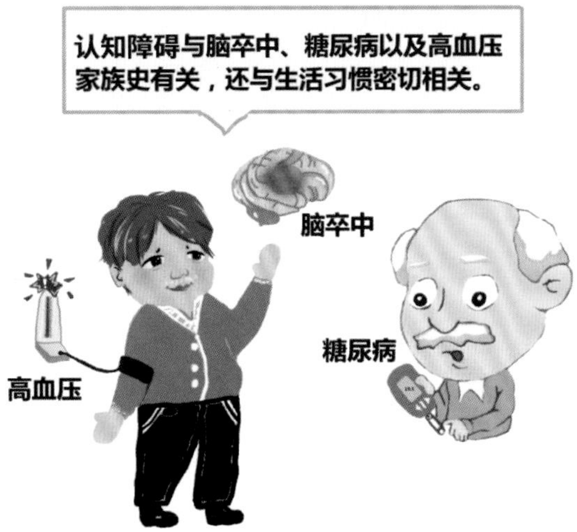

> 认知障碍与脑卒中、糖尿病以及高血压家族史有关，还与生活习惯密切相关。

脑卒中

糖尿病

高血压

图 1-3-6

6. 什么是认知障碍的周边症状？具体有哪些表现？

● 什么是认知障碍的周边症状？

日本医学界将认知障碍的临床表现划分为两个部分，即以记忆障碍为主要表现的核心症状和以性格改变为主要表现的周边症状（BPSD），也叫行动心理症状，国内称为：行为精神症状。

● BPSD 具体有哪些表现？

BPSD 是基于核心症状而表现出来的，主要为行动、心理症状。由于受个人的性格、环境以及心理状态等因素的影响，每个人的表现也会有所差异，综合起来主要有以下一些表现（图 1-3-7）。

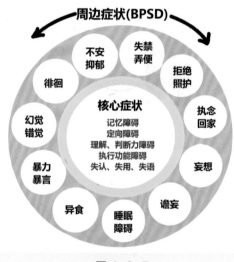

图 1-3-7

（1）不安、抑郁：认知障碍患者由于认知能力逐渐退化，会因外在环境的变化（如黄昏时天色逐渐变暗）而出现不安、焦躁等状况；因日常生活出现障碍，使得无法完成的事情增多，进而陷入抑郁状态；原来自己很有兴致的爱好、外出等，也会逐渐变得漠不关心，整天躲在家里。因其意欲低下、失眠、食欲下降，甚至对任何事情都失去兴趣等表现，容易被误诊为抑郁症。抑郁状态是所有认知障碍都能见到的症状，特别是路易体痴呆多见。

（2）独自徘徊：由于受到定向力障碍、记忆障碍等核心症状的影响，再加上感到寂寞、压力和不安等，认知障碍患者会不断地徘徊（图 1-3-8）。没有照护人员的情况下，会有脱水、过度劳累、摔倒、遇到交通事故或走失等危险情况发生。

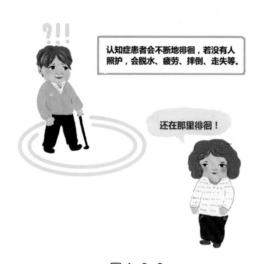

图 1-3-8

（3）幻觉、错觉：幻觉是体验到实际不存在的信息，感觉像是真实发生了一样。看到了实际不存在的人或东西称为"幻视"，听到了实际不存在的声音称为"幻听"。其他还有幻味、幻嗅、体感幻觉等症状。错觉是人们观察物体时，由于物体受到形、光、色的干扰，加上人们的生理、心理等原因而产生与实际不符的判断性的视觉误差，也就是实际存在的事物被扭曲，感知为与实际事物完全不相符的事物，像人们看到"筷子在水中是弯曲的"现象就是错觉。对于认知障碍患者而言，由于受损伤的部位与程度不同，出现的幻觉与错觉也是不一样的。如路易体痴呆常出现幻视，阿尔茨海默病则常出现幻听。

（4）暴力行为：当不满、不安、焦虑积累到一定程度，在健全时期能够被理性压制的冲动，在患病时期会以暴力、暴言的形式表现出来（图 1-3-9）。随着认知障碍的加重，表达、思考事情变得困难，以及脑功能的低下也会使患者变得无法抑制这些冲动。

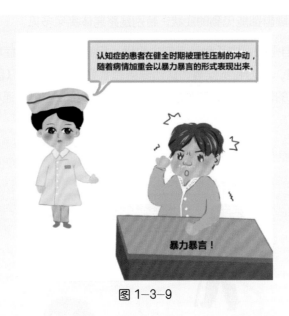

图 1-3-9

（5）异食：将不是食物的物品放进嘴里食用，这种症状被称为异食。认知障碍发展到中期以后，这种症状会比较多见，这是因为患者认知机能低下，无法判断什么是食物。除此之外，不安、精神压力、身体状况不好等原因也可能会导致异食（图 1-3-10）。

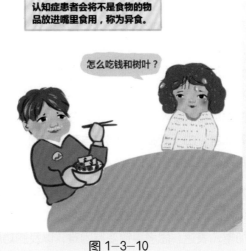

图 1-3-10

（6）睡眠障碍：一般来说，随着年龄增长，睡眠会逐渐变浅，中途醒来的情况也会逐渐变得多起来。但体内时钟的变化，对认知障碍的患者会产生很大影响，如睡眠节奏和规律会变得很容易崩溃，出现失眠、昼夜颠倒或夜间无法入睡的表现，从而造成睡眠障碍。

（7）谵妄：又称急性脑病综合征，认知障碍患者常受认知功能下降、药物不良反应或环境变化等因素影响而出现意识障碍，多伴有精神运动性兴奋，表现为意识混乱、定向力障碍、思维不连贯等，并出现幻觉、兴奋等精神症状（图1-3-11）。发生人格改变者，还会表现出暴躁，对周围的人恶言、暴力，甚至缺乏羞耻感等。除上述因素外，脱水、便秘、流感、睡眠不足、昼夜颠倒等也均可引起谵妄。

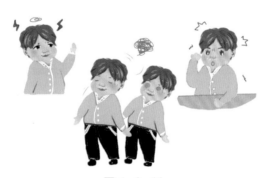

认知症患者可引起意识障碍，表现为意识混乱、幻觉、暴躁、谵妄等。

图1-3-11

（8）妄想：这是认知障碍患者常见症状之一，特别是被盗妄想。随着认知障碍的加重，患者会忘记自己在何时、何处收藏了何物，坚信自己的物品"被盗了！"，因此怀疑家人或照护人员是"小偷"（图1-3 12）。

（9）执念回家：当所处的环境令认知障碍患者感到不安时，自然的想法就是"想回家"。认知障碍患者提出"我想回家"的愿望时，不是一时冲动，有时会真的走出家门，这种症状被称为"执念回家"（图1-3-13）。通常情况下，在自家之外的场所提出"想回家"的愿望理所当然，但是，认知障碍患者有时在家里也会提出"要回家"，或"我想回到出生并长大的那个家"，并且意念很强烈，不管家人同不同意，还会真的离家出走。

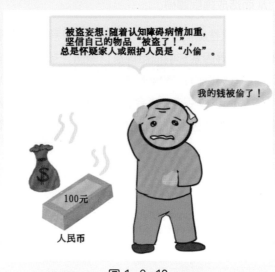

图 1-3-12

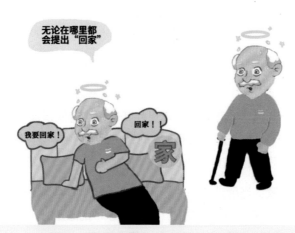

图 1-3-13

（10）拒绝照护：有些认知障碍患者会讨厌照护人员，还会有拒绝照护的理由（图 1-3-14）。这是因为认知功能低下，不懂得照护的意义，对他们的照护反而感觉是自尊心受到了伤害，这也常给照护人员以及认知障碍患者的亲属带来困扰。

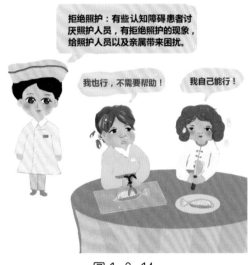

图 1-3-14

（11）失禁、弄便：尿失禁，男性通常是由于年龄增高前列腺肥大所致，女性则是因为支撑骨盆基底组织的肌肉群松弛而引发的"腹压性尿失禁"。但是，在认知障碍患者来说大多是"功能性尿失禁"。如果认知障碍患者已经出现了大小便失禁、卧床等情况，说明患者进入了疾病的晚期。而弄便是指摆弄粪便、以自己的身体在寝具或墙壁等处摩擦，这是因为认知障碍患者失去对粪便的认识，或者是对失禁在内裤里的大便感到不快、羞耻。

7. 认知障碍分为哪几个阶段？在哪个阶段寻求诊断和进行干预最有意义？

• 认知障碍分为哪几个阶段？

根据认知能力和身体机能的恶化程度不同，可以将认知障碍分为初期、中期、和后期三个阶段（图 1-3-15）。

（1）初期阶段（即第一期，遗忘期）：此期为认知障碍初期，主要表现为进行性的记忆力障碍，尤其是近期记忆力减退明显，远期记忆力可以或不受影响。完成复杂任务有明显障碍，但仍能独立生活，定向力、情感及智能等方面偶尔会出现障碍，能保持日常生活自理能力，一般不需特别照顾，病程可持续 1～3 年。常见症状有：

①总是说同样的事情。间隔几分钟又说相同的话。

②刚发生的事情就忘了。对近期发生的事情完全不记得。

③有被盗妄想。即使是自己整理的东西，却因为忘记而怀疑身边人偷窃。

④说假话。为了掩饰遗忘而造成的失败感，编说假话。

⑤对日常习惯性活动和喜欢的事物不再关心。对曾经感兴趣的事物或平常的工作变得不再关心。

⑥定向力障碍。空间和时间定向不良，易迷路及忘记日期。

⑦人格有所改变。如主动性减弱、活动减少、孤僻、自私、对周围环境兴趣减少、对人缺乏热情、敏感多疑。

⑧情绪不稳或情感幼稚。易激惹、偏执、急躁、缺乏耐心、易怒等。

（2）中期阶段（即第二期，混乱期）：此期主要表现为行动和心理的症状，并有较严重的记忆障碍。表现为远、近记忆严重受损；对任何事情完全缺乏兴趣；时间、空间定向障碍；可伴有括约肌障碍；可见失语、失用和失认；生活自理能力越来越差，需要他人照顾。中期阶段是照护最困难的时期。多在起病后的 2～10 年出现。常见症状有：

①定向力障碍。分不清时间和地点，分不清季节，常去向不明或迷路。

②行为紊乱。如精神恍惚，无目的地翻箱倒柜；收藏废物，视为珍宝；怕

被盗窃，东藏西藏；无目的徘徊，甚至出现攻击行为；动作日渐减少，端坐一隅，呆若木鸡；妄想增多。

③人格进一步改变。如兴趣更加狭窄；对人冷漠，甚至对亲人漠不关心；言语粗俗，无故打骂家人；缺乏羞耻感和伦理感，随地大小便，当众裸体；行为不顾社会规范；不修边幅，不知整洁；将他人之物据为己有，争吃抢喝，类似孩童等。

④语言交流障碍。不懂得语句的意义，使得正常交谈无法进行。

⑤日常生活能力下降。做家务时失去顺序；甚至无法自主完成日常生活，如洗漱、梳头、进食、穿衣及大小便等。

（3）后期阶段（即第三期，极度痴呆期）：此期出现严重的智能损害，患者生活不能自理，完全依赖他人照顾，有明显的括约肌障碍。多在发病后的8～12年出现。常见症状有：

①智能完全丧失。不认识家人，完全不能对话，不理解语句的意思，失去语言沟通能力。

②无自主运动。缄默不语、缺乏表情、不会吞咽，处于植物人状态。

③生活完全不能自理。卧床不起、大小便失禁等。

④出现并发症。如吸入性肺炎、压疮、泌尿系感染等。

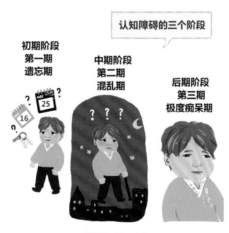

图 1-3-15

在哪个阶段寻求诊断和进行干预最有意义？

由于认知障碍的发展是一个慢性过程，近年来医学工作者把尚未发展到认知障碍程度的这段时期叫作"轻度认知障碍"（MCI）。是指认知机能（记忆、判断、行动等）中的某项机能出现问题，但对日常生活还没有造成障碍的状态。

MCI 通过合适的治疗、预防，可以恢复或延缓发病。虽然大部分认知障碍不能治愈，但是早期发现 MCI，采取合理的措施阻止其进一步恶化，也有终身不出现认知障碍症状的情况。就导致轻度认知障碍（MCI）的危险因素来看，除年龄增长以及遗传等不可控因素外，其他危险因素则可以通过各种措施应对，以减少或延缓其对 MCI 的影响。

8．如何区别老人是患了"认知障碍"而不是因为"老了"？

记忆，是由铭记（学习信息并记住）、保持（将获得的信息储存起来）和再生（想起信息）三个阶段组成的。

人的记忆力在 20 岁的年龄段达到高峰，之后逐渐衰退，记忆力之外的能力随着经历的丰富逐渐成长，据说可以延伸至 50 岁左右。然而，大多数人在 60 岁左右，记忆力、判断力和适应能力都能够看出在衰退，脑的机能开始老化。随着记忆力老化的进行，开始进入遗忘的时期，这种随着年龄增长而发生的遗忘是一种自然现象，不算是认知障碍的症状，也就是我们说的"老了"。无论是谁，随着年龄增长，脑的机能都会衰退，与年龄相伴的遗忘被认为是一件自然的事情。例如，"没留神忘记时间了""忘记把证件放到哪里了，我正在找呢"等。

"老了"是随年龄增长的遗忘，是记忆的"再生"机能衰退引起的，将储存的信息调取出来需要花费时间。因此，对于"约定的时间""证件的存放"这样的事情是知道的，并且能够知道自己把这事情忘记了。

"认知障碍"的遗忘症状是不记得有"约定的时间""收藏过证件"这个事情，也就是不记得这些事情本身，即使提醒，

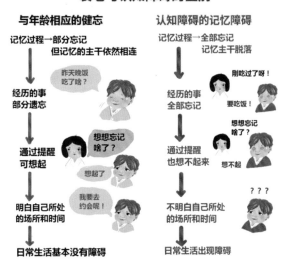

图 1—3—16

认知障碍患者也想不起来，也就是"铭记"功能不能正常发挥作用了。例如，阿尔茨海默病患者因为会忘记刚刚发生过的事情，所以会反复问相同的问题，特别是吃饭、外出等生活琐事，容易发生遗忘。因为对亲身经历的事情失去了记忆，所以会没有"约定"这回事，会为"证件丢了"、物品"被偷走了"而发怒。而对于演奏乐器、做家务事等通过技能完成的事情，通常没有障碍。衰老与认知障碍的区别见图 1—3—16。

9. 认知障碍能治好吗？为什么？

认知障碍分为多个种类，原因也是各种各样。一部分因脑部疾病导致的认知障碍，如脑肿瘤、慢性硬膜下血肿、特发性正常压力脑积水等，经外科治疗消除致病因素，是有可能改善或恢复的。另外，脑血管障碍、甲状腺功能低下以及药物影响而出现谵妄等导致的症状，经过合理的治疗，认知障碍的症状也会有所改善，甚至可能恢复。

目前，阿尔茨海默病、路易体痴呆等类型的认知障碍尚缺乏特效疗法和药物，某些药物，如盐酸多奈哌齐、氢溴酸加兰他敏、盐酸美金刚等，能够推迟症状发展一年左右（图 1-3-17）。

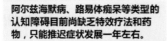

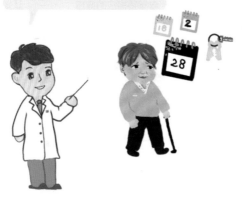

阿尔兹海默病、路易体痴呆等类型的认知障碍目前尚缺乏特效疗法和药物，只能推迟症状发展一年左右。

图 1-3-17

认知障碍是从 MCI 状态延续和进展而来的，这是一种持续进展的疾病，被认为很难治愈，但是如果早期采取措施进行干预，可以延缓疾病的进程并缓解症状。从 MCI 阶段开始，及早进行可行性病因治疗，评估患者的认知损害程度，针对致病因素采取措施，根据认知衰退程度分期制订相应计划，改变和纠正生活方式可提高患者的生活质量，即使患有认知障碍，通过康复措施可以抑制认知机能的低下。目前有一些新的康复方法正在研究开发中，期待将来能发挥积极作用。因此，早期发现非常重要，为了能够长时间生存，要注意及早就诊，不要忽视病症的苗头。

10．症状都是情绪低落，认知障碍和抑郁症有什么不同？

认知障碍与抑郁症的症状容易混淆，有时患认知障碍之后也可能并发抑郁症，二者症状相似。认知障碍患者因为身体各种认知机能衰退，日常生活出现困难，无法完成的事情增多，因此情绪会低落，表现为意欲低下、失眠、食欲减退、以前沉浸于自己的兴趣或喜欢外出的人也变得躲在家里，对任何事情都不再关心。其实这是认知障碍的周边症状（BPSD）。抑郁状态是所有认知障碍都能见到的症状，特别是路易体痴呆多见，容易被误认为抑郁症。但认知障碍的周边症状（精神行为症状）与老年性抑郁症、血管性抑郁症等相比较，"身体无力""腰腿疼""头昏沉"等身体症状的主诉要少一些，而"跟以前相比没精神""什么也不想做"等活动性的意欲低下比较明显。要区分认知障碍和抑郁症需要专业医生的诊断，以下几点供读者参考：

（1）有无悲观与自责的想法：认知障碍初期，患者保持着一定的判断力，对于自己的认知机能的低下感到不安，容易陷入抑郁状态。随着认知障碍病情的加重，症状逐渐转向对什么事都不关心的状态，但很少有"想不开"的心理。抑郁症患者的状态是"自己是没有价值的人""真想消失掉算了""活着没有意义"等悲观、自责的想法比较重，有时会发展到有自杀的念头。

（2）有无记忆障碍：认知障碍患者初期的表现是遗忘，然后逐渐加重。而严重的抑郁症患者会感觉头脑不灵活，变得思维迟缓，会出现记忆减退。

（3）症状加重的速度：认知障碍是逐渐恶化的，症状加重的速度比较慢，最初患者自己不会有这方面的感觉。而抑郁症通常是因为"某件事"而引发，根据状况不同，症状加重的速度也不同。

（4）有无理解力、判断力：认知障碍患者随着病情的加重会导致理解力和判断力低下，抑郁症也会有判断力低下，但是二者表现有所不同。如询问患者某件事情时，认知障碍患者的回答一般是"答非所问"，而抑郁症患者是"考虑了"之后不回答，或者说"我不知道"（图1-3-18）。

（5）有无生活中的重大变故：特别是高龄抑郁症患者，退休、老伴的去世、与孩子分开居住等生活中的变故而导致发病的情况多见。而认知障碍则通常是生活变故对抑郁状态的发生没有多少影响。

认知障碍与抑郁症有所不同，但也有并发的可能。抑郁症可能会成为认知障碍发病的促使因素，二者相互影响进入恶性循环。由于抑郁症而出现的认知障碍，被称为"假性认知障碍"，这与认知障碍的发病机制不同，早期进行合适的治疗，症状会得到改善。

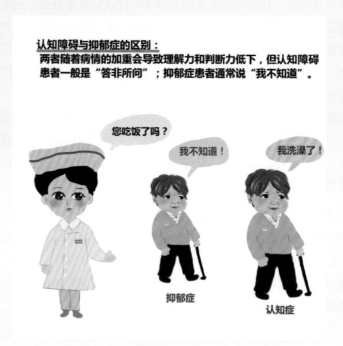

图 1—3—18

11. 认知障碍的人需要吃药吗？哪些情况需要吃药？

· 认知障碍的人需要吃药吗？

首先要说明的是，到目前为止，还没有能完全治愈认知障碍的药物，药物只是起到延缓症状进展的作用。因此，被诊断为认知障碍时，是否需要药物治疗，或者是以非药物治疗，这些问题需要听从医生的指导。作为患者或家属，不要认为只要服药就可以了，日常生活的维持等非药物疗法也非常重要。

· 哪些情况需要吃药？

治疗认知障碍药物的作用类型有两个：改善认知功能和改善精神症状。前者包括抗胆碱酯酶、N-甲基-D-天冬氨酸（NMDA）受体拮抗剂及营养脑细胞的药物；后者包括抗焦虑、抗抑郁及抗精神类的药物等。

因认知障碍患者的症状会持续加重，药物治疗可以起到延缓病程的作用，停药后症状会加重，所以患者在症状有所改善后，还需持续进行长期的药物治疗（图 1-3-19）。

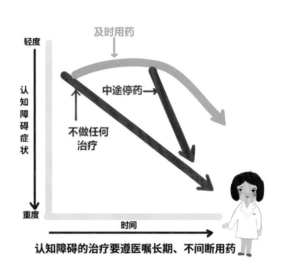

图 1-3-19

认知障碍早期阶段用药，可以延迟认知障碍的发展，保持比较好的状态的可能性较大，但是最初阶段容易与老年性的记忆力衰退相混淆，因此在观察过程中确定治疗开始的时间很重要。要听取医生的建议，不要擅自停药，如果突然停药，症状可能会有所恶化。

鉴于药物是对症治疗，只能改善症状，不能治愈认知障碍，不良反应也很多，拒绝服药的人也很多，所以必须用药时，应遵医嘱使用，切勿自行服药，且在用药过程中，还应积极使用非药物治疗手段。

12. 认知障碍的非药物性治疗有哪些方法？

认知障碍的非药物性治疗是通过运动促进脑的活性化，维持身体机能和认知机能，并且可能会激发出认知障碍老人现存的一些能力。具体包括回想法、现实定向力训练、音乐疗法、作业疗法、认知训练、运动疗法、休闲疗法等。例如，带老人对过去进行回忆，做老人感兴趣的事情，特别是老人比较擅长的事情，能够使老人集中精力从事的活动。这些活动会使老人产生比较适宜的疲劳感，这样会有利于老人夜间的睡眠，防止其昼夜颠倒；而集体活动会促进老人之间的相互交流，作品完成时会给老人带来成就感和满足感，促进其精神方面的安定（图 1-3-20）。

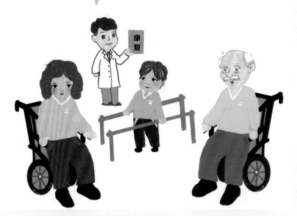

图 1-3-20

（1）回想法：认知障碍老人早期虽然会忘记最近发生的事情，但是对于久远的事情却能够记得（图 1-3-21）。会经常说一些怀念的事情、快乐的事情、艰难的时期所经历的事情等。周围的听众有共鸣，会拉近彼此的距离，产生一体感。对此可以准备一些很早以前用过的家庭用品、电器制品、玩具、照片等，让患者边看边触摸边讲述，利用老人残存的青年，甚至少年时的记忆，鼓励其与他人沟通与交流。譬如，可以把房间的家具换成过去的式样，按照老人的意愿摆放，墙上贴老人年轻时候的一些照片，一起聊聊那个时代的老电影、对老人有重大影响的事件、听听老歌等。由于以前的记忆都是一些真实事件，他们可以在没有压力的情况下抒发自己的意见和情感。在分享过往岁月及成就时，老人的个人尊严得以维护，有助于他的自我肯定。同时，与别人分享也是一个学习和认同的机会，使老人能获得更大的支持，去面对目前和将来的挑战。

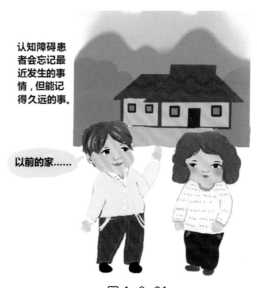

图 1-3-21

　　（2）现实定向力训练：定向力是指识别和判断时间、场所和人物的能力。认知障碍老人此方面能力发生障碍，被称为定向力障碍。现实定向力训练通过使老人正确理解自己和亲属的名字、所在场所、季节、日期、时间等，在维持认知能力的同时，加深与周围人们的交流，并且使老人保持对周围的关心，从而维持老人与社会的联系。

　　（3）音乐疗法：可以通过听怀旧老歌、唱老人熟悉的歌等，让听、视、触、运动等感觉都受到刺激。用乐器演奏旋律，一边听古典音乐，一边放松老人的身心，消减精神压力，或者把音乐与其他记忆相连（如边听音乐边翻看老照片），结合特定节日选择歌曲等。认知障碍老人随着音乐可以活动身体，唱歌则促进腹部呼吸运动，合唱可以增强一体感，这些适当的紧张感都会对认知障碍的康复有利。

（4）作业疗法：可以使老人集中精神，增强注意力和记忆力，增强体力和耐力，并可获得满足感，重建对生活的信心。针对认知障碍老人日常自理能力的障碍，从日常生活活动、劳动中，选出他们感兴趣并能帮助恢复功能和技能的作业。如刺绣、针织、书法、做饭、叠衣服等。

（5）认知训练：包括记忆力、定向力、判断力、计算能力、注意力和推理能力的训练。可以采用多种方法来增强认知功能。无论采用哪一种训练方法，都应该事先设计好种类及规则，一定要结合老人的需求，选择老人喜欢并取得老人同意的训练方法。例如，在房门上贴上老人喜爱的图画，画的内容可以是动物、植物、水果、蔬菜，甚至是日常用品等，让老人根据门上的图画确认自己的房间；在墙上贴出老人全天生活时间作息表，让老人清楚什么时间服药、吃午饭、午睡、做康复训练等。多陪老人出去走走，与周围的人或事物多接触、多交流，观看并辨认一些花草树木、动物家禽，如猫、狗、鸡等，利用外界的事物不断刺激老人的认知功能。

（6）运动疗法：运动疗法是通过运动使关节活动、增强肌肉力量的训练。如练习翻身、起身、坐立、站立、行走等基本动作，参加散步、广播操等有氧运动（图1-3-22）。通过身体的运动，可以活化大脑、促进心肺功能、预防跌倒，且同时由于白天的活动，使老人心情舒畅，身体有适度的疲劳感，有利于夜间的睡眠，预防睡眠昼夜颠倒的状况发生。但是要注意补充水分，不要运动过度。

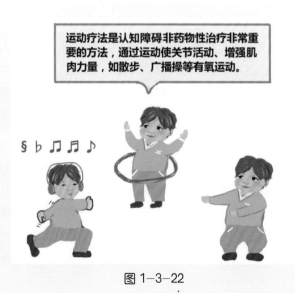

运动疗法是认知障碍非药物性治疗非常重要的方法，通过运动使关节活动、增强肌肉力量，如散步、广播操等有氧运动。

图1-3-22

（7）休闲疗法：休闲疗法是指让老人通过参加自己喜欢的绘画、园艺、游戏、陶艺以及养宠物等活动，达到使精神安定的疗愈方法。自己喜欢和擅长的活动可以使老人获得成就感、自信心和进取心。例如，美术疗法可使认知障碍老人保持着仍存在的专注能力，让其自由进行美术创作。创作过程需要身体大、小肌肉群的协调参与，改善认知能力，促进创意思维，改善决断力，避免脑退化。通过创作也可以满足老人在情绪、社交及发展方面的需要，作品还可以反映出老人当前的问题与困境。工作人员或家属可以在旁陪伴老人创作，但不要剥夺他思考的权利，给予他充足的时间去完成他的选择。

13.如何筛查和早期发现认知障碍老人？简易智力状态检查量表的内容和意义是什么？

• 如何筛查和早期发现认知障碍老人？

　　我国认知障碍的早期诊断采用的是欧美国家普遍使用的简易智力状态检查量表（MMSE）（图 1-3-23）。该量表由 Folstein 于 1975 年编制，是使用最广泛的认知缺损筛选工具之一。MMSE 量表最常用于认知障碍中的阿尔茨海默病的筛查工作，也同样适用于其他类型的认知障碍筛查。我国的简易智力状态检查量表是根据 MMSE 由李格和张明园编制的两种中文修订本。

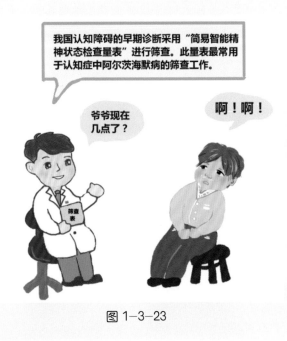

图 1-3-23

• 简易智力状态检查量表的内容和意义是什么？

　　MMSE 能全面、准确、迅速地反映被试者智力状态及认知功能缺损程度，为临床心理学诊断、治疗以及神经心理学的研究提供科学依据。MMSE 针对认知障碍患者记忆力、计算能力、语言能力、定向力的程度等设置问题，以问答形式对这些能力进行打分来评价认知机能。该表简单易行，国内外广泛应用，其内容包括：时间定向力、地点定向力、即刻记忆、注意力和计算力、延迟记忆、语言能力及空间认知力7个方面，共30项题目，量表总分范围为0～30分，每项回答正确得1分，回答错误或答不知道评0分，一次检查需5～10分钟。判定标准：最高得分为30分，分数在27～30分为正常，分数＜27分为认知功能障碍。根据其严重程度将认知障碍分为轻、中、重三个级别，轻度认知障碍：MMSE ≥ 21分；中度认知障碍：MMSE 为10～20分；重度认知障碍：MMSE ≤ 9分。因测验成绩与文化水平密切相关，国内MMSE评分标准根据患者受教育程度不同划分标准不同：文盲≤ 17分，小学≤ 20分，初中及以上文化＜ 24分视为认知功能障碍。具体的项目内容见表1–3–1。

表 1–3–1　简易智力状态检查量表（MMSE）

		项目错误	记录正确	评分
时间定向力 5分	时间定向（问"现在是……"）	星期几		
		几号		
		几月		
		什么季节		
		哪一年		
地点定向力 5分	场所定向（问"您现在是……"）	哪家医院		
		第几层楼		
		哪个街道或乡镇		
		哪个城市		
		哪个国家		
即刻记忆力 3分	"我要说三样东西的名称，在我讲完之后，请您重复说一遍。"	窗户		
		国旗		
		胶布		
注意力和计算力 5分	要求老人从100开始减7得出答案	100−7=93		
		93−7=86		
		86−7=79		
		79−7=72		
		72−7=65		

续表

		项目错误	记录正确	评分
延迟记忆力 3分	"刚才我说的那三样东西是什么？"	窗户		
		国旗		
		胶布		
语言能力 8分	物体命名	（拿出手表）"请问这是什么？"		
		（拿出铅笔）"请问这是什么？"		
	复述	复述"四十四只石狮子"		
	三步命令	右手拿纸		
		用双手把纸对折		
		把纸放在大腿上		
	阅读	请您念出这句话，并且按上面的意思去做。（闭上您的眼睛）		
	表达	请说一个完整的句子。（句子必须有主语、动词、有意义）		
空间认知力 1分	图形能力 "请按照这个样子画下来"			

MMSE 检查需要受试者的配合，受试者本人如何对待认知障碍这个问题的心情很重要，操作人员通过语言和态度的交流使受试者真正愿意接受测试。须注意的是经过 MMSE 测定出来的认知机能低下者，不一定是认知障碍患者，MMSE 只是个筛查性的检查工具，其他情况（如抑郁症）也可能出现认知机能低下，实际的认知障碍诊断还需要磁共振成像（MRI）或者 CT 等检查、受试者本人的生活状况调查、对家族及受试者本人比较了解的其他人的询问等进行综合判断。

14.认知障碍老人为什么会发生误吸性肺炎？

认知食物、入口、咀嚼等是受大脑控制的活动。认知障碍高龄老人，随着认知障碍病情加重，会导致多种功能障碍，晚期可能表现为生活完全不能自理、大小便失禁、自知力丧失，出现失语、失读、失用等症状；主导咀嚼和吞咽的中枢神经发生障碍时，有可能不会吃饭，发生吞咽困难，导致食物在口腔中堆积或食物从口腔溢出，引发老人出现呛咳、误吸等问题，并由此引发营养不良、脱水、肺部感染、吸入性肺炎，甚至窒息等并发症，从而造成生命危险（图1-3-24）。

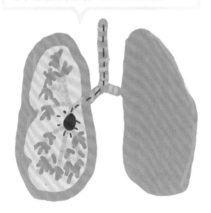

图 1-3-24

15. 认知障碍老人为什么会出现幻觉、错觉？

随着年龄的增大，听力下降，人的认知机能以及身体机能会逐渐下降。认知障碍老人在脑机能下降的基础上，视力、听力状况恶化，易产生错觉，在感到不安和恐惧的环境中，容易产生幻觉（图1-3-25）。老人出现幻觉还可能是路易体痴呆所致，主要表现为晕厥、认知功能障碍以及肌张力增高、运动迟缓、走路异常、短暂性意识丧失等。

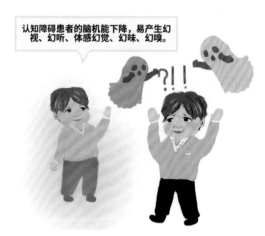

认知障碍患者的脑机能下降，易产生幻视、幻听、体感幻觉、幻味、幻嗅。

图 1-3-25

另外，幻觉也可能是精神分裂症、抑郁症等其他精神类疾病的症状，还有药物的不良反应（如酒精中毒）等也可能引起幻觉，应注意区别。如果老人经常出现幻觉，需要去医院做进一步检查，确定病因，根据医生的建议做好防治，消除隐患。下面列举几个幻觉的例子：

（1）幻视：认知障碍老人有的会说，"家里有不认识的人"，尽管人已经去世却依然清晰地看到了，看到了匪夷所思的物体、动物或人。这些都有非常高的现实感，常见于路易体痴呆。

（2）幻听：明明不在现场却听到"儿子在说话""别人在说我的坏话"等症状，经常见于阿尔茨海默病。

（3）体感幻觉：没有受伤却说身体疼痛、"有虫子在这里往上爬"等身体的幻觉，感到身体"有异物"而做出驱赶或甩动的动作。

（4）幻味、幻嗅：口中没有东西却感到了"奇怪的味道"，没有气味却感到了"什么东西在散发着臭气"等。

16. 认知障碍老人为什么会出现焦虑不安？

随着认知障碍的加重，刚刚发生的事情就不记得了，不知道自己目前所处的场所，分不清自己的亲人等。各种症状的出现及对时间和周围状况模糊的感觉会导致老人产生不安和焦虑，为了获得安全感，老人会反复向家人确认相同的事情。不仅仅是忘记了，而且是失去自信和焦虑不安的表现。出门散步时忘记了回家的路，电话拨给对方时却忘了要说啥事情，以前再正常不过的事情现在也不能完成了，还常常会发出"我自己怎么了？""这样子下去我是不是要完蛋了？"之类的疑问，焦虑不安的感觉始终会萦绕在老人心里。

当心怀不安时，就会对身边可信赖的人产生高度依赖的心理，"老公（或老婆）不会有外遇了吧？"，冒出嫉妒妄想，也会有被盗妄想，比如，坚信"东西被偷了！"，怀疑的矛头常常首先指向身边密切接触的人，被怀疑者即使知道这是疾病导致的症状，但是依然会感到冤屈，"这样辛苦地照顾你……"，会因此感到身心疲惫。不只是"嫉妒妄想""被盗妄想"，"徘徊""兴奋"等认知障碍老人出现的此类不可理喻的行动背后，都是因为焦虑不安的心情使然（图1-3-26）。

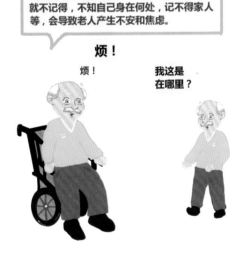

图 1-3-26

17. 认知障碍老人为什么常常晚上不睡觉？

老人睡眠比较浅时，中途醒来的情况会增加，如果再加上认知障碍，体内时钟的调节能力会大受影响，睡眠规律会被打乱，甚至失眠或昼夜颠倒（图1-3-27）。

定向力障碍者分不清所处场所以及时间，是夜间入睡障碍的原因，半夜醒来时，因为不安而徘徊者多见。睡眠障碍恶化会出现谵妄的症状（图1-3-28）。

因为主管体内时钟的脑部从疾病初期开始产生变化，因此认知障碍老人早期会失去睡眠觉醒规律，出现昼夜颠倒。随着定向力障碍的恶化，调整这个规律的机能本身崩溃。因此，早期开始调整睡眠觉醒规律，形成习惯很重要。

路易体痴呆初期老人，会因噩梦而出现大叫、梦游、暴躁等症状，也就是浅睡眠做梦时发出奇怪的声音，身体活动出现异常行动，中期以后症状多会消失。

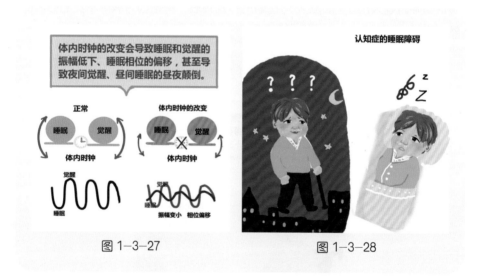

图 1-3-27　　　　　　　　　　　图 1-3-28

18.认知障碍老人为什么拒绝吃药?

认知障碍老人有时不愿意被照护，家属以及照护人员会因此疲于应对。但是对于认知障碍本人来说，是因为认知机能的低下而导致老人不理解照护的意义，还有因为自尊心等原因而不愿意接受照护。当老人拒绝服药时，会有不愿张嘴、吞不下去、不愿吞咽或把药吐出来等表现（图 1-3-29）。导致老人拒绝服药的原因主要有：

（1）服用药品的形状、味道方面有问题：老人几乎都是高龄者，吞咽能力下降，药物的形状、大小、片剂的数量、苦味或怪味等，都可能会导致老人不愿意服用。

（2）没有认识到服药的必要性：几乎所有的认知障碍老人都认为自己没病，没有必要服药，或者认为服用也不会有效果。还有的老人是一直以来就讨厌服药。

（3）无法自我管理药物的服用：老人所服的药物有时会比较多，除治疗认知障碍外，可能同时还有治疗其他疾病的药物。如果药物的品种与数量发生变化，按照之前的方法服药就变得比较困难，不知如何服用而被拒绝。

（4）服药时机不对：有些药物需要遵守"餐前"或"餐后"服用的要求，但有的老人在饭后想休息一会，有的老人饭后正值睡意袭来，如果此时劝老人服药，有可能导致老人的厌烦情绪而被拒。

（5）出现药物不良反应：认知障碍多是高龄者，身体各项机能衰退，肾脏、肝脏代谢的机能也下降，药物容易出现不良反应。如果服药之后感到身体不舒服，就有可能被拒绝服药。

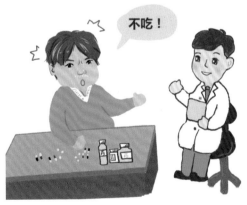

认知障碍老人会拒绝服药！

不吃！

图 1-3-29

19. 认知障碍老人为什么拒绝照护？

（1）认知机能低下：认知障碍老人由于认知机能低下，不懂得照护的意义而常常拒绝照护，不同的老人会有各种拒绝照护的表现。

①饮食：把食物端到老人面前，老人可能不知道这是食物，或者是因为妄想而认为食物有毒（图1-3-30）。

②入浴：不理解洗澡的必要性，当衣服被人脱去时会产生恐惧心理。

③外出：不理解外出目的，不知道要去哪里，当被领着外出时会产生恐惧感。

④羞耻心强：在被照护的过程中，会有排便、洗澡等情况需要照护者帮助完成，但是这些事情对于老人

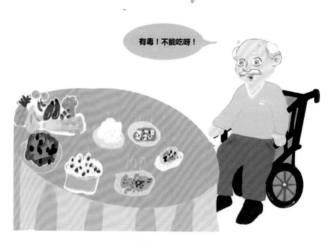

认知障碍老人面对食物时因认知机能低下，不知这是食物，会妄想而认为食物有毒。

有毒！不能吃呀！

图1-3-30

本人来说，去厕所、换衣服等有不想被别人看到的抵抗感，特别是异性照护的情况下，表现比较突出。还有些个人隐私问题（如换纸尿裤）等，在有旁人在场时，很有抵触情绪。

⑤自尊心强：一直以来生活能自理的人，突然对来自别人的照护会产生厌恶感；另外，工作生活中因为病情而导致的失败体验，使自尊心强的老人也会产生厌恶情绪。例如，尿失禁的人会拒绝水分的摄入。因为知道摄入水分会导致排尿增多，对过去排尿失败的体验会产生不安心理。

（2）习惯被改变：当老人的饮食、入浴、更衣等生活的环境与习惯发生改变时，会导致老人拒绝照护。

20.认知障碍老人为什么会有攻击性行为?

攻击性行为是指任何形式的有目的的伤害另一生物体,而为该生物体所不愿接受的行为。具有三个显著特征:有故意的伤害行为,仅限于对生物体的伤害,对非生物体的伤害仅仅是一种情绪发泄,被害者不愿接受。攻击性行为的极端形式称为暴力行为,可造成严重伤害或危及生命。攻击性行为可能是言语上的,也可能是身体上的,如拍、抓、掐、踢、吐、咬、威胁、侵略、羞辱、闲话、攻击、辱骂、欺负、毁坏和破坏等,都是攻击性行为的典型例子。

认知障碍导致认知功能的日益损伤,造成认知障碍老人记忆丧失和混乱。攻击行为属认知障碍行为精神症状(BPSD)的特征之一(图1-3-31)。70%~90%认知障碍老人会存在精神行为症状,主要表现为情绪焦躁、兴奋、攻击行为。中晚期认知障碍常常会伴随着严重的行为问题,当认知障碍老人体验到气愤、悲伤、偏执、误解和害怕等情绪时,会引发对抗性、攻击性,有时甚至是暴力的言语和行为。很多时候,攻击性行为仅仅源于老人的害怕,当认知障碍老人感到无助或害怕时,就容易出现打、踢、咬等行为。引起攻击行为的客观因素主要有以下一些方面:

认知障碍使老人记忆丧失和混乱,产生攻击行为,这是认知障碍行为精神症状的特征之一。

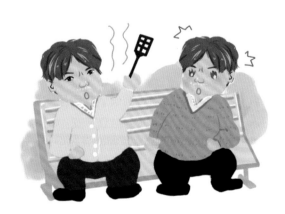

图1-3-31

（1）不能控制情绪：因环境突然变化等因素，会导致老人突然打人、骂人，或者是扔东西，让周围的人吃惊。其实这是认知障碍老人本身处于不安和害怕的状态之中，是因为大脑功能低下，控制不住自己的情绪而出现的攻击行为。

（2）自尊心受到伤害：认知障碍老人出现妄想被否定时会引起生气，因为这对认知障碍老人本身而言，他们认为发生的一切都是真实的，会因自尊心受到伤害引发攻击行为。

（3）不安或恐惧：认知障碍老人因判断能力低下，不知道为什么要做某些事，如洗浴时家人或照护人员要为他们脱光衣服，老人就会极力反抗、大声叫喊，最后引发攻击行为（图1-3-32）。所以，这些认知障碍老人会讨厌洗澡和换衣服，也会让周围人误认为是拒绝护理。

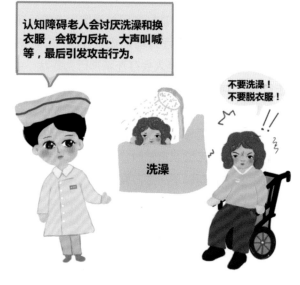

认知障碍老人会讨厌洗澡和换衣服，会极力反抗、大声叫喊等，最后引发攻击行为。

不要洗澡！
不要脱衣服！

洗澡

图 1-3-32

（4）药物影响：很多认知障碍老人服用多种药物，某些药物的不良反应会引起身体不适及精神症状，都可能会引发攻击行为。出现这种现象时可以告知医生适当减少服用某些不良反应大的药物及药物的种类。

（5）身体不适：认知障碍老人很难准确认知自己的疼痛和身体不适，也不会传达给周围的人。如有身体不适，就会坐立不安、心烦意乱乃至焦躁发怒。所以认知障碍老人出现攻击行为时应多给予理解并找出相应的原因。

需要注意的是，引发攻击或暴力行为除认知障碍老人本身的原因外，有时也可能会是家人或照护人员自身的身心状态不佳而引发的冲突所致。不要用暴力控制老人的不良行为，暴力控制的方法不但不解决问题，还会增强认知障碍老人的暴力反抗情绪。

21.听力损坏会加重认知障碍老人的症状吗？为什么？

• 听力损坏会加重认知障碍的症状吗？

听力损坏是指听觉系统中的传音、感音以及对声音的综合分析的各级神经中枢发生器质性或功能性异常，从而导致听力出现不同程度的减退。有流行病学研究表明，听力每损失25分贝，在认知退化上的作用就相当于老了7岁，因此，听力损坏会加速认知障碍的发病风险。虽然听力损坏不意味着立即会患有认知功能障碍，但听力损坏是认知障碍的危险因素之一。

• 为什么？

有研究认为，听力越差的人，患认知障碍的风险越高。即使排除了年龄及其他影响因素之后，那些听力轻度减退的人，发展成为认知障碍的概率也是听力正常者的近2倍；中度听力丧失的人，患认知障碍的概率则高3倍；而严重听力丧失者，则会高出5倍之多。

当老人出现听力障碍后，与外界的交流会变得困难，他们就会逃避，用脑思考问题、语言交流等行为也会减少。由于听力损坏，接受外界信息受阻，会影响日常交流能力，限制本人的行动，因此产生沮丧、孤独、意欲低下等情感问题，导致社交活动减少，最后影响认知功能（图1-3-33）。

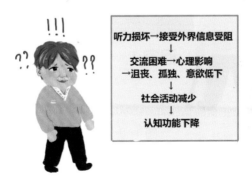

听力损坏导致认知功能下降

听力损坏→接受外界信息受阻
↓
交流困难→心理影响
→沮丧、孤独、意欲低下
↓
社会活动减少
↓
认知功能下降

图1-3-33

22. 什么是日落综合征？为什么会出现日落综合征？

• 什么是日落综合征？

日落综合征又称"黄昏综合征"或"日落现象"，是美国的一些学者提出的概念，用来描述认知障碍在黄昏时分出现的一系列情绪和认知功能的改变，是认知障碍的BPSD（行为精神症状）症状之一。因为有的认知障碍老人一到日落时分会突然发生意识障碍，人变得糊涂起来。主要表现为情绪紊乱、焦躁、坐立不安、声音沙哑、叫喊要回家、徘徊走动、方向感消失等，持续时间为几小时或者整个晚上，发病时他们甚至记不清自己是谁，在什么地方，正在干什么（图1-3-34）。

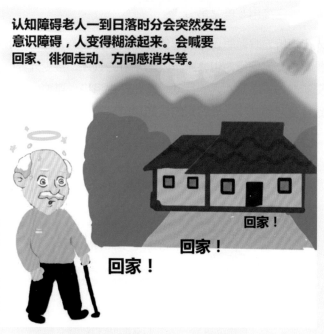

图 1-3-34

• 为什么会出现日落综合征？

认知障碍的主要症状有定向障碍、记忆障碍、视空间障碍等，有的认知障碍老人黄昏时刻变得糊涂起来，不知道自己"现在"在哪里？"现在"是几点？特别当老人在陌生的地方或变换环境时，常常会感到孤独、焦虑、急躁、坐立不安，产生不安全感。日落综合征的发病是急性大脑供血不足所致，虽然大多能在数小时或数日内恢复正常，但这种急性脑供血不足往往是脑血管意外、心脏病发作的前兆，切不可掉以轻心。专家指出，日落综合征的出现主要与以下因素有关：

（1）环境变迁或季节变换：认知障碍老人可能出现生理时钟错乱，难以适应黄昏的推迟或者提前，季节交替时节或环境发生变化时，尤其容易出现症状。

（2）光线刺激：傍晚光线不好，认知障碍老人对周围环境识别能力差，当看到的人或物与白天不一样时，这些刺激就可能诱发症状。

（3）照护人员的态度：家人或照顾者往往在忙碌一天后出现疲劳状态，如果这时对老人的态度不好，就会对老人造成刺激而诱发症状。

（4）药物等不良刺激：服用的某些药物给认知障碍老人带来不适感，日间睡眠过多或者饮浓茶、咖啡等造成老人兴奋而导致症状的发生或加重。

23. 认知障碍可以预防吗？有哪些预防策略？

• 认知障碍可以预防吗？

认知障碍（其中最为大众熟知的即为"老年痴呆症"），仿佛是一张看不见的暗网，总是给老年人的晚年生活笼罩上一层挥之不去的阴影。很多人都会问，"老年痴呆可以预防吗？"遗憾的是，就目前的医疗状况而言，彻底防治认知障碍的方法还没有得到证实。认知障碍是人类特有的疾病，虽然目前尚无特效药物，但是家里人的亲切接触，会给老人带来安心感，使得症状减轻、进展延缓。

• 有哪些预防策略？

（1）随着研究的深入和发展，学术界逐渐整理出了"怎样尽量远离认知障碍"的一些方法。总体来讲，认知障碍的预防对策大致可以分为两类：一是通过生活习惯的养成来远离认知障碍；另一类则是通过简单的训练来强化因认知障碍而退化的能力。如果能够长期坚持贯彻这两类防治措施，就可以有效降低认知障碍的发病率，或者尽可能地延缓认知障碍的发病进程。

①改善生活方式：大约有六成的认知障碍老人属于"阿尔茨海默型认知症"，研究表明，这一类型认知障碍的发病原因和周边生活环境有着密不可分的联系。

阿尔茨海默型认知障碍发病的可能因素和假说多达 30 余种，但通常被认为是脑部因 β-淀粉样蛋白和 Tau 蛋白的堆积导致神经细胞坏死，从而引发的认知机能障碍（图 1-3-35）。其后果会导致人脑逐渐全面萎缩，且身体机能逐步丧失。想要让大脑保持一个良好的状态，就要求我们使自己远离认知障碍的一些生活习惯，需要我们在日常生活中改变自己的饮食习惯和运动习惯，多与人接触、交流，有意识地开展一些知性行动习惯。表 1-3-2 列举的是一些具体的对策：

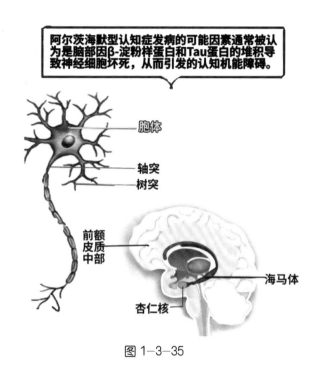

阿尔茨海默型认知症发病的可能因素通常被认为是脑部因β-淀粉样蛋白和Tau蛋白的堆积导致神经细胞坏死，从而引发的认知机能障碍。

胞体

轴突
树突

前额
皮质
中部

海马体

杏仁核

图 1-3-35

表 1-3-2　远离认知障碍的一些生活习惯

1．饮食习惯	多吃蔬菜、水果（富含维生素 C、维生素 E、β 胡萝卜素）
	多吃鱼（富含 DHA、EPA）
	适当喝一些红酒（富含多酚）
2．运动习惯	每周有 3 天以上进行有氧运动
3．与人接触	多与外面的人接触
4．知性行动习惯	写文章、看书、玩游戏、参观博物馆等
5．睡眠习惯	半小时以内的午睡；早上起床后 2 小时内晒晒太阳

　　②加强身体锻炼：着重锻炼在认知障碍初期急速衰退的 3 个能力。认知障碍发病之前，通常会有一些和普通的老龄化不同的认知机能衰退现象。在这个阶段，率先衰退的认知机能主要有 3 种：即片段记忆能力、注意力分割能力和计划能力。着重锻炼这 3 个能力可以在一定程度上有效延缓发病时间。实践证明，有所偏重地使用和锻炼这 3 种能力，将能起到预防认知机能衰退的功效。

表 1-3-3 对怎样锻炼这 3 种能力分别进行了举例概括：

表 1-3-3　锻炼三种能力

机能	内容	锻炼方法举例
1. 片段记忆能力	把经历过的事情当作记忆来进行回想	推迟 2～3 天写日记 不看购物小票，单凭记忆进行记账
2. 注意力分割能力	同时做好几件事情的时候，能够合理地对注意力进行分配	下厨的时候同时做好几样菜 和人说话的时候，一边注意对方的表情和情绪一边进行对话 一边洗衣服一边唱歌，并且尽量唱对歌词
3. 计划能力	做一件事情的时候，考虑好步骤并去实施	制订高效的购物计划 制订旅行计划（如家庭旅行时，可以让长辈们参与计划的制订） 进行益智类游戏（如围棋、五子棋、麻将等） 经常做一些以前没做过的新的事情

（2）2019 年 5 月 14 日，世界卫生组织（WHO）发布了最新《降低认知衰退和痴呆症风险指南》，明确了 12 项"预防认知障碍"的具体干预方法。

①身体活动：维持身体运动功能，以降低认知功能低下风险。

②戒烟：可以改善心血管疾病、呼吸系统疾病、焦虑抑郁等，戒烟还可能降低功能低下和认知障碍风险。

③营养干预：在食物种类方面，水果、蔬菜和鱼类的消费与痴呆症风险的降低密切相关，坚果、橄榄油和咖啡也有益处。

④减少或停止酒精饮用：过量饮酒是导致认知障碍和认知能力下降的危险因素。

⑤认知干预：向认知正常和轻度认知障碍的成年人提供认知训练。增加认知活动可以刺激或增加认知功能的保留，能够缓解认知能力的快速下降，并将减轻认知功能障碍和阿尔茨海默病的风险。

⑥社交活动：参与社交活动提高认知功能可降低认知障碍风险。

⑦体重管理：超重和肥胖是 2 型糖尿病、癌症、过早死亡等各种非传染性疾病的明显特征和既定风险。

⑧血压管理：高血压与脑血管性认知障碍风险增加非常有关。血压控制对于改善心脑血管疾病发病率和死亡率具有重要作用。

⑨血糖管理：血糖控制不佳，以及糖尿病的多种并发症，如肾病、视网膜病变、听力障碍和心脑血管疾病都与认知功能障碍有关。

⑩血脂异常管理：血脂异常管理可以降低认知功能障碍和认知障碍的发生风险。

⑪抑郁症管理：有研究表明，抑郁症与认知障碍有关。

⑫听力损失管理：听力障碍使得老人接受外界信息能力受阻，影响日常交流能力，会限制老人的行动，并因此产生沮丧、孤独、意欲低下等情绪异常，同时会导致老人社交活动参加的减少，最后影响认知功能。

尽管我们可以通过对生活习惯的改善和有意识的思维锻炼，在一定程度上预防认知障碍的发生，但是一定要记住，面对认知障碍最重要的是"早发现"和"早预防"对策。认知障碍不仅会对老人本人造成影响，也会给其家人带来身体上、精神上和经济上的诸多负担。如果能在轻度认知障碍阶段及潜伏期（MCI 时期）就发现问题，将有可能延缓认知障碍的发病进程。

认知障碍并不可怕，比起害怕、担忧和一味抗拒，更重要的是去了解它。让我们用点滴的努力改善自己的生活状态，用良好的心态和科学的方法善待晚年时光。

24. 与认知障碍老人语言沟通不畅的原因是什么？可以借助
哪些方法来达到沟通的目的？

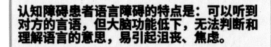

    认知障碍老人语言障碍的特点是：即使可以听到对方的言语，但因大脑功
能低下，所以无法判断和理解对方语言的意思。认知障碍语言障碍的人多是脑
梗死等引起的血管性痴呆的老人，与大脑语言中枢部分受损有直接关系。出现
语言障碍时，老人可能无法与他人进行交流，并容易因此引起沮丧、焦虑（图
1-3-36）。

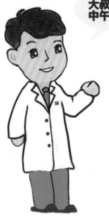
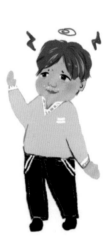

图 1-3-36

不恰当的沟通会导致尴尬，尤其是错误的表达会引发自己周围人的注意和嘲笑。认知障碍老人由于语言障碍所带来的沟通困难，有时会导致他们感到挫折、困惑，甚至愤怒。事实上，认知障碍老人使用的语言会变得越来越简单，只用短句和（或）有限的词汇，说话也会越来越少，他们的需求和愿望可能无法满足，他们的行为可能被他人误解，开始感到越来越孤立，逐渐变得孤僻，甚至完全停止和别人说话。

可以借助哪些方法来达到沟通的目的？

（1）不要把注意力放在错误的表达上：由于认知障碍老人所遇到的许多沟通问题在某种程度上与记忆丧失有关，常常会出现词不达意的情况，交谈者不要把自己的注意力放在表达错误的言词上，而是试着去理解认知障碍老人的真实意思，并回应他们的感受。例如，可以通过重复表达、概括和提示之前所说的内容、提醒某人在等待回答等，如果注意到老人没有理解某件事，则可以换种方式来表达。但是，如果语句本身简单而具体，就不要以不同的方式重复它，因为这样反而会导致老人有挫败感，可以稍等片刻，再重复同样的句子。如果他们看起来被某一个词卡住了，则可以给个提示。如果提问的是简单的问题，最好让对方只需要回答"是"或"否"。

（2）使用非语言的沟通方式：你可能发现认知障碍老人很难理解你所说的内容，但有时能够理解书面信息，或者在不理解含义的情况下能够正确阅读。你可能会惊讶地发现，在失去书写能力很久之后他们仍然可以签自己的名字。认知障碍老人虽然对语言的理解慢而且困难，但他们通常擅长解读非语言表达的信号。随着认知障碍症状的加重，老人的语言交流变得越来越困难，则可适当使用非语言沟通方式，即声音的语气和音调、眼神接触、面部表情、姿势、手语和身体接触等（图1-3-37）。声音的语气和音调非常重要，认知障碍老人可能会专注于这一点，包括面部表情，甚至身体姿势，以便理解交谈的内容。非语言表达可以帮助理解认知障碍老人在交流失败时的感受，可以通过一个眼神或一个微笑以及手势进行大量沟通。许多认知障碍老人喜欢身体接触，这一点可以成为与他们沟通的有效方式。研究发现，即使在认知障碍最严重的阶段，老人仍然会对柔和、熟悉的声音和触摸做出良好的反应，所以，即使认知障碍老人对语言不再理解，仍然可以握住他们的手或用手臂搂住他们，这可以传达很多信息并提供安全感。

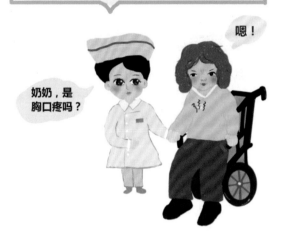

图 1—3—37

　　其实，可以采用很多实用的方法来改善与认知障碍老人的沟通，相比之下，态度和鼓励对认知障碍老人更加重要。与老人沟通时应采取非批评的态度，不要大声呵斥，这样才能让老人愿意尝试着与你沟通，而不至于感到尴尬和羞耻。最好是照顾者主动寻找话题，谈论他或她感兴趣的事情，也可以尝试引导老人和其他人进行交谈。想要与认知障碍老人沟通顺利，在沟通的过程中要注意说话的速度要适中，咬字要清楚，词句简短精准，语言要尽量生动、有趣，可以带有幽默感，多用肯定语句，且一次只表达一个意思，慢慢等老人回复。语调要平和，尽可能用他们熟悉的方言，并且还要给予对方充裕的思考时间，辅以肢体语言，并及时地给予鼓励。

25. 对于疑似认知障碍，本人及家属应该怎样应对？

对于疑似认知障碍，日本及美国的相关专业人员提出了以下需要注意的问题。

（1）日本：日本相关专业人员提出，如果感觉出现了以下 8 个方面的情况，建议到医疗机构就诊。

①在家庭和社会生活中总是出现明显失败的状况，并且是正常状态下难以理解的失败。

②与人的对话交流变得越来越少，不愿与人目光交流，总是躲在家里。

③感觉人失去活力，有明显不安的表情。

④编造非常容易让人看穿的谎话或掩饰。

⑤说话不合逻辑，总想顺着对方的话说。

⑥性格变得不像从前，行动轻率惹人注意。

⑦对以前的爱好和关心的事情失去了兴致。

⑧日常生活中的遗忘现象变得很引人注目。

如果对自己有所怀疑，可以对照以下简易的自我检查表（表 1-3-4），对自己的状况做一个简单的评估（图 1-3-38）。

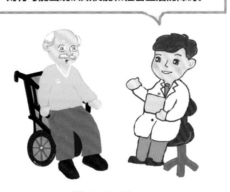

用"认知障碍自我检测表"检查，对问题 1~10 得点进行合计，得分在20点以上者，则有可能出现认知机能和社会生活的障碍。

图 1-3-38

表 1-3-4 认知障碍自我检测表

1. 是否有忘记钱包、钥匙等物品放置场所的情况？	完全没有 1点	有时会有 2点	经常会有 3点	总是这样 4点
2. 是否能想起5分钟之前听过的谈话内容？	完全没有 1点	有时会有 2点	经常会有 3点	总是这样 4点
3. 是否被周围的人说："你怎么总是问相同的事情？"	完全没有 1点	有时会有 2点	经常会有 3点	总是这样 4点
4. 是否有忘记今天是几月几日的情况出现？	完全没有 1点	有时会有 2点	经常会有 3点	总是这样 4点
5. 是否有想说某事，却组织不起来语言的情况？	完全没有 1点	有时会有 2点	经常会有 3点	总是这样 4点
6. 是否能独立完成银行取钱、支付水电费等情况？	完全没有 1点	有时会有 2点	经常会有 3点	总是这样 4点
7. 是否能独立外出买东西？	完全没有 1点	有时会有 2点	经常会有 3点	总是这样 4点
8. 是否能独立开车或乘车外出？	完全没有 1点	有时会有 2点	经常会有 3点	总是这样 4点
9. 是否能独立使用吸尘器或者扫帚等完成打扫卫生的工作？	完全没有 1点	有时会有 2点	经常会有 3点	总是这样 4点
10. 是否能独立完成查电话号码并打电话？	完全没有 1点	有时会有 2点	经常会有 3点	总是这样 4点

对问题1～10得点进行合计，得分在20点以上者，则有可能出现认知机能和社会生活的障碍。

（2）美国：美国阿尔茨海默病协会就认知障碍的可疑症状问题，提示10个注意点。

①记忆力下降到对日常生活出现影响的程度。例如，不记得之前做出的重要计划。

②实现计划和解决问题的能力丧失。例如，每个月都有的账单支付手续无法完成了。

③以前熟悉的操作不再像以前那样能够完成了。例如，忘记了一直以来很喜欢的游戏规则。

④搞不清所处的时间和地点了。例如，不明白现在的日期和季节。

⑤利用视觉无法判断，无法认识空间。例如，失去了距离感，不明白色彩的浓淡。

⑥无法顺利进行对话和书写。例如，对话交流无法持续下去、语言停顿。

⑦忘记了物品的放置，忘记了放置物品这件事情。例如，把物品放到了与平常的放置位置不同的地方，并且寻找不到。

⑧判断能力低下。例如，被电话诈骗而支付巨额资金。

⑨躲避社交场所，不再从事之前的兴趣活动。例如，对以前支持的球队失去了兴致。

⑩情绪和人格发生了改变。例如，变得情绪低落、烦躁。

认知障碍的疾病当中最多见的是阿尔茨海默病，约占认知障碍全体的六成比例，一般来说随着年龄增长而发病率增加，但是也需要注意较为年轻的发病状况。认知障碍是很难治愈的疾病，早期发现并采取措施，有可能延缓疾病的发展进程并缓和症状。因此早期发现是重点，为了尽量延长寿命，不要放过早期的苗头，尽早就诊。

"阿尔茨海默病"和"年轻性阿尔茨海默病"，除了发病年龄之外，在医学上的诊断方面没有其他差异。阿尔茨海默病在未满65岁发病的情况下，被称为"年轻性阿尔茨海默病"。但是，即使诊断标准相同，由于生活方式等的不同，"初期可疑症状"也有所不同。据调查，日本年轻的阿尔茨海默病老人出现症状的年龄大多在40岁后半段至60岁之前。与高龄的老人不同，大多数不是遗忘而是工作上的失败以及奇怪的精神症状的出现而引起了周围人的注意。

由于认为"认知障碍是老年人的疾病"，即使发生遗忘等现象，本人或周围的人也通常不会怀疑是认知障碍的症状。小小的失败总是出现，老人也会认为可能是工作压力导致的。不会轻易把失败与认知机能的衰退联系起来，有时也会被诊断为抑郁症等精神疾患。如果出现此类状况，即使年轻，也不要否定认知障碍的可能性，应尽早去医疗机构就诊，必要时可以去心理康复中心进一步诊治。

26. 体内维生素 D 缺乏会加重认知障碍吗？为什么？

• 体内维生素 D 缺乏会加重认知障碍吗？

英国埃克塞特大学（University of Exeter）首次确立维生素 D 缺乏和认知问题间清晰的关联的研究认为，认知问题是认知障碍的一个关键特征。研究结果表明，严重缺乏维生素 D 的老人比一般人罹患认知障碍的风险高出 2 倍以上。研究团队以 1658 名没有步行困难并且没有认知障碍征兆的 65 岁以上的美国人为研究对象，测定血中维生素 D 浓度，进行了为期 6 年的阿尔茨海默病等认知障碍的发病状况的调查。结果显示，轻度维生素 D 缺乏者，患病风险高出 53%，重度缺乏者的患病风险高出 125%。此研究结果虽然并不能实证维生素 D 缺乏导致认知障碍，但也是非常有力的结果，对于认知障碍所导致的巨大医疗支出以及公共卫生有重大意义。

• 为什么？

认知功能衰退及认知障碍在老年人中很常见，尽管目前对其发病的基础原因仍不清楚，且用于预防和治疗的措施也很有限，但维生素 D 是一种很有希望预防认知障碍的治疗标靶。

维生素 D 是一种脂溶性的维生素，能促进机体对钙的吸收，坚固骨骼，补充充足的维生素 D 能减少因认知障碍跌倒而出现骨折的情况。

维生素 D 主要来源于多油脂的鱼等食物和紫外线照射。人们可以通过吃海鱼、鱼肝油等食物进行补充，也可通过接触日光中的紫外光线（夏天可在海岸沐浴 15 分钟的日光）促使其在体内合成（图 1-3-39）。但要注意的是，在纬度偏北的地区，一年中大多数的时间都无法靠阳光来合成维生素 D，且老年人的皮肤通过日光照射合成维生素 D 的能力也会有所降低，因此日照时间短的高纬度地区要特别注意此问题。

此外，维生素 D 的缺乏还被认为与阿尔茨海默病、帕金森综合征的发病有关。由此可见，补充维生素 D 不仅是骨质疏松和糖尿病的应对手段，还是认知障碍的应对策略。

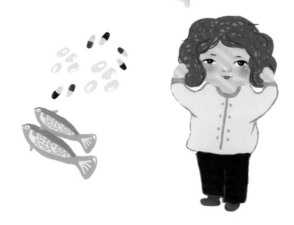

图 1-3-39

27. 什么是激越行为？了解认知障碍的激越行为有何意义？

> · **什么是激越行为？**

激越行为是全国科学技术名词审定委员会公布的阿尔茨海默病的名词，是指不能用特定需求或意识混乱来解释的某些不恰当的语言、声音和运动性行为，是认知障碍较常出现且最顽固的行为问题，也是家庭照顾者感到最难应对的问题之一（图1-3-40）。

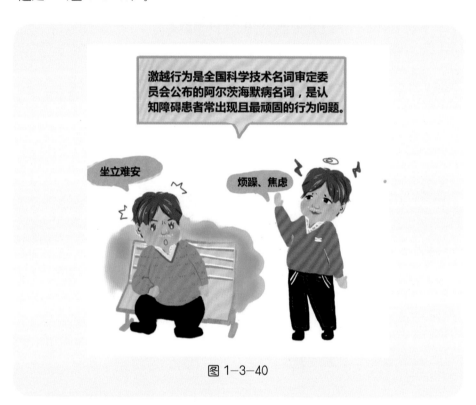

图 1-3-40

认知障碍的激越行为可分为三种：

（1）语言性激越行为：如自言自语、反复说无意义的话或相同的问题、尖叫、哭闹、大声喊叫、唱反调、说脏话等。

（2）运动性非攻击行为：如徘徊、烦躁、焦虑、坐立不安、不停地搓手、穿着不恰当、在不恰当的场合脱衣服、毁坏物品、藏东西、收集废品等。

（3）运动性攻击行为：如打自己、打别人、推他人等。

· 了解认知障碍的激越行为有何意义？

近年来，随着人类寿命的延长和世界性老龄化问题的日益突出，认知障碍的发病率不断增高，激越行为在家庭和机构的发生率也不断增长，这不但给老人及家人带来痛苦，同时也给照护工作带来一定难度。尽管认知障碍的研究一直备受关注，但迄今尚无十分有效的治疗药物，只有了解认知障碍激越行为的表现和发生原因，我们在照护中尽量减少外界不必要的刺激，才能够保证老人的生活环境、生活方式及生活习惯的相对稳定，减少激越行为的发生。

从某种意义上来说，有针对性地进行预防、护理和康复等非药物性治疗比药物治疗效果更好（图 1-3-41）。

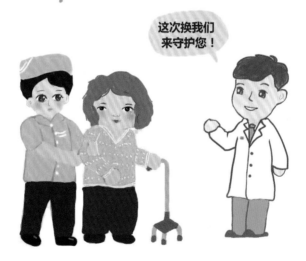

图 1 3-41

28. 如何做好认知障碍老人的体重管理？有何意义？

• 如何做好认知障碍老人的体重管理？

体重指数（BMI）是目前国际上常用的衡量人体胖瘦程度以及是否健康的一个标准。计算公式是：体重指数（BMI）= 体重（kg）/ 身高的平方（m^2）。成人的数值 < 18.5 kg/m^2 为偏轻；18.5～24.9 kg/m^2 属于正常；25～29.9 kg/m^2 属于超重；30～34.9 kg/m^2 肥胖；> 35 kg/m^2 属于过度肥胖（图 1−3−42）。

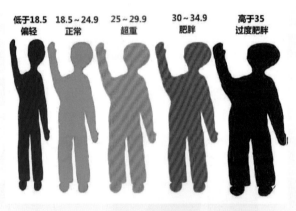

图 1−3−42

体重管理主要从运动和饮食两方面着手。对于老年群体而言，65 岁以下人群应保持或减轻体重。在保持运动的同时，日常生活中还要注意保持均衡的饮食，适当控制脂肪和糖分的摄入，注意膳食中 Ω-3 脂肪酸的含量以及各种蔬菜水果的含量，因为水果中富含各种抗氧化物，对老年人来说，如果服用的蔬菜水果不足，可以服用多种维生素（如维生素 D 和 B 族维生素）产品，以及 Ω-3 鱼油和 DHA 产品（图 1−3−43）。

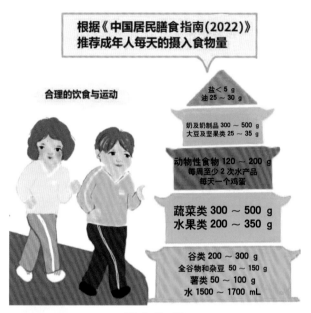

图 1-3-43

● 体重管理有何意义？

体重管理是对抗老年认知障碍的重要手段。对于肥胖症和认知障碍之间的关系，经过统合分析，已经得出一条可以表示体重与认知障碍关系的"U"形曲线。这条曲线表明，体重过重和过轻都容易使人患上认知障碍。体重过高（肥胖）会引起海马体萎缩，直接引发认知障碍的产生，还能造成高血压、糖尿病、动脉硬化、脑血管病等慢性病间接诱发认知障碍。而体重过轻也更易增加罹患认知障碍的风险。

29. 什么是认知障碍友好社区？可以给认知障碍本人及家属带来哪些好处？

· 什么是认知障碍友好社区？

顾名思义，认知障碍友好社区就是对认知障碍老人和家属更加友好的社区，是指一个能够让认知障碍人群及其家庭有很强的意愿和信心生活在其中，感觉到自己能参与有意义的活动并且能够有所贡献的环境（图1-3-44）。

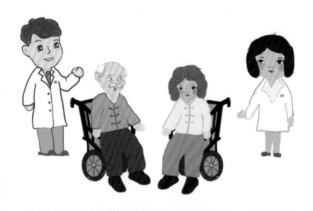

为了让认知障碍患者在习惯的环境中健康、快乐地生活，让我们多创立"认知障碍友好社区"！

图1-3-44

认知障碍老人的增长是全世界共同的课题，构建认知障碍友好社区已成为全世界应对认知障碍问题的主流方式。为了让认知障碍老人在习惯的环境中健康、快乐地生活，这就需要充实医疗、照护资源，改善与认知障碍老人相关的社会环境。具体来说，就是以认知障碍老人和家属为中心，包括住在这个社区中的居民、当地政府、社区内的店铺、交通设施、运营者等在内的所有人，将老人及其家属在生活中遇到的问题视为生活环境、社区应当改善的问题来对待，以便于认知障碍老人可以像普通人一样正常生活。

认知障碍友好社区的概念，已经抓住了一线工作者、政策制订者和研究人员的想象力，它标志着一个根本性的转变，也就是从专注于满足认知障碍老人身体和健康的需要，转变成为他们提供全面的支持，以达到可能的最佳生活品质。由于认知障碍友好化的观点具有其复杂性和多样性，有学者经过调研总结得出建立认知障碍友好社区的三个重点要素：一是公众对于认知障碍的理解；二是需要一个支持和共情的社区；三是有一个包容的社会。

关于认知障碍友好化，我们要厘清以下几点：

（1）认知障碍友好化和慈善事业不一样，它不是一份礼物，而是一份社会参与的权利。

（2）认知障碍友好化并非是简单增加认知障碍老人好朋友的人数，也不是仅仅给认知障碍老人的好朋友进行一些简单的培训，其目标应该是导向创建认知障碍友好社区。

（3）认知障碍友好化不是要解除政府应负的责任。全世界的经验表明，政策上的支持和资金的注入是成功所必需的要素。

认知障碍友好化不仅要提高公众认知、消除歧视和病耻，还应体现在服务的友好化上，让更多的认知障碍老人尽可能长时间地生活在社区。

● 认知障碍友好社区可以给认知障碍本人及家属带来哪些好处？

随着认知障碍老人的人数大幅度增加，创建"认知障碍友好社区"是提高认知障碍老人生活品质以及减轻家庭照料者照护压力的积极尝试。从现实导向来看，建立认知障碍友好社区至少可以给认知障碍老人及其家属带来以下好处（图1-3-45）：

（1）推动营造社区认知障碍友好化环境，使认知障碍老人能和其他人群一样，拥有被社会接纳和尊重的权利。

（2）为社区认知障碍人群寻求支持提供统一入口，如评估、筛查，对接记忆门诊等。

（3）认知障碍老人及其家属有一个共情和包容的生活环境，使认知障碍老人可以平等参与社会活动、享受公共服务等。

（4）社区通过多途径、多形式、多层次、多方面的动员和宣传教育，可在全社区营造关注和支持认知障碍防治的氛围，提高了人们对于认知障碍的知晓度与预防意识，并为推动认知障碍在全社区的"早预防、早发现、早诊断、早干预和社区支持"建立了基础。

（5）在友好社区中，人们认识到认知障碍是一种正在或即将影响很多人和家庭的疾病，会形成一些本地化的优化解决方案，包含正向的社会认知、积极主动的老人家庭、整合的医疗和社会服务以及新技术的转化和应用等。

（6）社区内的认知障碍公共服务提供对接平台，通过开展的各项活动、为认知障碍老人及他们的家庭照料者提供足够的支持，可延缓认知障碍疾病进程，延长老人在家中生活的时间，改善家庭生活质量。

认知障碍友好社区通过改善社会环境，提供社会支持等，来帮助提高认知障碍老人及其家庭的生活质量，也是社会文明的一个重要标志。在我国，随着认知障碍老人的人数大幅度增加，创建"认知障碍友好社区"是提高认知障碍老人生活品质以及减轻家庭照料者照护压力的积极尝试。

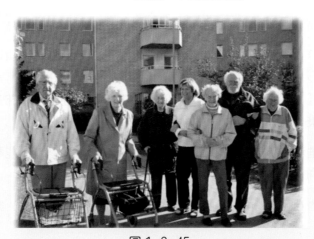

图 1-3-45

2017 年，上海市普陀区街道响应联合国世界卫生组织提出的认知障碍国家行动计划，率先提出创建全国首个"认知障碍友好社区"行动计划，并在街

道开展认知障碍分级预防与非正式照护试点项目。探索在认知障碍预防和早期
干预阶段（一级和二级预防）社区标准化建设的可行性解决方案。通过健康科
普、健康促进、健康干预、优质照护等环节，逐渐形成从预防、治疗到照护全
病程管理模式，提升社区相关服务机构及照护者专业水平，实现政府和社会各
方资源有效协同，全面支持认知障碍患者家庭。

　　社区主要从公众认知、实体服务、基础平台三个维度进行构建，以家庭支
持为核心建设认知障碍友好化社区，创立"认知障碍家庭支持中心"。"认知
障碍家庭支持中心"是协同社区资源的枢纽，养老院、老年人日间照料中心、
综合为老服务中心、长者照护之家等"标配" 性质的养老服务设施和从事机
构养老、居家养老的专业机构，都是"认知障碍家庭支持中心"要去协同的资
源（图1-3-46）。

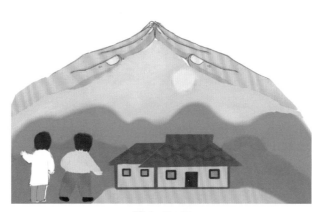

图1-3-46

　　认知障碍友好社区的认知障碍分级预防（图1-3-47）：

　　一级预防：在社区中针对高风险人群进行定期筛查，主要风险因素为不可
控的遗传基因和年龄增长，以及可控的受教育程度、高血压、肥胖症、糖尿病等。

二级预防：针对轻度认知障碍（MCI），通过6项措施来干预，即通过对病因的管控实施慢病管理；进行脑力运动、体力运动刺激五感；通过混合运动和认知游戏来训练大脑记忆；借助作业疗法（比如剪纸手工疗法）；非药物干预疗法（美术、园艺、音乐等）、药物干预；饮食干预。

三级预防：针对认知障碍患者病情的轻重，通过专业照护延缓病情。"认知障碍家庭支持中心"扎根在社区，与医疗部门、基层政府、社区自治力量、患者及家属合作，推动认知障碍预防和服务水平的提升。

认知障碍友好社区的认知障碍分三级预防：
一级预防：在社区中针对高风险人群进行定期筛查；
二级预防：针对轻度认知障碍（MCI），通过6项措施来干预；
三级预防：针对认知障碍患者病情的轻重，通过专业照护延缓病情。

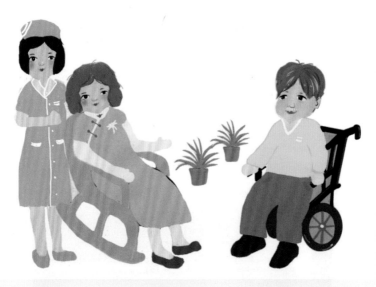

图 1-3-47

第二篇
照护知识

第四章　基础照护

1. 如何防止行动不便的老人发生烫伤？

（1）从事家务活动时，应量力而行：老人无力完成的，或有危险的家务劳动，应由他人帮助完成，即便是老人想承担部分家务劳动，也应充分考虑安全因素。工作开展前仔细检查操作用具的安全性能，动作稳健细致，避免慌乱，以免发生危险（图2-4-1）。

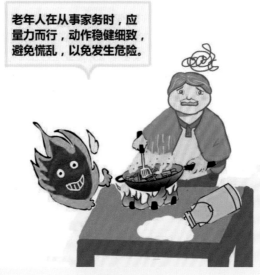

图2-4-1

（2）了解热疗的正确方法：老人及照护者需掌握烤灯、热湿敷、热水坐浴等热疗方式的正确方法，不仅要认真阅读说明书，同时要观察老人使用的方法是否正确与安全，必要时由家人进行协助，对于有感觉缺失后遗症的老人，家人及他人更应重点关注，防止意外的发生。

（3）注意用水安全：指导老人正确使用生活设施。洗澡时，先开冷水，再开热水，结束时，先关热水，后关冷水（图2-4-2）；热水瓶放在固定位置或者房间的角落等不易碰倒的地方；房间内若需要使用蚊香时，将蚊香器放在安全的地方；使用电器时，反复告知注意事项，并定期检查电器是否完好。

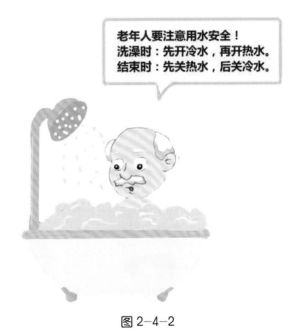

老年人要注意用水安全！
洗澡时：先开冷水，再开热水。
结束时：先关热水，后关冷水。

图2-4-2

（4）饮食方面：进食或进水前，先将食物或水给老人放至温凉，必要时向老人说明，引起其注意。

（5）遮阳措施：外出时，给老人做好遮阳措施，可给老人使用遮阳帽或遮阳伞，不要让老人在太阳直射的地方长时间停留。

2. 如何防止家中老人误食异物？

误食常发生在认知能力逐渐退化的老人身上。误食存在很多风险，包括误食有毒食物，误食过期食物等。

（1）对易误食的物品进行严格的紧密式管理：对老人易误食的物品进行管理，如老人在吃袋装食品时，照护者应提前把里面的干燥剂取出。将洗涤剂之类的东西放置在老人触及不到的地方。一些消毒物品应放在老人的日常生活范围之外，并且消毒后立即拿走放回原处。在老人玩橡皮泥时，照护者应多加注意，以防老人将它当作食品吃进嘴里。老人吃坚果之类的食品时，应先把其坚硬的外壳去掉。尽可能将老人安置在护理人员的视线之内。

（2）吃东西前应帮助老人将食物中的硬物（如鱼刺、枣核等）剔除，检查老人口腔内有没有松动的假牙等，让老人吃饭时速度放慢一些，不要狼吞虎咽，避免把异物吞下去。若已经误吞了异物，尤甚是锋利的异物，千万不要让老人强行吞咽，而应及早带其就医，以免发生更大的损伤（图2-4-3）。

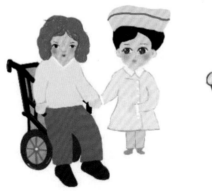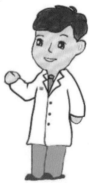

老人若已经误吞了异物，千万不要强行吞咽，要及早就医，以免发生更大的损伤。

图 2-4-3

3. 如何协助行动不便的老人擦澡？

（1）准备：关好门窗，调节室内温度24～26℃。照护者洗手，水壶内备43～45℃热水，将热水倒入脸盆2/3满，放入小毛巾，脸盆在床头柜上，移开床旁椅。

（2）擦洗面部：眼部，用湿毛巾的一角由内眦向外眦擦洗，然后换毛巾另一角擦洗另一只眼（图2-4-4）。将湿毛巾包裹在手上成手套状，按照前额→脸颊→鼻部→颌下→耳部的顺序，擦洗两遍（图2-4-5），更换热水。

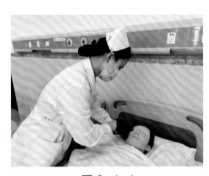
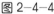
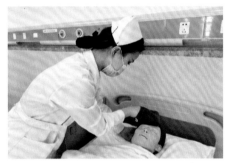

图2-4-4   图2-4-5

（3）擦洗一侧上半身：脱去老人近操作者侧上衣（冬季以棉被遮盖对侧）。取出浴巾对折，一半垫于上肢、背部、腰部，另一半盖于身上。用湿毛巾擦洗颈部两遍。擦洗上肢及腋下时（图2-4-6），由腕部向近心端擦洗，然后将老人上肢外旋，擦洗腋下，共两遍。随后将浴巾翻下，擦洗近侧胸部、腹部、腋中线（图2-4-7）。用浴巾擦干水迹后，给老人盖好棉被。洗手时，将脸盆放在护理垫上，把手放在脸盆中清洗，必要时使用香皂清洁，特别要将指缝清洗干净。最后给老人将手擦干，涂抹护肤乳于手背及上肢，更换热水。

（4）同法擦洗对侧上半身。

（5）擦洗背部和臀部：协助老人侧卧位（背向照护者）。将浴巾盖于老人背部（图2-4-8）。取毛巾擦洗背部臀部两遍（图2-4-9）。用浴巾擦干水迹，取出浴巾。穿好近侧清洁上衣，协助老人平卧，更换热水。

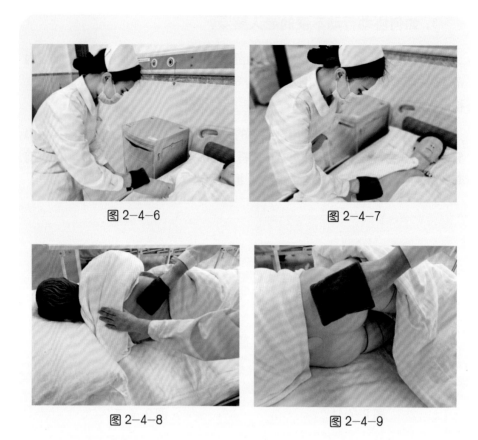

图 2-4-6　　　　　　　　　　　图 2-4-7

图 2-4-8　　　　　　　　　　　图 2-4-9

　　（6）擦洗下半身：脱去老人的裤子，遮盖于会阴部。取浴巾对折，半垫于一侧臀部及下肢，另一半盖于下肢。擦洗近侧下肢，按照踝部→小腿→膝窝→大腿→腹股沟的顺序，擦洗两遍，擦洗后用浴巾擦干水迹，涂抹润肤乳，更换热水（图 2-4-10）。

　　（7）同法擦洗对侧下肢，更换热水。

　　（8）清洗双足：协助老人屈膝，足盆下放置护理垫，将老人双足放入盆，洗净、擦干，更换热水（图 2-4-11）。

　　（9）擦洗会阴：老年男性，放置护理垫和盆于臀下，用小毛巾擦洗外阴部，包括阴囊、会阴及肛门。老年女性，放置护理垫，取便盆置于臀下，冲洗会阴部，包括大、小阴唇及肛门（图 2-4-12）。

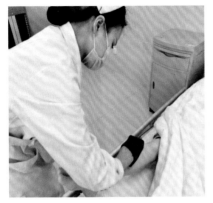

图 2-4-10

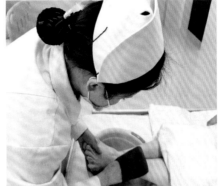

图 2-4-11

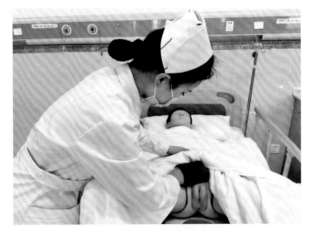

图 2-4-12

　　（10）整理：根据需要更换床单、被套、枕套。协助老人舒适卧位。整理用物，开窗通风，洗手。

4．如何协助行动不便的老人进食？给老人喂饭时应注意哪些问题？

如何协助行动不便的老人进行进食？

（1）进食前评估：进食前需要对老人的意识、认知、合作度、吞咽功能及体位等进行评估，其中重要且容易被忽视的是吞咽障碍的评估，包括观察老人一口吞送量、吞咽所需时间、口腔内残留食物量、饮水有无呛咳等情况。通过评估，确定老人进食时是否存在吞咽困难问题，预防喂食过程中的误吸。吞咽困难老人可进行吞咽功能的训练，可在老人休息或餐前30分钟训练，每组动作3～5次，每天2～3次。

1）基础操：针对进餐姿势保持而设计。

①深呼吸：放松坐位深呼吸，用鼻吸气，用口呼出（图2-4-13）。

②空咀嚼、空吞咽：闭上嘴，做细嚼慢咽的动作（图2-4-14）。

③头部运动：头部慢慢地前后左右活动（图2-4-15）。

④双手上举：两手相扣，尽可能上举（图2-4-16）。

⑤双臂外展：双臂向前合拢，向左右外展（图2-4-17）。

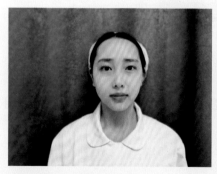
图2-4-13

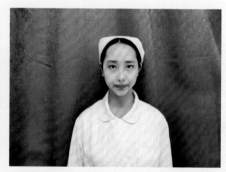
图2-4-14

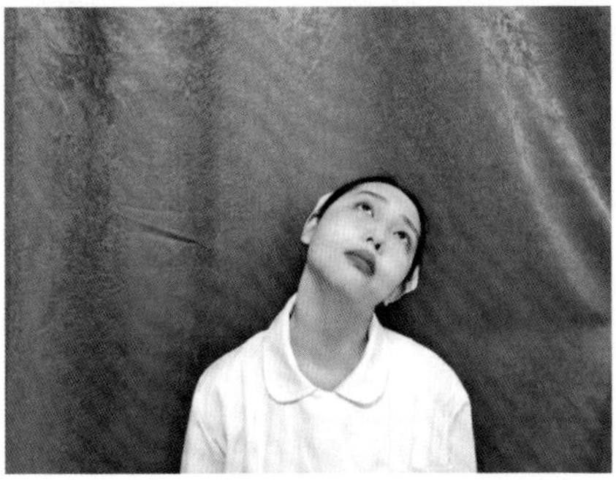

图 2-4-15

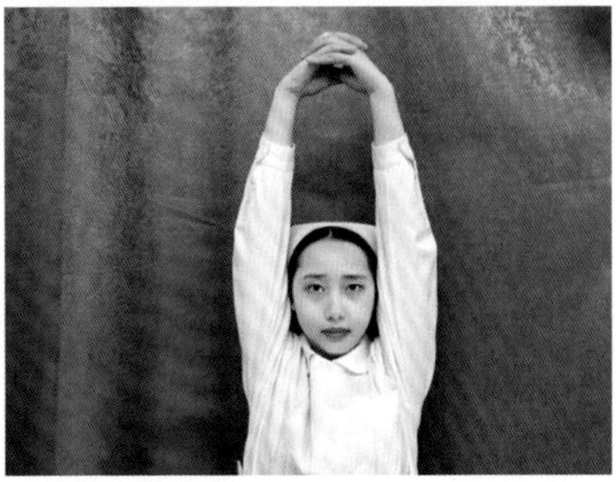

图 2-4-16

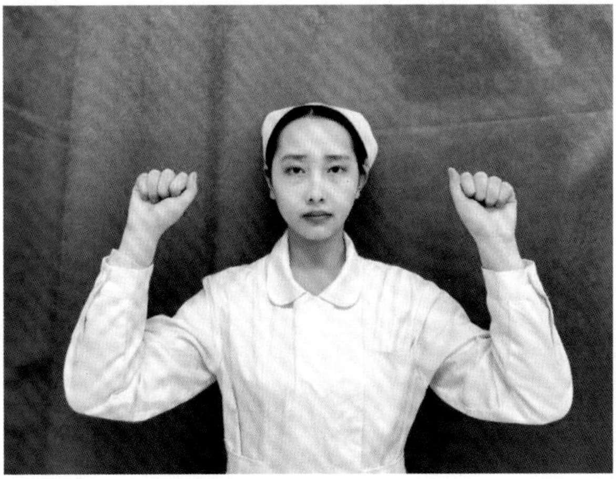

图 2-4-17

2）面部肌肉运动。

①难度一级：睁大眼、闭紧眼，微笑（图 2-4-18）。

②难度二级：噘嘴（图 2-4-19）、叩齿（图 2-4-20）。

③难度三级：左右鼓腮（图 2-4-21）。

3）软腭及喉肌运动：发“a、o、e”的音（图 2-4-22），模仿咳嗽，持续发“a”的音（图 2-4-23）。

4）舌肌运动：舌头左右摆动、舔上颚，卷舌头（图 2-4-24）。

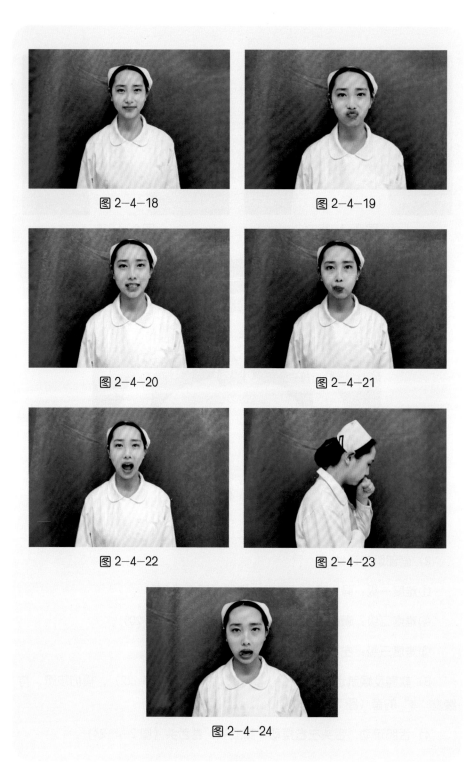

图2-4-18

图2-4-19

图2-4-20

图2-4-21

图2-4-22

图2-4-23

图2-4-24

（2）进食时间：根据老人生活习惯，合理安排进餐时间。一般早餐时间为上午 6～7 时，午餐时间为中午 11～12 时，晚餐时间为下午 5～7 时。老人除了一日三餐正常摄食外，为了适应其肝糖原储备减少及消化吸收能力降低等特点，可适当在晨起，餐间或睡前补充一些糕点、牛奶、饮料等。

（3）进食量：每天进食量应该根据上午、下午、晚上的活动量均衡地分配到一日三餐中。主食"宜粗不宜细"，老人每日进食谷类应为 200 g 左右，并适当地增加粗粮的比例。蛋白质宜"精"，每日由蛋白质供给的热量，应占总热量的 13%～15%，可按照每千克体重 1～1.5 g 供给。脂肪宜"少"，将由脂肪供给的热量控制在 20%～25%，每日烹调油在 20 g 左右，并以植物油为主。但是，脂肪也不能过少，否则会影响脂溶性维生素的吸收。另外，要注意维生素和无机盐的补充，给老人多吃新鲜瓜果、绿叶蔬菜，每天不少于 300 g。适宜的进食量有利于维持老人体内正常的代谢活动，增强其免疫力，提高其身体的防病抗病能力。

（4）餐具的选择：

1）匙：匙面小、难以黏上食物、柄长、柄粗的汤匙（图 2-4-25）。

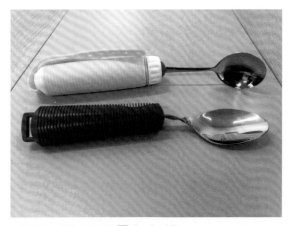

图 2-4　25

2）杯：口不接触鼻部杯，勿用吸管饮水。

3）碗：广口平底瓷碗、暖色系列、选用防滑垫（图 2-4-26）。

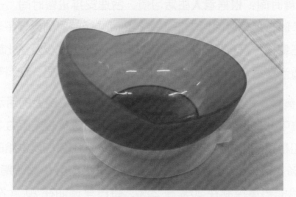

图 2-4-26

（5）食物准备：饭菜制作的形状要根据老人身体功能状况决定，如小块、小片、丝状、饭团等，总之要便于老人食用。

（6）进食的理想坐姿：

1）选择适宜高度的餐桌，让老人深坐在有靠背的椅子上，双足完全着地，身体前倾并距离餐桌一拳头。

2）卧床老人床头需抬高 45°，颈下垫入枕，以便于食物下咽，同时可使用跨床小桌，让老人能看到饭菜，以便增进食欲。

3）对于偏瘫，难于控制左右平衡的老人，可使用有扶手的椅子。

（7）鼓励自主进食：为避免老人吃饭时撒落饭菜，饭前要给老人系上餐巾，这样老人就可放心的吃饭，而不会因怕撒落饭菜而精神紧张。鼓励能够自己进餐的老人自行进餐。指导老人上身坐直并稍向前倾，头稍向下垂，叮嘱老人进餐时细嚼慢咽，不要边进食边讲话，以免发生呛咳。对于有视力障碍，但能自理进食的老人，照护者可将盛装温热食物的餐碗放入老年人的手中以让其确认食物的位置。再将汤勺放到老人手中，告知食物的种类，叮嘱老人缓慢进食。进食带有骨头的食物，照护者要特别告知老人小心进食，进食鱼类要先协助剔除鱼刺。

（8）配合进餐困难者：采用手把手的方法分步骤训练老人进食，从喂食到自喂加协助喂食，再到自行进食 3 个步骤，如先训练老人握勺动作，接着训练将装饭的小勺送到嘴边。

（9）整理：协助老人进餐后漱口，并用毛巾擦干口角的水痕。叮嘱老人进餐后不能立即平躺，保持进餐体位 30 分钟后再卧床休息。

• 给老人喂饭时应注意哪些问题？

（1）照护者坐于老人旁边，避免正面喂食引发老人被施舍感，维护老人自尊（图 2-4-27）。

（2）照护者用手触及碗壁，感受并估计食物温热程度，以汤勺喂食时，每喂食一口，食物量为汤勺的 1/3 为宜。

（3）等看到老人完全咽下一口后，再喂食下一口。

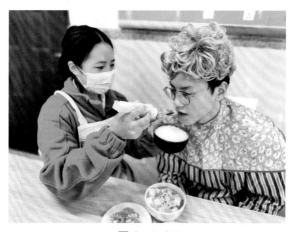

图 2-4-27

5.给老人喂饭过程中发生噎食会有什么表现？如何处理？

• 给老人喂饭过程中发生噎食会有什么表现？

（1）早期表现：大量食物积存口腔、咽喉部时会堵塞气道，使老人面部涨红，并有呛咳反射，老人会因极度不适，不由自主地将手呈"V"字状紧贴颈前喉部，苦不堪言（图2-4-28）。

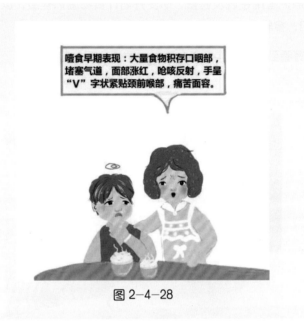

图 2-4-28

（2）中期表现：胸闷、窒息感、食物吐不出、手乱抓、两眼发直。

（3）晚期表现：出现满头大汗、面色苍白、口唇发绀、昏倒在地，提示食物已误入气管，重者出现大小便失禁、抽搐、呼吸停止、全身紫绀。

• 如何处理？

（1）腹部冲击法（意识清醒者）：首先要大声呼叫求援，随后站在老人背后，双手臂环绕在老人腰部，一手握拳，另一手抓住握拳手，将拳头与拇指抵住老人腹部，位置是在脐部与胸骨中线处，施行4次快速的向后戳推力（图2-4-29）。

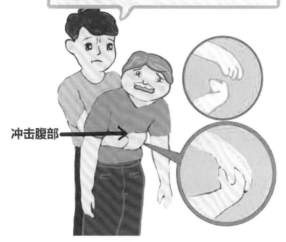

腹部冲击法（意识清醒者）：站在老人背后，双手臂环绕在老人腰部，一手握拳，另一手抓住握拳手，将拳头与拇指抵住老人腹部，位置是在脐部与胸骨中线处，施行4次快速的向后戳推力。

冲击腹部

图 2-4-29

（2）胸部冲击法（意识清醒者）：首先要大声呼叫求援，随后站在老人背后，置双手于老人手臂下，双手臂环绕在老人胸部，一手握拳，另一手抓住握拳手，将握拳手的拇指置于老人胸骨中线处，但勿置于剑突或肋缘上，施行 4 次快速的向后戳推力（图 2-4-30）。

（3）腹部冲击法（意识不清醒者）：首先要大声呼叫求援，随后紧靠老人身侧（髋部外），或跪在老人大腿上方，将其头转向一侧或后仰，推下颌，开放气道，一手掌根置于老人腹部，位于脐和剑突之间，另一只手置于此手上，利用迅速向内、向上的戳推力，按压腹部 4 次（图 2-4-31）。

（4）胸部冲击法（意识不清醒者）：首先要大声呼叫求援，然后跪在老人身侧。将老人头后仰，推下颌，开放气道，确定老人的肋骨缘及剑突的位置，将两手掌根不重叠置于胸骨下段，两臂伸直，利用双手掌根按压胸骨，手指应抬离胸部。施予 4 次迅速向下按压胸腔的戳推力（图 2-4-32）。

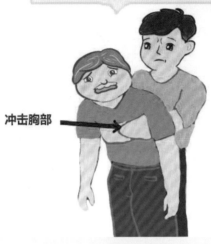

胸部冲击法（意识清醒者）：站在老人背后，置双手于老人手臂下，双手臂环绕在老人胸部，一手握拳，另一手抓住握拳手，将握拳手的拇指置于老人胸骨中线处，但勿置于剑突或肋缘上，施行4次快速的向后戳推力。

冲击胸部

图 2-4-30

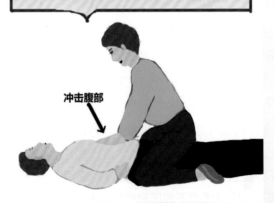

腹部冲击法（意识不清醒者）：首先要大声呼叫求援，随后紧靠老人身侧（髋部外），或跪在老人大腿上方，将其头转向一侧或后仰，推下颌，开放气道，一手掌根置于老人腹部，位于脐和剑突之间，另一只手置于此手上，利用迅速向内、向上的戳推力，按压腹部4次。

冲击腹部

图 2-4-31

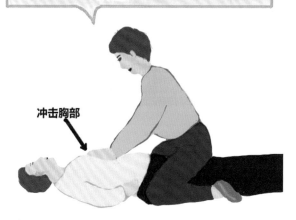

胸部冲击法（意识不清醒者）：首先要大声呼叫求援，然后跪在老人身侧。将老人头后仰，推下颌，开放气道，确定老人的肋骨缘及剑突的位置，将两手掌根不重叠置于胸骨下段，两臂伸直，用双手掌根按压胸骨，手指应抬离胸部。施予4次迅速向下按压胸腔的戳推力。

冲击胸部

图 2-4-32

（5）叩背法：在清除呼吸道内的异物时，在老人的两肩胛骨间，施予连续 4 次叩背（图 2-4-33）。

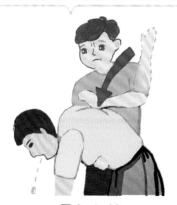

叩背法：在清除呼吸道内的异物时，在老人的两肩胛骨间，施予连续4次击背。

图 2-4-33

　　（6）海氏自救法：如果发生食物阻塞气管时，旁边无人，或即使有人，往往已不能说话呼救，必须迅速利用2～3分钟神志尚清醒的时间自救。可自己取立位姿势，下巴抬起，使气管变直，然后使腹部上端（剑突下，俗称心窝部）靠在一张椅子的背部顶端或桌子的钝角边缘，或阳台栏杆的圆弧形转角，对胸腔上方猛力施加压力，使气管内食物被冲出（图2-4-34）。

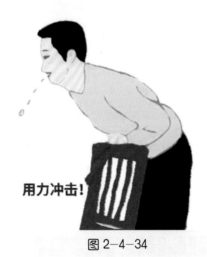

海氏自救法：发生食物阻塞气管时，旁边无人，可取立位姿势，下巴抬起，使气管变直，然后使腹部上端（剑突下，俗称心窝部）靠在一张椅子的背部顶端或桌子边缘，突然对胸腔上方猛力施加压力，将异物冲出。

用力冲击！

图2-4-34

6. 对带有鼻胃管的老人应如何进行饮食照料？

（1）防止老人自行拔管：采用多层棉布特制的约束手套比约束带效果好。其优点是：手套套在老人手上受力面积大，不易触及各种导管，杜绝了拔管现象；手套套腔宽松，易于老人手指活动，能防止手指与床挡的摩擦，减少老人手部损伤和皮肤勒伤，不影响肢体血液循环，老人上肢肌力 3 级以下时，不用系固定带，在手腕上系好手套即可，便于肢体活动，减少废用综合征的出现。

（2）流质食物的制作：根据老人平日食量制订食谱，合理安排饮食，保证每天足够的热量和蛋白质摄入，掌握各种米汤、菜汤、果汁的加工制作，灌注液要现做现配，保证新鲜，温度为 30～40℃，黏度和浓度要适中，尽量保证老人的正常食欲和消化功能，还可根据老人的具体情况有针对性地供给均衡的浆膳，改善营养状况，增强抵抗力（图 2-4-35）。

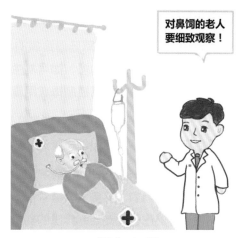

对鼻饲的老人要细致观察！

图 2-4-35

（3）鼻饲管道维护：通过观察鼻外胃管的长度或外露的标记及早发现胃管是否移位，每次鼻饲前，用回抽胃液的方法来判断胃管是否在胃中，每次鼻饲前回抽胃内容物超过 200 mL 时为胃潴留，应暂停鼻饲喂养，每天监测 1～2 次；鼻饲时应抬高老人床头 30°～60°，借重力作用防止食物反流和误吸；鼻饲后 30 分钟内不可给老人翻身或搬动老人，以有效地保证管的使用。平日应观察老人是否有腹泻、腹胀及胃出血（应激性胃溃疡）等症状。

（4）加强吞咽功能的训练：虽然放置胃管保证了老人进食，但仍要坚持每日从口内喂食、喂水，让老人练习吞咽动作，维持其吞咽功能肌肉群的运动。此外，家属要经常对老人进行咽喉部按摩，先以拇指指腹对廉泉穴及其旁开 1 寸处行点穴按摩，再以轻柔的手法对其咽喉部舌骨上下肌群部进行按摩，每次 20 分钟，按摩后可请医生为老人行针刺治疗，以期更好的治疗效果。

7. 老人出现排尿困难的原因有哪些？应如何照料？

• 老人出现排尿困难的原因有哪些？

老人身体抵抗力差，组织器官功能衰退，服药较多，容易出现不良反应，其中以便秘和小便困难最多见。

（1）服药较多。主要经肾排泄并易在尿内形成结晶体（如磺胺类制剂）的药物，如果用量较大、持续时间较久、饮水量不足，药物便可在尿内产生过饱和结晶沉积，堵塞泌尿道引起老人排尿困难、血尿、肾积水、肾绞痛，严重时会发生急性肾衰竭而病危。

（2）药物不良反应。胃肠道疼痛的老人，常用的解痉止痛药对膀胱的逼尿肌都有松弛作用，用量稍多，即可发生膀胱排尿困难，甚至大量尿潴留。必须使用这类药物时，要严格控制每次用量，疼痛缓解后立即停药。

（3）女性尿道外口处女伞（瓣膜）增厚、黏连会引起排尿困难。排尿困难者多自中年以后会反复出现膀胱炎、排尿欠畅、尿意不尽等症状，并逐年加重。

（4）乳糜尿急性发作，乳凝块或血块堵塞会引起老人排尿困难。老人原患乳糜尿未完全治愈，又食入大量荤食、含油脂较多食物或劳累，均可使病情加重，使通过淋巴管侧支经肾排出的乳糜增多，形成较多的乳凝块或血块，堵塞输尿管引起肾绞痛，堵塞尿道则引起排尿困难。遇此情况时，需带老人到正规肾病医院急诊请泌尿外科医生处理。肾病症状消失后设法治愈乳糜尿原发疾病就可防止复发。

（5）子宫下垂、阴道壁膨出引起排尿困难。女性的膀胱后壁下部与阴道前壁中上部紧贴，发生子宫下垂及阴道壁向外膨出后，膀胱随之下移，改变与尿道的角度，继发排尿困难（图2-4-36）。大多数老人过去都有多产、难产、会阴裂伤后手术修补效果不好的病史。

（6）老年男性前列腺硬变压迫后尿道会引起小便困难。

（7）老人尿道钝挫伤并发小便困难。多为年高落座不稳的老年人，将尿道上段挤压于坐凳与耻骨之间，造成黏膜和周围组织挫伤肿胀、淤血。稍重者当时就会发生尿痛、小便困难；轻微者，当时仅感到小便稍有灼热痛，并无其他异常，多被忽略不治。此外，因为受伤局部感染、瘢痕收缩形成尿道狭窄，也会导致排尿困难。

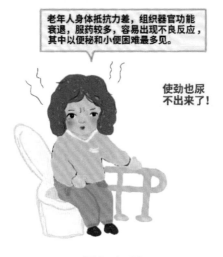

图 2-4-36

• 老人出现排尿困难应如何照料？

（1）心理安慰：老人排尿困难时常表现为急躁、紧张和焦虑，应针对老人的心态给予安慰和解释，消除不良情绪（图 2-4-37）。

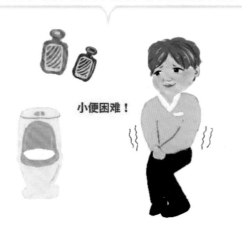

图 2-4-37

（2）按医嘱服药：若由于药物引起排尿困难，应按医嘱服药，不可自行加量用药、延长服药时间，更不可自己随便购药服用。

（3）姿势和环境：尽量使老人以习惯的体位和姿势排尿，在病情许可的情况下抬高上身或坐起排尿，同时为老人提供隐蔽的排尿环境。

（4）诱导排尿：利用某些条件反射诱导排尿，如让老人听流水声或用温水冲洗会阴部。

（5）热敷与按摩：热敷、按摩下腹部（膀胱高度膨胀时，按摩时应注意力度，以免造成膀胱破裂），使肌肉放松，促进排尿。

（6）针灸、药物：采用针灸治疗，常用中极、三阴交、曲骨穴等刺激排尿；必要时遵医嘱用药。

（7）导尿：如经上述措施处理无效时，则需通过专业人员采用导尿术来解除老人痛苦。

8. 对带有尿管的居家老人应如何进行尿管照护？

（1）保持引流通畅：避免导管因受压、扭曲、堵塞等造成引流不畅。

（2）保持尿道口清洁：每日行外阴擦洗2次；每日更换集尿袋1次，及时倾倒尿液并记录尿量，集尿袋及引流位置应低于耻骨联合，防止尿液反流造成逆行感染。

（3）每日行膀胱冲洗2次：每周更换导尿管1次。每周做尿常规检查1次。

（4）鼓励老人多饮水：在病情允许的情况下让其多喝水，24小时入量为2000～2500 mL，以达到膀胱冲洗的目的，可按30 mL/kg体重的标准饮水，饮水时应协助老人更换卧位（图2-4-38）。

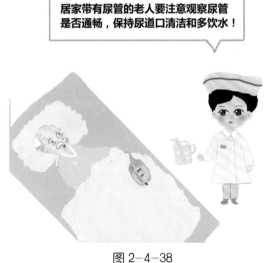

居家带有尿管的老人要注意观察尿管是否通畅，保持尿道口清洁和多饮水！

图2-4-38

（5）训练膀胱反射功能：采用间歇性引流夹管方式，使老人的膀胱定时充盈排空，促进膀胱功能的恢复。

（6）保持空气清新：定期开门窗通风换气，除去不良气味，维护老人自尊，大房间用屏风遮挡。

（7）注意事项：保持插管处干净，定时给插管处涂擦消毒药水，及时换尿袋，以免有细菌感染沿尿管蔓延至尿路，造成尿路感染，出现更严重的问题！

9. 对腹泻的老人应如何照护？

（1）心理护理：给老人耐心的解释和安慰，做好清洁护理，提高老人的自信心。

（2）卧床休息：以减少体力消耗，注意腹部保暖。对不能自理的老人应及时给予便器。

（3）饮食护理：鼓励老人多饮水，酌情给予低脂、少渣、流质或半流质饮食。腹泻严重时暂禁食（图2-4-39）。

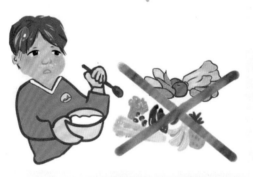

腹泻的老人要多饮水，酌情给予低脂少渣、流质或半流质饮食。腹泻严重时暂禁食。

图 2-4-39

（4）保护肛周皮肤：每次便后用软纸给老人擦净肛门，再用温水清洗，肛门周围涂油膏，以保护局部皮肤。

（5）遵医嘱用药：如止泻剂、抗感染药物，口服补盐液或静脉输液以维持老人体液和电解质平衡。

（6）观察记录：观察老人排便的次数和性质，及时记录，必要时留取标本送检。疑为传染病时，按肠道隔离原则护理。

（7）健康教育：①向老人解释引起腹泻的原因和防治措施。②指导老人多饮水，注意清淡饮食和饮食卫生。③指导老人及其家属观察排便情况，如有异常及时与医护人员联系。

10. 什么时候应给老人吸氧？吸氧时应注意些什么问题？

什么时候应给老人吸氧？

需要吸氧的客观指标是指动脉血氧分压低于 60 mmHg 或血氧饱和度低于 90%，适应证是有缺氧的老人，包括呼吸困难、支气管哮喘、慢性支气管炎、贫血、心肌梗死、心力衰竭、脑梗死、脑出血、各种中毒以及手术后的老人，吸氧可以有效地改善老人心、肺、脑的缺氧情况，满足机体的需要。

吸氧时应注意些什么问题？

（1）做好氧气管道固定：根据医生要求调节氧流量，将双头插入老人双侧鼻孔，固定于耳后，最好使用一次性鼻导管，若重复使用，需在使用前煮沸消毒 10 分钟（图 2-4-40）。

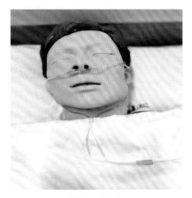

图 2-4-40

（2）给老人进行氧气吸入前应确保氧气管道的通畅，观察老人氧气吸入的效果：观察其口唇、口腔黏膜、牙床、颊部、鼻尖、耳廓、甲床的颜色；意识是否安静，是否能呼能应，能否准确回答询问的问题；询问老人主诉的头晕、头痛、心慌等症状是否缓解。

（3）做好氧流量调节：在给老人戴吸氧管前应先调节好氧流量，以免损伤老人鼻黏膜；以保健为目的的吸氧流量不要大于 3 L/min，一天使用时间的总和不要超过 1 小时。在停止氧气吸入时，要先为老人摘下吸氧管，后关闭氧流量调节阀，以免影响老人的呼吸。

（4）防止污染和导管堵塞：对鼻塞、输氧导管、湿化加温装置，呼吸机管道系统等应经常定时更换和清洗消毒，以防止交叉感染。吸氧导管、鼻塞应随时注意检查有无分泌物堵塞，并及时更换。以保证有效和安全的氧疗。

（5）用氧安全：氧气装置要避免被阳光直射，远离火源，使用时禁止吸烟。

（6）观察并识别氧疗并发症。

①氧中毒：老人自觉胸骨下不适、疼痛、有灼热感，继而出现呼吸增快、恶心、呕吐、烦躁、干咳。应注意避免长时间、高浓度给老人吸氧。

②肺不张：烦躁、呼吸、心率增快、血压上升，继而出现呼吸困难、发绀、昏迷。吸氧时要鼓励老人做深呼吸，多咳嗽和经常改变卧位、姿势，防止分泌物阻塞。

③呼吸道分泌物干燥：呼吸道分泌物黏稠，不易咳出，会有损纤毛运动。呼吸道内保持37℃的温度和95%～100%的湿度是气管内黏液纤毛系统正常清除功能的必要条件，故吸氧应通过湿化瓶和必要的加温装置，以防止吸入干冷的氧气刺激并损伤老人的气道黏膜，致痰干结，影响纤毛的"清道夫"功能。

④呼吸抑制：呼吸困难，对 II 型呼吸衰竭的老人应按医生要求给予低浓度、低流量（1～2 L/min）给氧。

一旦出现上述并发症，要及时带老人就医寻求帮助。

11. 家中老人出现痰黏稠不易吸出时，可选择哪些方法排痰？

（1）指导老人有效深呼吸。

1）缩唇呼吸运动：可帮助控制呼吸频率，使更多的气体进入肺部，减少呼吸功耗由鼻深吸气直到无法吸入为止。

①稍屏息 1～2 秒（可延长肺内氧气与二氧化碳交换时间，使更多的氧气进入血液中）。

②缩唇，如吹口哨那样，由口缓慢呼出，吐气时完全排空。每天 6～8 次，每次 10 分钟（每做 5 次深呼吸后休息一下，如此重复 15 回合）（图 2-4-41）。

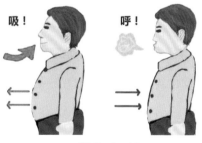

图 2-4-41

2）随意呵欠运动：最简单的深呼吸运动，若每 5～10 分钟故意呵欠 1 次，使持续吸气约 5 秒，即能维持适当水平功能残气量。

3）膈肌呼吸：照护者双手放于老人腹部肋弓之下，同时嘱老人用鼻吸气，吸气时腹部向外膨起，顶住照护者双手，屏气 1～2 秒。使肺泡完全张开，呼气时老人则用口缓慢呼气。

4）腹式呼吸：靠腹肌和膈肌收缩的一种方式。

①老人取仰位，两膝轻轻弯曲，以使腹肌松弛。

②一手放在老人胸骨柄部，以控制胸部起伏，另一手放在腹部，以感觉腹部隆起程度，在呼气时用力向上向内推压，帮助腹肌收缩。

③由鼻子深吸气时腹部徐徐凸隆至不能再吸入气体，憋气约2秒，收紧腹部肌肉。

④缩唇慢呼气至腹部凹陷，呼气时间是吸气时间的2倍。

5）趣味活动：对老人可采取吹气球、吹泡泡、吹蜡烛、唱歌等一些趣味性的深呼吸运动。

（2）指导老人有效咳嗽：正确有效的咳嗽及排痰方法即在排痰前，先轻轻咳几次，使痰松动，再用口深吸一口气，屏气，稍停片刻，短促用力地咳嗽一两次，排出痰液。咳嗽时应短促有力，但并不需要剧烈咳嗽，如咳嗽时气体不是突然冲出，或在喉头发出假声都不是有效的咳嗽。应避免连续无效的咳嗽，既增加老人的疲劳，消耗体力，又达不到目的。

（3）保持气道湿润。

1）多饮水：预防气道干燥。

2）增加老人所在室内空气的湿度极为重要，使室内相对湿度保持在60%，这样可使呼吸道黏膜保持湿润，有利于黏膜表面纤毛的摆动，帮助排痰。

3）雾化吸入：家用雾化装置即可实现（图2-4-42）。

（4）必要时吸痰。

1）自制简易吸痰器：适于痰液壅盛时，用一根较粗的消毒导管接在100 mL的注射器上，将导管一端插入老人口腔深部，吸出痰液。另置一碗清水，随时冲洗导管，以防止黏痰堵塞。

2）手动吸痰器。

①安装好吸痰管和排痰管，请注意吸痰管接头在机筒中央，排痰管接头在一侧，千万不要颠倒了。

②先作吸水试验，检查吸痰器是否漏水漏气，排出时有无反气，如果吸痰管有反气，请不要使用。

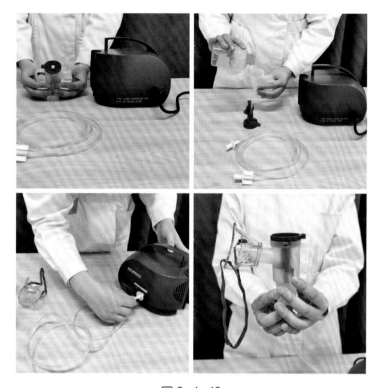

图 2-4-42

③证明性能良好后，一人持吸痰器反复抽拉手柄，另一人可用吸痰器吸痰，熟练者也可以一个人操作；然后痰液吸出，请随时吸水冲净储痰室内的积痰。

④在室内吸痰时，请将排痰管放于瓶内，可以防止痰液外溅。使用时请注意不要抽拉过快、过猛，防止负压过大伤害老人的口鼻腔黏膜组织。

⑤使用后及时吸清水洗净储痰室内残留痰液，并做好吸痰管常规消毒，吸痰器和排痰管吸取消毒洗净后，作为下次备用。

3）口对口人工吸痰：若老人突然黏痰堵塞、影响呼吸时，要分秒必争，立即用手绢或纱布包住示指，伸向老人咽部，掏出痰液；或口对口吸出痰液，托起老人的下颌，使其头后仰，并捏住老人的鼻孔，如果有条件，最好用消毒纱布置于老人口部，口对口吸出呼吸道分泌物。

12.居家输液应注意什么问题？一旦发生意外应如何处理？

• 居家输液应注意什么问题？

（1）营造良好的居家输液环境：确保输液环境宽敞、通风、整洁，输液前30分钟开窗通风，停止打扫，避免尘埃飞扬。

（2）输液过程中不随意调节滴速。

（3）避免输液部位的过多活动，以免针头刺破血管导致渗液。

（4）在护士的指导下学会排除输液故障。

居家静脉输液与院内输液存在一定区别（图2-4-43），护士不能做到一直守护在床旁，输液的观察及陪护需要依靠老人及照顾者来完成，学会排除输液故障可以降低社区护士重复上门率，确保老人的输液安全。

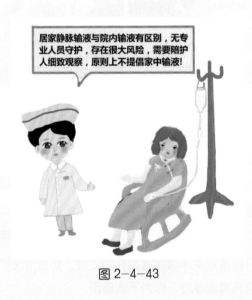

图 2-4-43

1）溶液不滴。

①针头滑出血管外使局部肿胀疼痛,应拔针并与社区医生或护士取得联系。

②针头斜面紧贴血管壁,可调整针头位置或适当变换肢体位置。

③针头阻塞,一手捏住滴管下输液管,另一手挤压靠近针头的输液管,若

感觉有阻力，松手后又无回血，示针头已阻塞，应拔针并与社区医生或护士取得联系。

④压力过低，可抬高输液瓶位置。

⑤静脉痉挛，局部用热水袋或热毛巾热敷。

2）茂菲氏滴管内液面过高，可倾斜溶液瓶，使瓶内的针头露出液面上，让液体缓缓流下，直至露出液面。

3）茂菲氏滴管内液面过低，可捏紧滴管下端输液管，同时挤压上端输液管，迫使液体进入滴管内。

4）茂菲氏滴管内液面自行下降，检查滴管上端橡胶管和滴管有无漏气、裂隙，如有应拔针并与社区医生或护士取得联系，更换输液器。

● 一旦发生意外应如何处理？

（1）发热反应：主要表现为发冷、寒战、发热（轻者发热常在 38℃左右，严重者高热达 40～41℃），并伴有恶心、呕吐、头痛、脉快、周身不适等症状，此时应停止输液，并与社区医生或护士取得联系，必要时拨打"120"救护电话。

（2）急性肺水肿：老人突然感到胸闷、气短，并咳泡沫样血性痰，严重时稀痰液由口鼻涌出，肺部出现湿啰音，心率快。此时应立即停止输液，与社区医生或护士取得联系，并让老人取端坐位，两腿下垂，以减少静脉回流，减轻心脏负担，有条件的可以给予高流量吸氧。必要时进行四肢轮扎止血带（须每隔 5～10 分钟轮流放松肢体，可有效地减少回心血量），待症状缓解后，止血带应逐渐解除。若症状持续不能缓解，须及时拨打"120"救护电话。

（3）空气栓塞：老人自觉胸部异常不适，有濒死感，随即出现呼吸困难，严重发绀。此时应立即停止输液，将老人置于左侧头低足高位，有条件的可以给予高流量吸氧，并与社区医生或护士取得联系，必要时拨打"120"救护电话。

13. 长期卧床老人的房间和物品需要消毒吗？常用的消毒方法有哪些？

• **长期卧床老人的房间和物品需要消毒吗？**

长期卧床老人的居住环境一定要清洁、整齐、安静。室温应保持在 22 ～ 24℃，湿度以 50% ～ 60% 为宜（图 2-4-44）。定期对房间空气进行消毒。

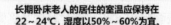

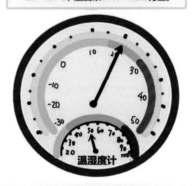

图 2-4-44

• **常用的消毒方法有哪些？**

（1）房间要每天定时开窗通风：保持空气新鲜，阳光要充足，早晚开窗 30 分钟，冬季注意做好老人保暖（图 2-4-45）。

（2）可在每个房间（15 平方米左右）安装一支 30 W 的低臭氧紫外线灯：照射 1 小时以上，可杀灭室内空气中 90% 左右的微生物。

（3）过氧乙酸或食醋熏蒸，消毒室内空气。具体计量：房屋经密闭后，用浓度为 15%，用量为每立方米空间 7 mL 的过氧乙酸溶液，放入可以用于加热的瓷或玻璃器皿中，用酒精炉或燃气炉加热蒸发，熏蒸 120 分钟，随即打开门窗通风，或用浓度为 2% 的过氧乙酸溶液，以用量为每立方米空间 8 mL 进行喷雾消毒，消毒时间应当为 30 ～ 60 分钟，然后打开门窗通风，也可以每立方米 10 mL 的食醋加同等量的水，倒入锅内或搪瓷碗内，放在火上加热、熏蒸，30 分钟后开窗通风。

（4）室内点燃消毒卫生香，每个房间点香一盘，既能达到室内消毒，对人体又没有毒副作用。

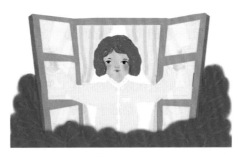

图 2-4-45

14. 如何给长期卧床的老人更换床上物品？

（1）更换床单。

①将物品按使用顺序码放在床位椅子上（上层床单，中层被罩，下层枕套）。

②照护者站在床的右侧，一手托起老人头部，手将枕头平移向床的左侧，协助老人翻身侧卧至床的左侧（背向照护者）盖好被子。必要时对侧安装床挡。

③从床头至床位，松开近侧床单，将床单向上卷起直至入老人身下。

④从脸盆中取刷套套在床刷上，靠近床中线清扫褥垫上的渣屑，从床头扫至床尾，每扫一刷要重叠上一刷的1/3避免遗漏。

⑤取清洁床单的纵向中线对齐床中线，展开近侧床单平整铺于床褥上，余下的一半塞于老人身下，分别将近侧床单的床头、床尾部分反折于床褥下，绷紧床单，再将近侧下垂部分的床单平整塞于床褥下。

⑥将枕头移至近侧，协助老人翻转身体侧卧于清洁大单上（面向照护人员），盖好被子。必要时近侧安装床挡。

⑦照护者转至床对侧，从床头至床尾，将床单向上卷起，再将污床单从床头、床尾向中间卷起放在污衣袋内（图2-4-46）。

⑧拉平老人身下的清洁床单，平整铺于床褥上，方法同前。协助老人平卧于床中线上，盖好被子。

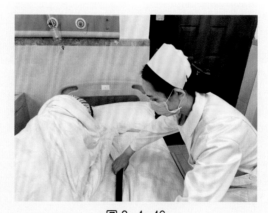

图2-4-46

（2）更换被罩。

①照护者站在床右侧，将盖于老人身上的棉被两侧及被尾展开。打开被罩被尾的开口端，手抓住被胎被头部分，将被胎呈"S"形从被罩中撤出，折叠置于床尾，被罩仍覆盖于老人身体上。

②取清洁被罩平铺于污被罩上，被罩中线对准床中线。床罩的被头部分置于老人颈部。打开清洁被罩被尾开口端，一手抓住棉胎被头部分将棉胎装入清洁被罩内。

③在被罩内将棉胎两侧展开。从床头向床尾方翻卷撤出污被罩，放在污衣袋内。

④棉被纵向两侧分别内折成被筒，被尾向内反折至整齐。

（3）更换枕套。

①照护者一手托起老人的头部，另一手撤出枕头将枕芯从枕套中撤出，将污枕套放在污衣袋内；在床尾部，取清洁枕套翻转内面朝外，双手伸进枕套内撑开揪住两内角。

②抓住枕芯两角，翻转枕套套好。

③将枕头从老人胸前放至左侧头部旁边，照护者右手托起老人头部，左手将枕头拉至老人头下适宜位置。

（4）整理用物：开窗通风，洗净双手。将更换下来的被服统一洗涤、消毒。使用过的床套集中使用含氯消毒剂浸泡 30 分钟后再清洗晾干备用。

15. 如何给长期卧床的老人翻身？

（1）翻身前评估：评估老人皮肤有无红肿破损，如果有破损，过程中小心避开破损皮肤。了解老人体重，判断是否需要帮手一起翻身。评估判断老人肢体活动能力，了解是否四肢能活动，有无骨折。若老人身上有引流管，整理好老人身上各种引流管，检查是否牢固，避免翻身过程中脱落。

（2）翻身侧卧：松开盖被，放下床栏，移开床旁椅。一手置于老人肩部下面，一手置于老人腰下。如需两人帮助老人翻身，另外一人一手置于膝下，一手置于臀部、骶尾部。将老人移向床边，先移上半身至近侧，再移下半身至近侧，再平移老人至同侧床旁，最后向对侧翻转。翻身时不可拖拉老人，注意节力，避免老人皮肤摩擦。翻身后询问老人是否需要垫软枕、翻身垫，以保证老人卧位舒适（图2-4-47）。

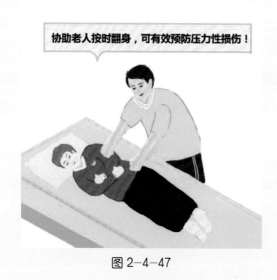

协助老人按时翻身，可有效预防压力性损伤！

图2-4-47

（3）协助床上坐起：照护者一手扶住老人偏瘫侧肩部，另一手抱住老人的膝关节，使老人膝关节屈曲，然后缓慢地移动老人，使老人坐起来。老人可自行训练用健侧手撑住床铺，配合照护者动作，以减轻照护者负担。

16. 如何防止长期卧床的老人发生压疮？

（1）定时翻身、变换体位：卧床老人之所以容易发生压疮（图2-4-48），与老人长时间没有改变体位密切相关。对于瘫痪或床上活动困难的老人，要制定具体的翻身计划以定时翻身。一般来说，白天每2小时帮老人翻身一次，夜间不超过3小时翻身一次，翻身动作要轻，避免拖、拉、推的动作。

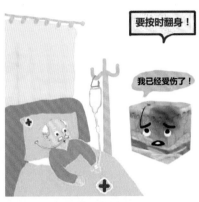

图 2-4-48

压疮多发生在缺乏脂肪组织保护、无肌肉包裹或肌层较薄的骨隆突处及受压部位，所以每次翻身均应检查受压的骨突部，以便及时了解老人的皮肤情况，发现问题及时处理。卧位姿势不同，受压点相应有所不同。仰卧位时以肩胛部（背部）、肘、骶尾部（臀部）、枕骨粗隆（后脑勺处）、足跟等受压为主，侧卧位则以耳部、肩部、肘部、髋部、膝关节的内外侧、内外踝（俗称足眼）受压为主（图2-4-49），根据不同的卧位着重检查不同的受压点，以确定有无皮肤损伤。有条件的家庭，可帮老人铺上专门的气垫床，这可减轻老人身体局部的受压情况，预防压疮。

（2）局部按摩：对于受压的骨突部位，在翻身时应给予一定的按摩，按摩时不要用手指，要用手掌的大、小鱼际肌（即拇指和小指下方的两块肌肉），注意不要和按摩处的皮肤产生摩擦力和剪切力，每个部位每次按摩3～5分钟。如果皮肤已经破损，发生溃疡感染，最好不要擅自处理，应请社区医护人员上门协助护理，以防感染进一步扩散。

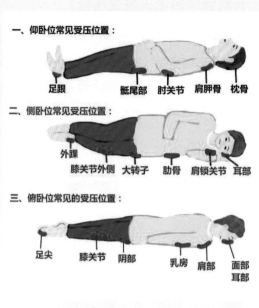

一、仰卧位常见受压位置：

足跟　骶尾部　肘关节　肩胛骨　枕骨

二、侧卧位常见受压位置：

外踝

膝关节外侧　大转子　肋骨　肩锁关节　耳部

三、俯卧位常见的受压位置：

足尖　膝关节　阴部　乳房　肩部　面部 耳部

图 2-4-49

（3）保持皮肤清洁和干燥：防止皮肤受到污物的刺激，如有大小便污染时，必须随时进行清洗和更换尿垫，以保护皮肤免受刺激。床铺要经常保持清洁干燥，平整无碎屑，被服污染要及时更换（图 2-4-50）。

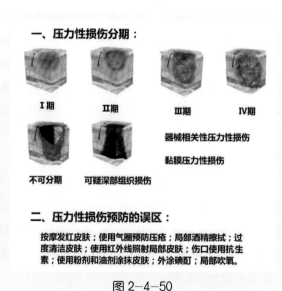

一、压力性损伤分期：

I 期　　II 期　　III 期　　IV 期

器械相关性压力性损伤

黏膜压力性损伤

不可分期　可疑深部组织损伤

二、压力性损伤预防的误区：

按摩发红皮肤；使用气圈预防压疮；局部酒精擦拭；过度清洁皮肤；使用红外线照射局部皮肤；伤口使用抗生素；使用粉剂和油剂涂抹皮肤；外涂碘酊；局部吹氧。

图 2-4-50

（4）对于长期卧床的老人应在其床上铺设防压疮床垫（图2-4-51），防止压疮产生。

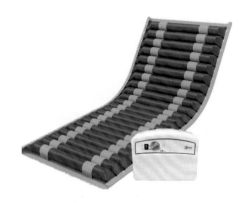

图2-4-51

（5）老人床褥、被单要清洁、柔软、平整：大小便失禁老人的床褥更要经常换洗，垫的尿布也要平整干净。

（6）对瘫痪或昏迷老人，每隔2～3小时要翻动1次：翻身时，将双手伸入老人肩下和臀下，抬起老人，挪动位置，切不可用拖、拉动作，以免损伤皮肤。

（7）加强营养：鼓励老人多进食，不能进食的要用鼻饲，以保证足够的营养供给，增加身体抵抗力。

17.什么是"叩背排痰法"？对长期卧床的老人应如何正确使用叩背排痰法？

● 什么是"叩背排痰法"？

叩背排痰是通过胸壁震动气道使附着在肺、支气管内的分泌物脱落，通过体位引流使分泌物到达细支气管，通过老人咳嗽排出体外。

● 对长期卧床的老人应如何正确使用叩背排痰法？

（1）调整老人在适合体位，能坐起的协助其坐起，不能坐起的调整为侧卧位（图2-4-52）。

（2）根据病情需要给予老人拍背，促进排痰。叩击原则：从下至上，从外至内，力度适中，掌指关节屈曲呈120°左右，手呈抚碗状。先把背部拍2～3遍，等老人放

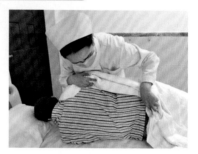

图2-4-52

松以后再适当加大力度，鼓励并提示老人在拍背时同时咳痰（图2-4-53）。

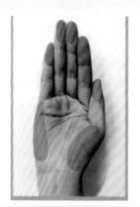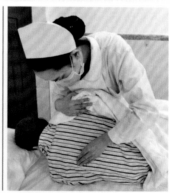

图2-4-53

（3）缓慢深呼吸数次后，深吸气至腹肌完全下降，屏气数秒，然后腹肌用力，做爆破性咳嗽2～3次，将痰咳出，拍背与咳嗽循环做2～3次。

（4）完毕后协助老人漱口、清洁面部，取侧卧位休息。

18. 长期卧床老人易发生坠积性肺炎，应如何预防与照护？

坠积性肺炎是一种由于长期卧床致肺淤血、水肿从而继发细菌感染的肺部炎症。主要表现为发热、咳嗽、咳痰、喘息等。若不及时治疗，可导致急性呼吸衰竭。

（1）定期有效的口腔护理是预防吸入性和坠积性肺炎的基础。

（2）应保持老人居住室内的空气清新，定时进行通风消毒。

（3）请老人尽量采取侧卧位，以减少平卧。偶尔平卧时也应该让老人头偏向一侧，有利于分泌物的排出。

（4）要勤换卧床老人的体位，以防止分泌物都坠积在一侧肺部，导致感染，进食过程中一定要避免呛咳或食物误吸入气管，若老人存在明显的吞咽困难，应告知医生，由医生决定是否放置胃管或进行手术处理。

（5）指导老人进行深呼吸、主动咳嗽，定时给老人翻身，翻身的同时要给老人拍背，促进痰液的排出，并给老人以充足的饮水。

如果老人痰液过于黏稠，应及时就医，在医生的指导下，给予老人呼吸道雾化吸入，促进痰液的排出，以预防坠积性肺炎（图2-4-54）。

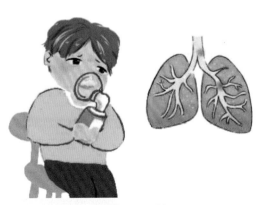

老人的痰液过于黏稠时要及时就医，可做雾化吸入，利于痰液的排出，有效预防坠积性肺炎。

图2-4-54

19. 什么是废用综合征？如何防止长期卧床的老人发生废用综合征？

• 什么是废用综合征？

废用综合征是指老人因长期卧床不活动，或活动量不足及各种刺激减少，全身或局部的生理功能衰退，出现了关节挛缩、肺部感染、压疮、深静脉血栓、便秘、肌肉萎缩、肺功能下降，甚至智力减退等症状。长期卧床是导致废用综合征的首要原因。家属在照顾这类老人的时候，不但要注意预防压疮的发生，还需要注意预防废用综合征。

• 如何防止长期卧床的老人发生废用综合征？

（1）废用性肌无力及肌萎缩研究显示，完全不运动的肢体肌力每天可减少 1% ～ 3%（图 2-4-55）。这不仅会影响局部，也会使全身肌力下降并导致肌萎缩，且下肢比上肢更容易发生肌无力及肌萎缩。反过来，肌无力和肌萎缩能使肢体活动进一步受限，造成恶性循环。因此，合理运动是预防废用综合征最好的方法。

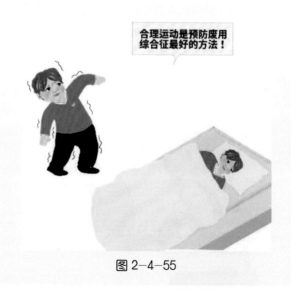

合理运动是预防废用综合征最好的方法！

图 2-4-55

预防办法：每天用最大肌力的 20% ～ 30% 做运动。根据不同原因造成的运动障碍，选择有针对性的运动方法，如脑血管病所致偏瘫，可选择强制性运动疗法及减重行走等。训练的时间要根据实际情况循序渐进，不能操之过急。

（2）关节挛缩疼痛、痉挛、关节长时间静止不动等是造成关节挛缩的原因。关节挛缩能阻碍肢体运动功能的恢复，也是导致残疾的重要原因。

预防办法：定时给老人变换体位，进行关节被动和主动活动，进行机械矫正训练。

（3）废用性骨质疏松，长期缺乏负重及肌肉活动等刺激，可使骨钙严重丢失。而运动可以调节神经内分泌，促进钙的吸收和利用。

预防办法：定时给老人变换体位，进行关节被动和主动活动。

（4）静脉血栓，由于长期卧床或下肢瘫痪者的血流缓慢，容易形成静脉血栓，而深部的静脉血栓一旦脱落则易造成肺或脑栓塞。

预防办法：给老人抬高下肢并经常活动老人的下肢（图2-4-56）。

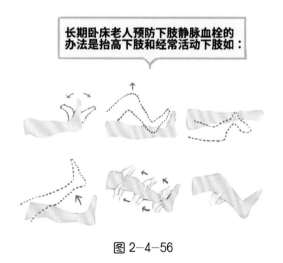

图2-4-56

（5）其他心功能、呼吸功能、泌尿功能、消化功能、内分泌、代谢功能、精神及认知功能的改变，都是废用综合征的全身异常表现。

预防办法：在医生指导下，进行个体化的运动训练。

对于预防废用综合征首先就是要注意不要让老人的肌肉出现萎缩，这就需要家属注意给老人做好肌肉按摩，只有这样才可以预防废用综合征。

20. 如何给长期卧床的老人进行床上洗头?

为老人洗头前准备好梳子、热水、床上洗发器（图2-4-57）、污水桶和吹风机。调节好室内的温度。

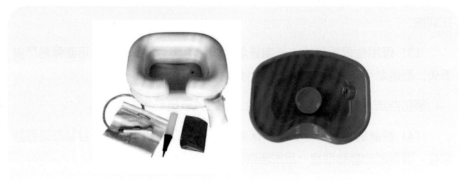

图2-4-57

（1）洗头时，先协助老人斜角平卧，将橡胶单及大毛巾铺于枕上（图2-4-58）。

（2）松开衣领向内折，取毛巾围于老人颈部，将枕头下移至老人肩背部（图2-4-59）。另一只手将床上洗发器垫于老人头下，洗发器的排水管下接污水桶。

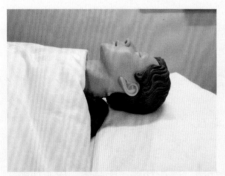　　　　　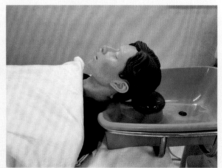

图2-4-58　　　　　　　　　　图2-4-59

（3）棉球塞双耳，纱布盖眼，松开老人头发，测试水温。嘱咐老人闭双眼，先冲少量温水，询问老人水温是否合适。用温水冲湿头发，涂擦洗发液，用指腹揉搓头发并按摩头皮，再用温水洗净，取下纱布（图2-4-60）。

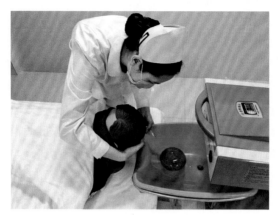

图 2-4-60

（4）用颈部毛巾擦净面部并包裹头发，照护者一只手托住头部，另一只手撤去洗发器，将枕头移回老人头下。用毛巾擦干头发，再用吹风机吹干（图 2-4-61），梳理整齐，取出耳内棉球，撤去橡胶单及大毛巾。协助老人取舒适卧位，整理老人衣服和被褥，整理用物，开窗通风。

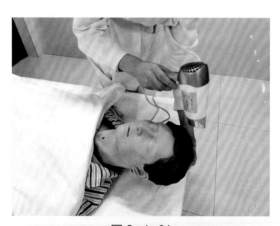

图 2-4-61

21. 如何给长期卧床的老人清洁口腔？

（1）刷牙

刷牙是适用于所有老人的最有效的方法，照护者应尽可能地鼓励老人自己操作，自己操作的过程中抵抗行为少，可以应用图片、手势、模型等指导老人刷牙，同时采用计时器来规定其刷牙时间，增加刷牙的有效性，照护者用一个检查表来检查刷牙是否有效。用具选择：刷毛柔软、长度适中的牙刷可以减少对口腔伤害的同时减轻不适感，并且可以有效去除牙菌斑，如需要照护者帮助老人刷牙，可以选择牙刷把手弯曲45°的牙刷，这样角度的牙刷可以顺利地进入老人牙齿和脸颊之间增加刷牙的有效性。刷牙时一定注意擦洗的顺序，先是擦洗牙齿的外侧面，接着咬合面，最后内侧面。左右顺序是左上、左下、右上、右下。擦洗完牙齿之后擦洗舌面及硬腭部，能漱口的协助老人漱口。

（2）漱口

老年人因其口腔唾液分泌减少可出现口干症，应避免选择含酒精的漱口液或甘油和柠檬等漱口剂，可以应用喷雾器将水分或保湿液喷入口腔，起到湿润口腔组织的作用。另外，可用纱布蘸取不含酒精的洗必泰葡萄糖酸盐漱口液清洁舌面，清理过多的鼻咽部或口腔分泌物。

（3）牙线

可能的情况下，尽量使用牙线可以去除牙齿间牙菌斑（图2-4-62）。

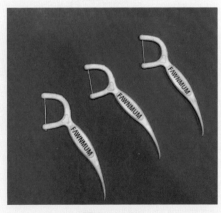

图2-4-62

（4）口腔擦拭法

传统的口腔护理应用棉球易被老人咬散发生误吸，因此可采用镊子固定纱布条的方法，或者手指牙刷套等工具帮助擦拭，从而安全地实施口腔护理。

（5）改良口腔护理术

当老人不能配合常规的口腔护理操作时，可借鉴口腔科三用枪清洁牙齿的方法，将注射针头前1/3弯曲呈45°，针尖磨平，弯曲部分顺牙间隙进入口腔内，从不同方向用温开水反复冲洗口腔中残留物。此方法无需老人张口配合，简单安全，效果好。

（6）口腔黏膜护理

口腔黏膜干燥，可选择清洁口腔后涂抹润滑油、人工唾液、口腔黏胶等缓解症状，无糖口香糖、脆性硬糖、冰糖、薄荷糖等可以刺激唾液分泌。

（7）义齿护理

老人长期佩戴义齿过夜，与义齿相关的口腔炎、肺炎也随之而来，因此义齿在睡前必须去除、冲洗、刷干净，放置在义齿消毒液中保存。

22. 如何预防长期卧床的老人脱水和营养不良？

- **平时注意留意老人体重变化，也可以看一下老人的衣服有没有变得非常宽松**

（1）食物要全面：保持多样化，不要偏食，五谷杂粮、畜禽蛋乳、水果菜蔬、干鲜果品、海味等都要吃。不要因为有高血压、冠心病，就"谈荤色变"，患这两种病的老人，瘦肉、牛奶可以吃，豆类更宜多吃。否则会因营养不良而身体消瘦，抵抗力减退，反而对身体健康不利。

（2）饮食宜清淡：由于老年人味觉有所减退，因此特别喜欢吃味浓、油腻和油炸的食物，但这类食物不易消化，应该节制。中医认为，过食肥甘厚味，容易助湿生痰，甚至化热为毒，所以应以"清淡饮食"为主。以谷为养，果菜为充，肉类益之，既可满足各种营养素的供应，又可保持大便通畅，但清淡不等于吃素。

（3）饮食有节：老年人胃肠道适应能力较差时，应避免暴饮暴食。暴饮暴食会使运化功能失常，气血郁滞，食物腐败，从而引起腹胀、泄泻、嗳气等症状。

（4）饭菜宜软烂：老年人可能会因牙齿磨损、松动或脱落，咀嚼能力降低，各种消化酶分泌减少，导致消化能力变差，因此应该把食物切碎煮烂，肉可以做成肉糜，蔬菜宜用嫩叶。烹调多采用焖、炖、蒸、氽等方法，少用煎炸油腻食品及刺激性调味品。同时还要注意荤素搭配，干稀相得，色香味俱好，以增进食欲，促进消化（图 2-4-63）。

（5）要少食多餐：老年人肝脏合成糖元的能力降低，糖元储备较少，对低血糖耐受力较差，容易感到饥饿和头晕。因此，在睡前、起床后或二餐间老人可适当吃少许食物作为点心。一般每日可安排五餐，每餐的量不宜太多，餐间不吃零食，特别是甜食，以免影响食欲，导致消化功能紊乱。

（6）温度要适宜：部分老年人唾液分泌减少，口腔黏膜抵抗力下降，所以，不宜进过热的食物，据调查进食过热饮食，是引起食道癌的原因之一。

（7）食物要新鲜：已腐败、变质或霉变的鱼肉、水果、花生、谷豆和隔夜的剩饭菜等都不宜食用，以免引起食物中毒或诱发癌症。

（8）要多吃果蔬：老人要多吃新鲜水果和蔬菜，以保证维生素和矿物质的供给。同时，水果和蔬菜中的果胶和纤维素有促进胃肠蠕动的作用，可防止粪便在肠内滞留，对预防便秘和肠道肿瘤的发生都有很重要的作用。另外，吃海带、紫菜等海生植物食品，对防止动脉硬化，减少脑血管疾病发生意外也有一定的作用。

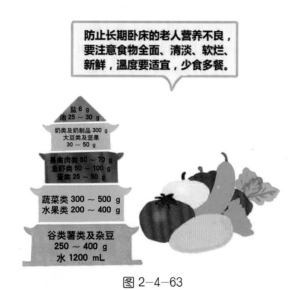

图 2-4-63

（9）水分要充足：可以给老人常做些汤、羹、菜泥之类的菜吃，既能补充水分，又有利于消化。

23. 什么是尿失禁？长期卧床的老人出现尿失禁时应如何照护？

• 什么是尿失禁？

尿失禁即膀胱内的尿不能控制而自行流出。尿失禁可发生于各年龄组的老人，但老年人更为常见。由于老年人尿失禁较多见，致使人们误以为尿失禁是衰老过程中不可避免的自然后果。事实上，老人尿失禁的原因很多，应寻找各种原因，采取合理的防治方法（图2-4-64）。

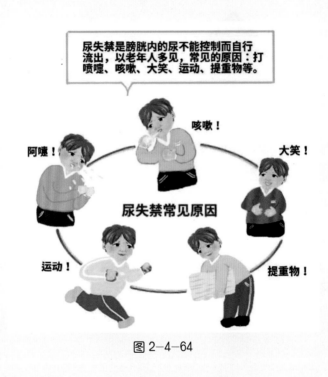

图 2-4-64

• 长期卧床的老人出现尿失禁时应如何照护？

（1）心理护理：尿失禁老人的心理压力较大，常表现为自卑、忧郁、丧失自尊等，期望得到治疗和护理，得到别人的理解和帮助。照护者应理解尊重老人，给予安慰和鼓励，使其树立信心，积极配合治疗。

（2）皮肤护理：保持局部皮肤的清洁和干燥，经常清洗会阴部，勤换衣裤、床单、衬垫等，定期按摩受压部位，防止压疮的发生。

（3）外部引流：男性老人可用尿壶接尿，也可用男性专用接尿袋接尿（图2-4-65）；女性老人可用女式尿壶紧贴外阴部接取尿液。

（4）导尿管留置术：对于长期尿失禁的老人可给予留置导尿管术持续导尿或定期放尿，避免尿液浸湿床褥，刺激皮肤发生压疮。

（5）室内环境：定期开门窗通风换气，保持室内空气清新，使老人舒适。

（6）健康教育：

①鼓励老人多饮水。如病情允许，嘱其每日摄入液体2000～3000 mL，以预防泌尿系统感染并促进排尿反射，但睡前要限制饮水，以减少夜尿量。

②训练膀胱功能。初起每隔1～2小时让老人排尿，以手掌用柔力自膀胱上方持续向下压迫使膀胱内尿液被动排出，以后逐渐延长排尿时间，以促进排尿功能恢复。

③锻炼盆底肌（图2-4-66）。指导老人取立、坐或卧位，试做排尿（便）动作，先慢慢收紧盆底肌肉，再缓缓放松，每次10秒左右，连续10次，每日锻炼5～10次，以不感疲乏为宜（图2-4-66）。

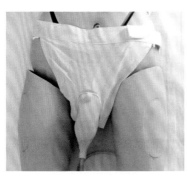

图2-4-65

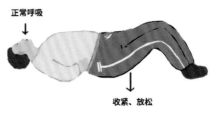

指导老人锻炼盆底肌：试做排尿(便)动作，先慢慢收紧盆底肌肉，再缓缓放松，每次10秒左右，连续10次，每日锻炼5～10次。

正常呼吸

收紧、放松

图2-4-66

24. 应如何协助长期卧床的老人在床上排便？

便盆使用帮助

（1）操作前准备：环境安静整洁，评估老人腰部活动情况，询问老人排便的需求，取得合作。同时关闭门窗，必要时遮挡屏风。

（2）物品准备：便盆（加温后或加垫子）、便盆里放卫生纸、橡胶布或一次性护理垫、卫生纸、屏风。必要时，备水盆、毛巾。

（3）轻轻掀开下身盖被放于老人的对侧，协助老人取仰卧位：铺橡胶单（或护理垫）一手托起老人的臀部，另一只手将橡胶单或一次性护理垫垫于老人腰及臀部下。将其裤子脱至膝部，并使其两腿屈膝（肢体活动障碍者可用软枕垫于膝下）。放置便盆使用前检查便盆的完整性，防老人皮肤受损。一手托起老人的臀部使其抬高 20～30 cm，另一手将便盆放置于老人的臀下（开口向足部）（图2-4-67）。

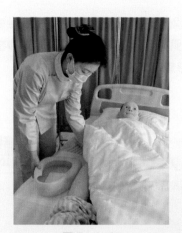

图 2-4-67

对于腰部不能抬起的老人，应先协助老人取侧卧位，腰部放软枕，使盆扣于臀部，再协助老人平卧，调整便盆位置（图2-4-68）。

（4）取出便盆：嘱老人双腿用力，将臀部抬起，一手抬起老人腰骶部，另一手取出便盆。对于臀部不能抬起的老人，可一手扶住便盆，一手帮老人侧卧，取出便盆。

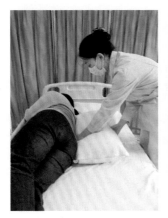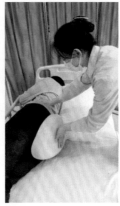

图 2-4-68

（5）擦肛门：为老人擦净肛门（将卫生纸在手上绕三层左右，把手绕至臀部后，从前至后擦肛门，污物较多者反复擦2～3次），及时与老人沟通，了解并满足老人的合理需求。

（6）清洗：用温水清洗肛门，擦干，协助老人穿好裤子，并给其洗手。

操作后照护人员开窗通风，倾倒污秽、清洗坐便器或坐便、洗手。记录老人排便的次数、量、颜色，注意观察排便的性质，发现异常通知医护人员并按需要及时记录。

尿壶使用帮助

（1）使用前：了解老人的下肢活动情况，询问老人是否需要排尿，取得合作。

（2）用物准备：准备尿壶（男、女）、橡胶布或一次性护理垫、卫生纸。必要时，备水盆、毛巾。

（3）给老人排尿时要注意保暖，注意保护隐私：照护人员关闭门窗，必要时屏风遮挡。轻轻掀开下身盖被放于老人的对侧。铺橡胶单（或护理垫）一手托起老人的臀部，另一只手将橡胶单（或一次性护理垫）垫于老人腰及臀部下。将其裤子脱至膝部，并放置尿壶。男性老人取侧卧位，将其膝盖并拢，面向照护人员。将阴茎插入尿壶的接尿口，用手握住壶把固定。阴茎不宜插入者，照护人员应戴一次性手套将其插入（图2-4-69）。

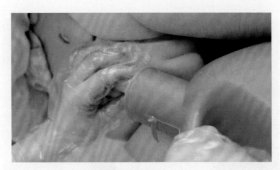

图 2-4-69

女性老人取仰卧位，使其屈膝，双脚稍微分开，照护人员单手拿尿壶，尿壶的开口边缘紧挨阴部，尿壶稳定地支撑在床上，为防止尿液飞溅，在会阴上部盖上卫生纸（图 2-4-70）。

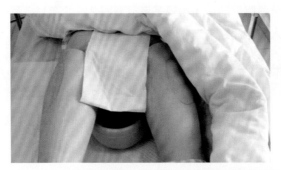

图 2-4-70

（4）取出尿壶：排尿后撤下尿壶，协助老人穿好裤子，盖好被子。操作后撤下橡胶单或护理垫，整理床单位。必要时协助老人洗手。开窗通风，处理、观察尿液，清洗尿壶，照护人员洗手。

25.如何预防长期卧床的老人发生便秘?

老人便秘与许多内科或外科疾病及许多药物有关,排除老人便秘的病理因素外,还需要考虑功能性便秘的可能。长期卧床的老人活动减少、膳食中缺乏膳食纤维、喝水减少等都可造成便秘。

(1)增加膳食纤维摄入量:膳食纤维主要存在于谷、薯、豆类及蔬菜、水果等植物性食物中,植物成熟度越高其膳食纤维含量也就越多,谷类加工越精细则所含膳食纤维就越少。蔬菜中膳食纤维平均含量是 3%,水果中膳食纤维平均含量是 2%,粮谷类的麸皮也含有大量膳食纤维,因而建议老人不要长期吃精细加工的谷类食品,而应该多选择全麦和全谷类食品。不同的蔬菜或水果膳食纤维的含量也差异很大,芹菜、韭菜、菠菜等的膳食纤维含量要高于西红柿、黄瓜、茄子等,菠萝、草莓的膳食纤维含量高于香蕉、苹果。果皮的膳食纤维含量普遍高于果肉,在确保水果未受到污染的情况下,不削皮的吃法能够摄入更多的膳食纤维(图 2-4-71)。

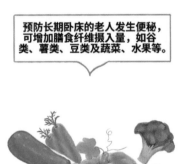

图 2-4-71

(2)补充益生菌:益生菌可以刺激肠道蠕动,有利于缓解便秘。便秘的老人可以饮用含有益生菌的乳制品或者口服益生菌补充剂来缓解便秘。

(3)正确喝水:在 2022 年发布的新版《中国居民膳食指南》中,建议在温和气候条件下,低身体活动水平成年男性每天喝水 1700 mL,成年女性每天喝水 1500 mL。足量饮水，少量多次，可以在一定程度上缓解便秘，如果只增加膳食纤维而不增加水分摄入，会使便秘更加严重。因为代谢缓慢，老人需要的水分相对于健康人要少，大脑对于口渴的反应也较为迟钝。建议老人不要等到口渴再喝水，最好注意一下平时的生活作息，定时定量地补水。尤其是晨起后应该适当补水，促进肠道运动。

应注意特殊疾病老人人群，如心力衰竭、肾衰竭或胸腹水需限液的老人，饮水量应遵医嘱，并非多多益善。

（4）适度运动：帮助老人按摩腹部，刺激肠道蠕动，有利于缓解便秘。

（5）养成良好的排便习惯：规律的排便习惯是防治便秘的有效措施，一般来说晨起和餐后是比较容易有便意的时间点，建议协助老人找到其排便规律，养成良好的排便习惯。

（6）通便剂：顽固性便秘老人可考虑使用通便剂，通便剂包括填充剂、软便剂、渗透剂、灌肠剂等，效用各不相同，故应在医生指导下进行使用。

26. 如何给长期卧床的老人使用开塞露协助排便？

老人取俯卧位或者是侧卧位，臀部稍垫高。剪去开塞露的顶端，要剪平（图 2-4-72），起初少量的甘油擦在肛门外边起到润滑作用。手拿开塞露的球部缓慢插入肛门，切勿粗暴引起皮肤破坏。然后把开塞露颈部全都塞进去之后，快速挤压开塞露球部，让老人深吸气。挤完之后，一手拿着纱布按压肛门处，堵一会儿，一手快速的拔出开塞露的外壳，让老人保持原位不动 10 分钟左右。当老人有腹胀，有排便感的时候再让老人排便（图 2-4-73）。

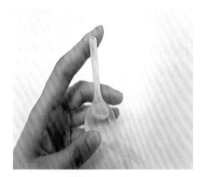

图 2-4-72

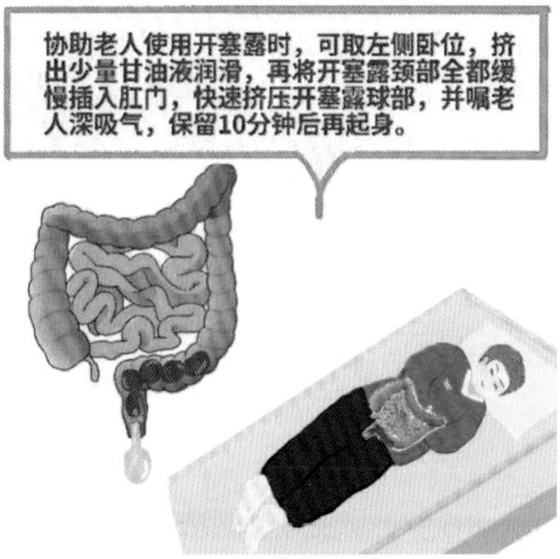

协助老人使用开塞露时，可取左侧卧位，挤出少量甘油液润滑，再将开塞露颈部全都缓慢插入肛门，快速挤压开塞露球部，并嘱老人深吸气，保留10分钟后再起身。

图 2-4-73

27. 发生心搏骤停时应如何进行紧急救治？

心搏骤停是指心脏射血功能的突然中止。心搏骤停发生后，由于脑血流突然中断，10秒钟左右老人即可出现意识丧失，在4～6分钟内开始发生不可逆脑损害，数分钟后出现生物学死亡，救治及时有复苏的可能。各种心脏病均可导致心搏骤停，冠心病最常见，触电、中毒、创伤等突发急症也可造成心搏骤停。老人如果突发意识丧失，可伴有局部或全身性抽搐，呼吸断续，叹气样或短促痉挛性呼吸，随后呼吸停止；皮肤苍白或发绀，瞳孔散大，可出现大小便失禁。

心搏骤停的抢救操作医学上也称为"心肺复苏术"，必须分秒必争，关键在"急"，核心要"救"。没有"急"，就不可能救活。抢救的黄金时间一般为4～6分钟，8分钟开始会出现"脑死亡""植物状态"，每延误一分钟，抢救成功率约降低10%（图2-4-74）。

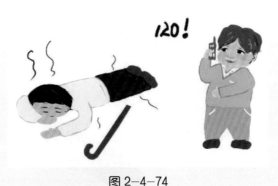

图2-4-74

家庭急救关键是进行初级生命支持，即徒手心肺复苏术。简单来说，心肺复苏即是在人突然发病造成心跳、呼吸停止时，在医生到来之前所能做的简单高效的急救方法，现实中不乏在救护车到来之前老人就被救了回来的案例，所以说，家人应简单掌握心肺复苏的方法。下面就来说说心肺复苏的基本流程：

（1）评估环境：首先要评估现场环境，判断环境是否安全，要保证已经脱离危险环境才能进一步实施救人，也就是说要先抢后救。

（2）判断意识、呼吸，检查大动脉搏动：当发现老人突然倒地时，轻轻拍打老人双肩，贴近老人耳边大声呼唤："×××，怎么了？"观察是否有反应；快速检查颈动脉是否有搏动；对于非专业急救人员，可将耳朵靠近老人鼻孔同时注视其胸部观察是否有呼吸、胸部是否有起伏。只要发现无反应、无自主呼吸就应开始心肺复苏。

（3）立即呼救：立即拨打"120"叫救护车，报告所在的准确地址与姓名、联系电话，老人的性别、年龄，现场所采取的救护措施等，并大声呼救其他家庭成员（图2-4-75）！寻求周围是否有医务工作者或者经过急救培训的人员。如果现场有多人，应呼救与急救操作同时进行，分工合作。

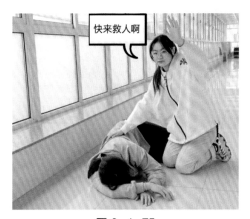

图 2-4-75

（4）立即进行胸外心脏按压：这是心肺复苏的第一步。将老人仰卧于硬板床上或平地上，救援者需将老人姿势摆正为平卧位置，自己位于老人的右侧，以方便施救。找到胸骨中下段1/3，或剑突上两横指，也就是两乳头联线的中点位置。把手掌根部放在两乳头联线中点位置（图2-4-76），手掌根部重叠，双手十指交叉相扣，按压时上身前倾，用上身重量、用掌根将胸骨下压，按压深度为5～6 cm，放松与按压比例为1∶1，按压频率控制在100～120次／分（图2-4-77）。

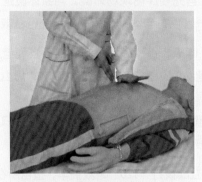

图 2—4—76

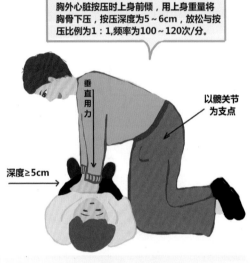

胸外心脏按压时上身前倾，用上身重量将胸骨下压，按压深度为5~6cm，放松与按压比例为1：1，频率为100~120次/分。

垂直用力

以髋关节为支点

深度≥5cm

图 2—4—77

（5）开放气道：若有异物，将老人头部偏向一侧，清除口鼻中异物，取出义齿。可用仰头抬颌法：实施抢救者将一手置于老人前额用力加压，使头后仰，另一手的示指、中指抬起下颌，使下颌角与耳垂连线垂直于地面。

开放气道是口对口人工呼吸前的必须动作，对于发生心跳呼吸停止没有意识的人其肌肉是松弛的，因此舌根后坠，气道阻塞是非常常见的情况，一定要在人工呼吸前做开放气道动作，避免吹气吹不进去。

（6）人工呼吸：进行人工呼吸时，应该捏住鼻子，深吸气之后用自己的嘴巴全部包住患者嘴巴，向患者口中呼气。同时观察患者胸廓有无起伏运动，吹气时间超过 1 秒。每按压 30 次后吹气 2 次为一个循环，约 2 分钟完成 5 个循环的按压与吹气（图 2—4—78）。

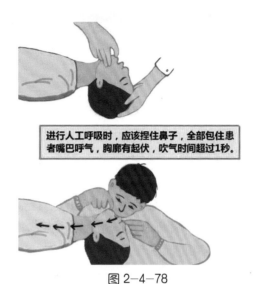

进行人工呼吸时，应该捏住鼻子，全部包住患者嘴巴呼气，胸廓有起伏，吹气时间超过1秒。

图 2—4—78

　　如果患者出现下列情况，如面色由苍白、青紫逐渐变红润，复检时有脉搏和呼吸恢复，瞳孔由大变小，有四肢抽动，眼球活动，发出呻吟声等，则是心肺复苏有效的表现。

第五章 高血压照护

1. 血压计的种类有哪些？如何选择适合家庭测量的血压计？

• 血压计的种类有哪些？

（1）汞（水银）柱式血压计：为传统血压计，分台式（图 2-5-1）、立式两种，立式血压计可任意调节高度。汞柱式血压计因其结果可靠，较为常用，但存在体积大，不便携带，水银易外泄的弊端，且对使用者的测量技术要求高，如果操作不当，很容易使测得的血压产生误差。

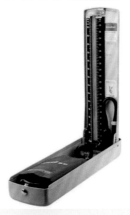

图 2-5-1

（2）气压表（弹簧）式血压计（图 2-5-2）：利用气压泵操作测压，体积小，携带方便，且无水银外泄的缺点，但随着应用次数的增多，会因弹簧性状改变而影响结果的准确性，所以需要定期与标准的汞柱式血压计进行校准。

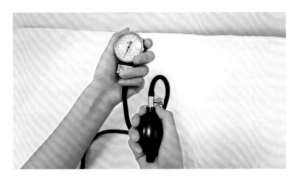

图 2-5-2

（3）电子血压计：是利用电子压力、搏动传感器（代替听诊器）识别压力和搏动信号，并以数字形式表达出来，其屏幕上部为收缩压，下部为舒张压和脉搏数。其优点是灵敏度较高，操作简便，读数直观，只需按一下按钮就会自动进行测量，且使用者无需掌握专业技术。但抗干扰能力较差，容易受到体位、袖带缠扎部位等因素的影响而致误差率高，需经常以标准汞柱式血压计为准加以校准。

上臂式电子血压计（图 2-5-3）：其优点是对测量姿势要求很低，不用担心姿势对误的影响，缺点是体积略大，冬天使用需要脱掉衣服露出上臂，且耗电量大，使用成本高。

腕式电子血压计（图 2-5-4）：具备液晶显示屏，微电脑全自动控制，能迅速、准确地测量出血压值与脉搏数，还拥有超压 3 秒钟无条件快速放气功能，操作更加简单，更加安全，但测量数值误差较大。

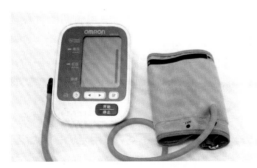

图 2-5-3

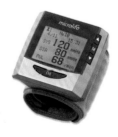

图 2-5-4

如何选择适合家庭测量的血压计？

（1）应选择什么样的血压计合适？

家里有老年人或患高血压的人，血压计是不可缺少的，如何选购一台适合家庭用的血压计呢？汞柱式血压计测量的准确性和稳定性较高，但对使用者的技术要求较高；电子血压计使用简单，测量方便，被推荐用于家庭血压的自我检测。

选购血压计的时候要考虑使用人的情况，普通人群，手臂式或者手腕式二者都可以；中老年人，且患有糖尿病、高血脂、高血压等的人群由于血液黏稠度较高、微循环不畅，宜使用手臂式血压计。

有的电子血压计具有记忆功能，能将被测量者的血压记录（高压、低压、脉搏等数据）保存在机器中，对自己过去一段时间内的血压值情况了如指掌，但此类电子血压计价格昂贵，应根据自身家庭经济条件而定。

（2）家用血压计的选购技巧。

一看外观：血压计被列为我国依法管理的计量器具。我国计量法明文规定，"用于医疗卫生的工作计量器具实行强制检定"。制造厂生产的血压计应在明显位置上设有标牌，其内容包括名称、型号、测量上限、制造厂名称和出厂日期，还应注明标准文号和型式批准文号。

二查精度：血压计的误差一般范围在 2～3 mmHg。选购电子血压计时，不妨按说明书操作，测一测自己的血压值，可以重复测几次，看看其重复性是否良好，并可以与平时在医院测得的血压或用汞柱式血压计测得的血压数值进行比较。在进行血压测量时，还应检查显示的数字有无缺失等情况出现。

三做交替测量：这是一种简便判别电子血压计是否准确的方法。具体做法是：第一次用汞柱式血压计测量血压，休息 3 分钟后，用电子血压计测量第二次，然后再休息 3 分钟，最后再用汞柱式血压计测量第三次。取第一次和第三次测量的平均值，与第二次用电子血压计测量值相比，其差值一般应小于 5 mmHg。

四做价格比对：血压计的价格与质量关系不大，而是与附加功能有关，比如带有传输功能的血压计价格就会较贵。当然价格不同，使用寿命会有所差别，但家庭使用血压计的频率一般不会太高。所以，不需购买医用那么昂贵、高档的血压计，一般功能的血压计就能满足家庭测量血压的需求。

2. 如何测量血压？

（1）电子血压计测量法：测量血压前首先要仔细阅读电子血压计的使用说明书，了解其注意事项，查看被测量者的年龄，如果属中老年人且患有糖尿病、高血脂、高血压等的人群，宜选用手臂式血压计（图2-5-5）。

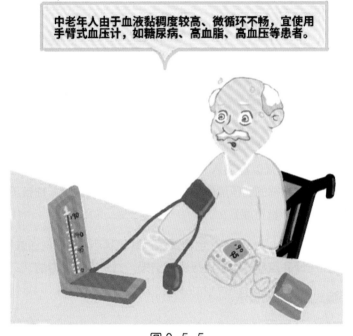

图 2-5-5

1）手臂式血压计测量法。

①测量前，让被测量者休息 10 ～ 20 分钟，放松心情，30 分钟内禁止吸烟或饮咖啡，连接电源。

②取坐位或仰卧位，露出一侧上臂，天冷时也可留一件比较薄的内衣，注意衣袖不宜太紧，以免造成压迫上臂血管，造成测得的血压值不准。伸直肘部，手掌向上（图2-5-6）。

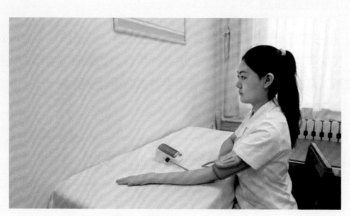

图 2-5-6

③取出手臂式血压计，驱尽袖带内空气，平整地缠于上臂中部，袖带橡胶管位于肘部中央，松紧以能放入 1～2 指为宜。缠得过紧会使测得的血压值偏低；而过松则使测得的血压值偏高。袖带的胶管朝向肘窝，袖带下缘距肘窝 2～3 cm（2～3 手指宽度）。

④按"开始／停止"键测量，全程请保持静止状态，不要说话或移动手臂，测量结束，血压计会自动显示或播报测量结果，并进行数据存储。

2）手腕式血压计测量法。

①测量前，让被测量者休息 10～20 分钟，放松心情，30 分钟内禁止吸烟或饮咖啡，排尿。接通电源。

②测量时一般取坐位，露出手腕，掌心朝上，放平，使手腕桡动脉位置与心脏处于同一高度（图 2-5-7）。

③取腕带式血压计，表面朝上，将腕带套在离手掌根部 1～2 cm 位置的手腕上（1～2 手指宽），裹住手腕，将腕带余下部分折回卷好，粘上腕带，松紧合适。

④双腿放松自然着地，身体坐正，按"开始／停止"键开始测量，全程请保持静止状态，不要说话或移动手臂，测量结束，血压计会自动显示或播报测量结果，并进行数据存储。

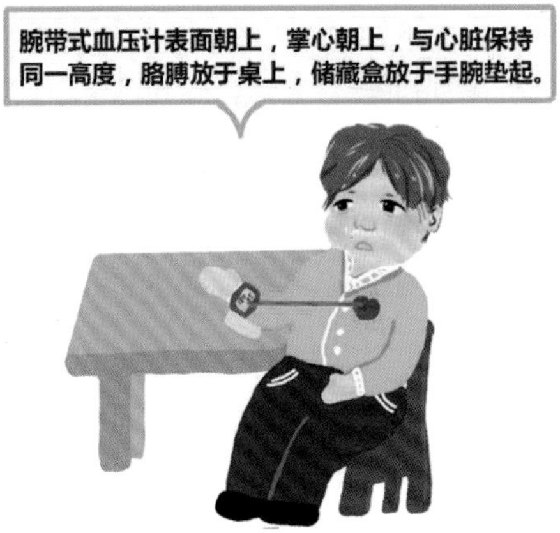

腕带式血压计表面朝上，掌心朝上，与心脏保持同一高度，胳膊放于桌上，储藏盒放于手腕垫起。

图 2-5-7

（2）汞（水银）柱式血压计测量法：用汞（水银）柱式血压计测量血压依赖于使用者的经验，必要时需要经过专业训练。使用前检查血压计有无破损，水银是否充足，袖带有无老化、破损等现象（图 2-5-8）。

用汞（水银）柱式血压计测量血压要经过专业培训才能使用，了解血压表的构造，会排除简单的故障，如血压计有无破损，水银是否充足，袖带有无老化、破损等现象。

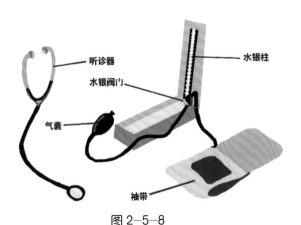

图 2-5-8

①测量前，让被测量者休息10～20分钟，放松心情，30分钟内禁止吸烟、饮咖啡或排尿。

②取坐位或仰卧位，保持血压计零点、肱动脉与心脏同一水平，露出一侧上臂，天冷时也可留一件比较薄的内衣，注意衣袖不宜太紧，以免造成压迫上臂血管，造成测得的血压值不准。伸直肘部，手掌向上。

③放平血压计，驱尽袖带内空气，平整地缠于上臂中部，松紧以能放入1～2指为宜，袖带下缘距肘窝2～3 cm。

④打开水银槽开关，戴好听诊器，将听诊器的头部（听件部位）紧贴肘窝内侧肱动脉搏动处。另一手关闭气门上螺旋帽，握住输气球向袖带内打气至肱动脉搏动音消失再升高20～30 mmHg，然后慢慢放开气门，使汞柱慢慢下降，并注意汞柱所指的刻度。当听到听诊器中第一声搏动，此时汞柱所指的刻度即为收缩压，当搏动声突然减弱或消失，此时汞柱所指的刻度即为舒张压。

⑤测量完毕，排尽袖带内余气，拧紧气门上螺旋帽，将血压计盒右倾45°，使水银全部回流入槽内，关闭水银槽开关（图2-5-9），妥善整理袖带，放入盒内，注意防止压碎玻璃。

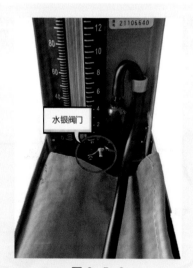

水银阀门

图2-5-9

⑥记录采用分数式，即收缩压／舒张压 mmHg（有的使用千帕记录，1 kPa=7.5 mmHg）。

3. 为什么用电子血压计测出的血压数值每次都不一样？测量血压时应注意哪些问题？

• 为什么用电子血压计测出的血压数值每次都不一样？

常常听到人们议论电子血压计不准，每次测量的数值都不一样。对于这个问题，可以从以下几个方面来说。

（1）人体血压并不像身高或体重一样是个固定值，而是在不断变化的。人在兴奋、紧张、运动、长期饮酒、吸烟时血压会升高，而且血压还会随着时间、季节、气温的变化等因素而发生相应的变化。除此之外，那些血液黏稠度较高、微循环不畅的人群，用电子血压计与汞柱式血压计测得的结果相比较，也经常会有一定差异。

（2）测量的方法不正确。测量时，肱动脉与心脏位置不平齐。

（3）测量的部位与体位不同。通常情况下，测量的部位（手臂或手腕）、体位（坐位或仰卧位）不同，测量的血压结果也会有差异。电子血压计分为腕式和臂式，测得的结果有较小的误差也属正常。

（4）可能与血压计本身的质量有关系。如果排除上述原因，测量的血压值误差较大，此种情况建议到医院复测。如果复测结果正常，则应考虑电子血压计本身的质量问题，因电子血压计时间久了就有可能不太精准了，必须到相关技术检测部门去校对或重新购买新的血压计。

• 使用电子血压计测量血压时应注意哪些问题？

（1）测量前安静休息片刻，以消除紧张、劳累对血压的影响。测量血压时不要说话，也不要屏住呼吸，自然放松（图2-5-10）。

（2）测血压时需一次完成，袖带缠绕位置、松紧度应合适，若因故未完成则应松开袖带，休息2～3分钟再重新测量。

（3）开始测量血压时可双上肢血压均测量，通常右上肢的血压值会略高于左上肢，如果双上肢血压值相差较大，记录时应以较高的测量数据为准。

（4）测血压过程中如发现血压有异常，应等待一会再重测，两次测量的时间间隔不得少于3分钟，且测量的部位、体位要一致。

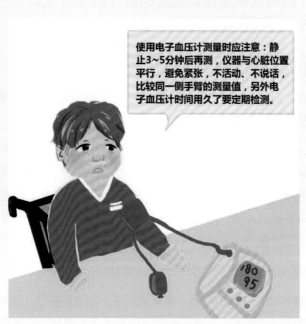

图 2—5—10

（5）应避免选择运动前后，饭后1小时内，饮酒、咖啡、红、茶前后，入浴前后，吸烟前后等时候测量血压，以减少血压测量值的误差。

（6）高血压老人需定时监测血压，要做到每次都能定时间、定部位、定体位、定血压计进行测量，把所测量的血压值记录下来，以便于对照。

4. 发生高血压危象时应如何处理？照护时应注意哪些问题？

· 发生高血压危象时应如何处理？

高血压危象是种极其危急的症候，常是在不良诱因影响下，老人血压骤然升到26.6/16 kPa（200/120 mmHg）以上，出现心、脑、肾的急性损害危急症候。老人会突然出现头痛、头晕、视物不清或失明、恶心、呕吐、心慌气短、面色苍白或潮红、两手抖动、烦躁不安等表现，严重时可出现暂时性瘫痪、失语、心绞痛、尿混浊，更重的则抽搐、昏迷。

急救方法：不要在老人面前惊慌失措，要让老人安静休息，避免不当搬运造成血压进一步升高。头部抬高，取半卧位，尽量避光（图2-5-11）。老人若神志清醒，可立即服用氢氯噻嗪2片、地西泮2片，或复方降压片2片。少饮水，并尽快送老人到医院救治。在去医院的路上，行车尽量平稳，以免因过度颠簸而造成脑溢血。头痛严重可针刺百会穴（两耳尖连线在头顶正中点）使之出血，以缓解头痛。如果发生抽搐，可手掐合谷、人中穴。注意保持昏迷者呼吸道通畅，让其侧卧，将下颌拉下，以利呼吸。

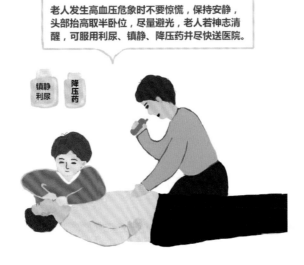

老人发生高血压危象时不要惊慌，保持安静，头部抬高取半卧位，尽量避光，老人若神志清醒，可服用利尿、镇静、降压药并尽快送医院。

图2-5-11

发生高血压危象照护时应注意哪些问题？

（1）高血压危象合并颅脑损伤者多有神志、瞳孔改变，表现为神志不清、患侧眼睛瞳孔散大等，但有神志改变的老人不一定都有颅脑损伤，还需要结合体格检查和辅助检查。观察老人神志、瞳孔对于判断老人有无合并颅脑损伤很有帮助。

（2）卧床休息，做好老人呼吸、脉搏、血压、体温的持续监测。一般情况下，高血压危象老人脉搏会明显加快，如果老人心跳或呼吸停止应马上进行心肺脑复苏。待病情稳定后立即送医就诊。

（3）持续吸氧，避免情绪激动。

（4）低盐低脂饮食，避免过饱，保持大便通畅。

（5）遵医嘱静脉输液，将血压降至安全范围。

5.高血压老人在家中发生脑中风应如何处理？照护时应注意什么？

• 高血压老人在家中发生脑中风应如何处理？

脑中风简单地说，就是突发性的脑神经功能障碍。主要表现为肢体乏力、肢体麻木、视觉不清、言语不明、站立或步行不稳、意识不清、眩晕及短暂的意识不清或嗜睡等症状。所以，如果前一分钟还好好的，突然间就出现这些现象，或是前一晚还好好的，一早醒来就发现这些现象，就很可能是脑中风的前奏了。

一旦出现上述症状，千万不要犹豫，赶紧到附近医院检查。"时间就是大脑"，只有争分夺秒才可能降低脑损伤，并要将病情准确地转告医生。主诉要点：发作的具体时间、是否呕吐、症状是否逐渐恶化、意识情况如何、头痛的程度、是否有手脚麻痹、语言障碍、是否在服用降血压药、有没有受伤等。要特别注意，脑中风发作急性期常会有恶化现象，也常会合并心肌梗死和肺炎等严重并发症。因此，就算中风症状非常轻微，也一定要尽快就医。

• 高血压老人在家中发生脑中风照护时应注意什么？

一旦发现老人出现脑中风，要立刻拨打急救电话，同时平稳放置老人，可以侧卧，若要平躺，应将其头偏向一侧，并垫高头部。安抚老人情绪的同时，解开其衣扣，如果老人有假牙，最好拿下来，防止误吞。记住老人发病时间，脑中风的黄金治疗时间是发病后 4～5 小时，在此期间内救治能将危险降到最低。不要等到老人半边身子不能动了，才急急忙忙去医院，从而错失最佳抢救时机，造成瘫痪，甚至危及生命(图2-5-12)。

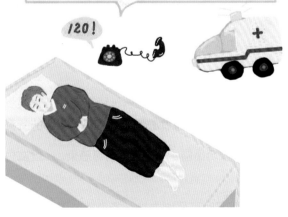

老人在家中出现脑卒中时要记清发病时间，因4～5小时是救治最佳时间，及时拨打"120"救治，同时尽快将老人放平或侧卧，头偏向一侧，垫高头部，保持情绪安定，解开其衣扣，若有假牙及时取出防止误吞。

图2-5-12

6. 什么是直立性低血压？高血压老人发生直立性低血压时应如何照护？

• 什么是直立性低血压？

直立性低血压是较为常见的一组症状群，该组疾病共同特点是直立时血压明显下降，并出现脑供血不足的症状群。直立时与平卧时血压比较，收缩压下降 30 mmHg 以上，平均血压下降 20 mmHg 以上，或舒张压减少 15 mmHg 以上。直立时常出现头昏、乏力、嗜睡，视物模糊、面色苍白、眼花黑蒙，甚至晕厥等脑供血不足的表现。

• 高血压老人发生直立性低血压时应如何照护？

（1）当起床走动及体位改变时，动作要慢，避免骤然起立（图 2-5-13）。平卧时适当抬高头部。高血压的老人宜自行购买血压计，每日监测血压。

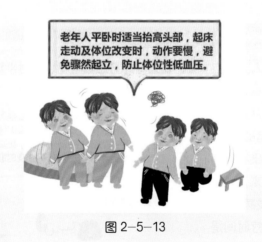

图 2-5-13

（2）饮食照护：应注意选用易消化的优质蛋白质饮食，忌食油腻食物、辛辣刺激食物。注意补充维生素，多食新鲜的蔬菜、水果。注意进食不要过饱。

（3）预防感冒：防止各种病毒感染，一旦发生病毒感染，要注意充分休息、适量饮水。

（4）平时可穿弹力袜、紧身裤或用弹力绷带，以减少直立时下肢静脉血液淤积。注意适当锻炼，保证足够的营养摄入，积极配合医生治疗原发病。

7. 高血压老人突发脑溢血应如何照护?

(1) 要让老人保持绝对卧床休息,帮助老人在床上进行进食、大小便。

(2) 保持老人呼吸道通畅,定时帮助老人翻身拍背,减少压疮和吸入性肺炎以及坠积性肺炎发生的概率。

(3) 做好老人口腔护理和会阴部护理,保持清洁,防止产生感染。

(4) 加强营养支持,老人在脑出血早期就需要开始注意营养支持,防止出现低蛋白血症、过度脱水、电解质紊乱等并发症。

(5) 要给予老人高纤维素或者半流质饮食,使其大便通畅,以免老人因大便干燥难解,在用力解大便时导致出血量加大或者发生再出血。

(6) 帮助老人监测血压及其他生命体征,维持血压稳定。

8. 有高血压病史，晚上经常失眠，怎么办？

血压不稳定与睡眠质量有明显的关系，如果晚上没睡好，第二天不仅精神疲乏、困倦、头晕、头痛、昏昏沉沉，而且血压也会明显升高。血压增高会导致脑血管痉挛，引起大脑皮层功能紊乱，造成自主神经功能障碍，交感神经兴奋，引起失眠。另外，高血压老人也可因为失眠，在白天焦虑、烦躁、心神不宁使体内的肾上腺素、儿茶酚胺等水平增高，使血压不易控制，血压的波动可导致心脏负担加重，长期发展下去可引起心功能不全，所以高血压老人保持良好的睡眠非常重要。建议高血压老人首先控制血压，经过医生指导，随时调整药物，使血压趋于平稳。其次，注意其他影响睡眠的因素，如睡觉的环境要安静，晚餐不宜吃的过饱，避免喝浓茶、咖啡等刺激性食物，避免看刺激性强的电视片，避免焦虑及情绪激动，可以喝杯热牛奶、燕麦粥来促进睡眠（图2-5-14）。最后，如果实在入睡困难，一定要遵照医嘱口服镇静安神的药物，如安神补脑液、百乐眠、地西泮、佐匹克隆等，但不可长期服用，以免产生耐受性和依赖性。

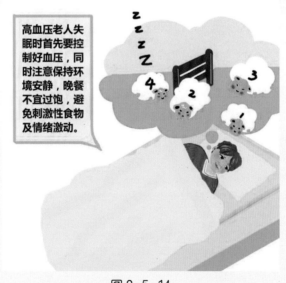

图 2-5-14

9. 如何对高血压老人进行起居照护？

（1）要起居有常：建立科学的作息制度，根据季节变化和个人情况制定符合生理需要的作息制度。培养有规律的生活习惯最好的方法是自主、积极、合理地安排适合自己的生活作息制度，做到每日定时睡眠、定时起床、定时用餐、定时工作学习、定时锻炼身体、定时排便、定期洗澡等。把生活安排得井井有条，并持之以恒，这对高血压及中风老人益处多多。而生活作息不规律，夜卧晨起无定时，会加重老人病情，如血压升高、头晕、头痛，甚至再次中风，出现心力衰竭、肾衰竭等并发症。

（2）要劳逸适度：劳逸适度对保健人体起重要作用。合理休息可增强机体免疫能力，也是消除疲劳、恢复体力和精力、调节身心的重要方法。适当劳作能促进血液循环，改善呼吸和消化功能，提高基础代谢率，兴奋大脑皮层对机体各部的调节能力，从而对老人的血压起到重要调节作用，并可预防、延缓动脉粥样硬化的形成。但要注意体力劳动应轻重相宜；脑力劳动要与体力活动相适合；家务劳动要秩序化；休息保养多样化（图2-5-15）。

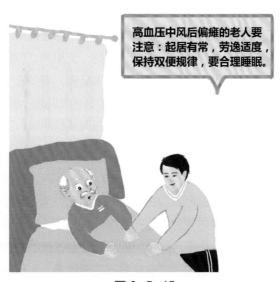

图 2-5-15

（3）保持双便规律：高血压老人在排便过程中易出现血压升高，诱发急性左心衰竭、心肌梗死和中风。所以，养成良好的排便习惯对防治高血压并发症有重要意义。①养成定时排便的习惯，如晚上睡觉之前或早晨起床之后，养成按时上厕所的习惯，久而久之，可养成按时大便的习惯。②排便要顺其自然，有便不强忍，大便不强撑。因忍便不解会使粪便毒素被肠黏膜吸收，危害机体；排便时强撑会导致腹内压增高，血压上升，特别对高血压、动脉硬化者不利，容易诱发中风。③要重视肛周卫生，大便后使用薄而柔软手纸为宜，不可用报纸、旧书纸等代替，以免污染、擦伤肛周皮肤引起感染。每晚睡觉前用温水给老人清洗肛周，也可让老人热水坐浴，促进肛周血液循环。同时还要注意选用薄而柔软的棉制品内裤给老人勤更换。如肛门周围已有炎症，要及时带老人到医院就诊，听从医生指导，防止引起其他疾病。④注意便后养生调节，如饱食后排便了，可喝汤汁、水，助胃气利消化；饥饿时排便，为了防止便后气泄，排便时可取坐位，便后稍进食物，还可做提肛动作 3～5 次。⑤按摩通便，按摩可以起到舒畅气血，增强肠胃功能和消化排泄功能，加强肠道的蠕动，促进新陈代谢，通畅大便的作用。平常可选用一些传统保健功法锻炼，如太极拳、气功、腹部按摩保健法等。

（4）要合理睡眠。

①对于高血压病老人，优质的睡眠尤其重要。血压不稳定与睡眠质量有明显的关系，如果晚上没睡好，第二天不仅精神疲乏、困倦、头晕、头痛、昏昏沉沉，而且血压也会明显升高。检查高睡眠质量的标准是：入睡快，上床后5～15分钟进入睡眠状态。睡眠深，睡中呼吸匀长，无鼾声，不易惊醒；无起夜，睡中梦少，无梦惊现象；起床快，早晨醒来身体轻盈，精神好（但是高血压老人清晨醒来后不要马上起床，等头脑清醒后，适当活动四肢，然后再起床下地。这样可避免起床过急引起眩晕跌倒和中风）；白天头脑清晰，工作效率高，不困倦。

②保证睡眠质量，预防失眠（图 2-5-16）。一是防治病因消除失眠。对身患各种疾病从而影响安眠的老人，应当首先治疗原发病，再纠正继发性失眠。二是心理防治。老人要学会培养对生活的浓厚兴趣，每天对生活内容作出紧凑安排，防止白天萎靡不振。心理治疗常用的方法有自我暗示法：即上床前放松精神，建立自信心，并对自己说："今晚我一定能睡着"，躺好后默念"我头沉了，我疲劳了；我肩沉了，我很累了；我臂沉了，工作完成了；我腿沉了，我要睡了"。长期进行这样的自我训练，可以形成良好的条件反射。三是体育锻炼。睡前 2 小时左右可选择一些适宜项目进行锻炼，以身体发热微汗为度，

对防治失眠有良好作用。四是药物防治。安眠药治疗失眠应用广，但尽量少用。安眠药一经服用往往产生依赖性、成瘾性，还会打乱睡眠周期节律，对于中老年人以及失眠不严重的人宜选中成药为佳。五是食物防治。失眠者可适当服用一些有益睡眠的食物，如蜂蜜、桂圆、牛奶、大枣、木耳等，还可根据人的体质和症状辨证选用药膳。常用药膳有：茯苓饼、银耳羹、百合粥、莲子粥、山药牛奶羹、黄酒核桃泥、芝麻糖、土豆蜜膏、玫瑰烤羊心、猪脊骨汤等。六是按摩法。失眠者可于睡前行放松功，调节呼吸，全身放松，排除杂念，帮助入静安眠。亦可躺在床上进行穴位按摩，如按揉双侧内关穴、神门穴、足三里穴及三阴交穴，左右交替揉搓涌泉穴等促进睡眠。在气功按摩过程中要尽量做到心平气和，思想放松，如此效果才好。

③高血压病老人睡眠质量不佳时的注意事项：一是中午宜小憩一会儿。二是临睡前用温水洗脚有助于安眠。三是睡眠前不宜长时间看书看报，更不要看使人激动、兴奋的读物、电视和电影。四是晚餐进食切勿过多、过饱，应进清淡、易消化的食物，避免过量饮酒。五是每日睡眠时间应因人而异，以能很好地工作和学习为准。

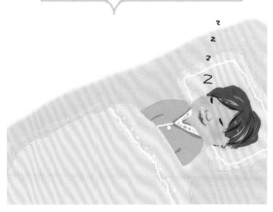

高血压病的老人，优质的睡眠非常重要，高睡眠质量的标准是：入睡快、睡眠深、无起夜、觉醒快，精神好，工作效率高。

图 2-5-16

10. 对高血压中风后的人如何进行饮食照护?

（1）饮食忌过饱并控制体重：高血压中风老人避免进餐过饱，减少过量甜食。控制体重指数（BMI）在正常数值内，BMI 可以分为四类：正常（BMI=18.5 ～ 23.9 kg/m²）；超重（BMI ≥ 24 kg/m²）；偏胖（BMI=24 ～ 27.9 kg/m²）；肥胖（BMI ≥ 28 kg/m²）。如果 BMI ≥ 30.0 kg/m² 可能会导致缺血性脑中风风险增加。BMI 计算方法：体重（kg）／身高（米）²。若是老年高血压中风老人还应根据本人活动强度和生活情况，按食物热量标准计算每日摄入的热能数值后，再减少 15% ～ 20%，从而确保体重的合理范围。

（2）控制食盐勿过量：食盐摄入量与平均血压值呈正相关，食盐摄入每日减少 3.5 g，收缩压即可下降 3 ～ 4 mmHg，这种现象在老年高血压中风老人和血压数值较高的人群中尤其显著。限盐不仅能降血压，还可相应减少降压药物的用量。一般主张，每日食盐量宜控制在 4 ～ 6 g，钠控制在 2 g 左右，同时特别注意减少调味品如酱油、味精、腌菜等隐性含钠食物用量。

（3）合理饮水：水是人体必不可少的营养成分，对于高血压病中风老人，合理饮水更重要。水可以稀释血液，可保持血液循环通畅；若机体水分不足，可导致血液黏度增加，引起血压升高，甚至形成脑血栓。

合理饮水原则是一次饮水量勿过多，一天中应少量多次饮水，总量为 1500 ～ 2000 mL/d，每次不超过 250 mL，以温白开水为宜。

（4）合理饮食。

①高血压中风老人的饮食要清淡。建议吃"三低"食物，即低盐、低脂、低热量食物；少吃咸菜、火腿、肥肉、动物内脏等；少喝含糖饮料；少吃坚果类食品；多吃新鲜的蔬菜和水果。

②在日常生活中还要注意戒烟，避免饮用浓茶、浓咖啡等，少吃辣椒、芥末等辛辣刺激性食物。

③避免进食高糖、高盐、高胆固醇、高脂食物；适量限制饮食中蛋白质的摄入量，每天每千克体重蛋白质的摄入量应在 1 g 以内，可常吃豆制品、瘦肉、鱼、鸡等，患高血压但不伴高脂血症的老人每日可食 1 个鸡蛋。

④餐饮中的食用油宜选择植物油，如橄榄油、豆油、菜籽油、玉米油等。植物油对预防高血压及脑血管的硬化及破裂有一定好处。忌食荤油及油脂类食

品，杜绝反式脂肪酸食品。

⑤高血压中风老人的食疗菜谱。

芹菜粥：芹菜连根约 2～3 两再加上适量的粳米，熬粥食用。

木耳汤：黑木耳、白木耳各 10 克左右，煮汤食用。

绿豆、海带水：绿豆、海带适量加水，适量冰糖煮水饮用。

萝卜汁：每天 30 mL 有一定的清肠润便效果。

⑥平日要多食菠菜、油菜、莴苣、菜花、西兰花、西红柿等含粗纤维素和维生素 C 的食物；可选择小米、玉米面、荞麦、燕麦片熬粥；多食黄豆、绿豆汤。

⑦对于轻、中度的高血压中风老人，日常饮用菊花茶、苦丁茶，食用荞麦面等，可有效控制体重起到辅助降压作用。

⑧主食宜多吃粗粮、杂粮，如糙米、玉米，少吃精制的米和面；烹饪中宜多用红糖、蜜糖，少用或不用绵白糖、白砂糖。这样可以不断补充机体缺乏的铬，并改善和提高锌／镉的比值，阻止动脉粥样硬化，减少镉的积聚，有益于高血压的防治。

⑨适度补充钙、钾，多吃香蕉、芹菜、丝瓜、莴笋、海带、核桃等含钾钙丰富的食物，对于轻度高血压有明显的降压作用。

⑩补充机体可吸收的钙，高钙饮食是控制高血压的有效措施之一。钙有"除钠"作用，可使血压保持稳定。

（5）控制饮酒：饮酒可导致心跳加快，血管收缩，血压升高；如果经常大量饮酒，血压升高还可引发脑出血，因此高血压中风老人或有心血管疾病的老人一定要忌酒，包括药酒。

饮酒过量按国外的标准为每日超过 30 mL 酒精，相当于 600 mL 啤酒，200 mL 葡萄酒或 75 mL 标准威士忌。饮酒过量可使血压升高、诱发冠心病、脑卒中。长期大量饮酒还会造成心肌细胞损害，并可诱发酒精性肝硬化，加速动脉粥样硬化。

（6）中风后遗症老人的饮食注意事项：高血压中风老人可能会因口角歪斜、饮水呛咳、吞咽困难、肢体瘫痪而需长期卧床，此时进食往往不方便，要选用易于嚼烂及消化的食物或流质、半流质饮食，并让老人减慢进食速度；对于置有胃管的卧床老人，照护者还要注意流质饮食的营养搭配，进食后30分钟协助老人采取半坐卧位，以防止食物误吸入气管而窒息（图2-5-17）。

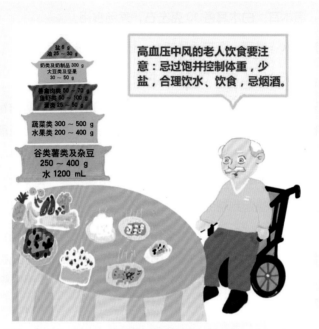

图 2-5-17

第六章　糖尿病照护

1.糖尿病老人在家里自己测血糖的结果可信吗？怎样测量才是正确的？

● 糖尿病老人在家里自己测血糖的结果可信吗？

只要操作准确，避免大的误差，糖尿病老人在家里自己测血糖的结果也是可信的。

● 怎样测量才是正确的？

很多糖尿病老人都需要长期自己在家检测血糖，应注意以下几点（图2-6-1）：

（1）正确使用血糖仪进行测试：糖尿病老人在测试血糖的过程中应该选择好血糖仪，不同的血糖仪测量方式不同，糖尿病老人一定要在使用血糖仪之前认真阅读说明书。

（2）在测量血糖前一定要把手洗干净：很多人在测血糖之前做过其他的事情，手上也会带有其他的东西，这样很影响糖尿病老人测量血糖的准确度。切记，在测血糖之前一定要把手洗干净，以免影响血糖结果的准确性。

（3）血糖试纸的保存：血糖试纸应放在干燥避光环境、正常室温保存即可，一般温度在 10～30℃，在过高或过低温度下保存，都会影响测量结果。

（4）不要用手挤压指尖：很多糖尿病老人在测量血糖的过程中，由于出血缓慢，于是就用手挤压指尖，这样的方法是不正确的。可能在用手挤压指尖的过程中会使得其他一些细菌或者是感染物质感染，对糖尿病老人测量血糖没有任何帮助。

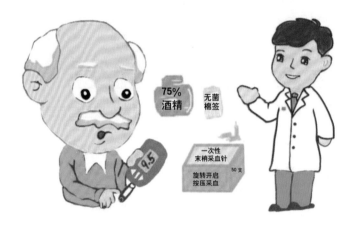

图 2-6-1

2. 对糖尿病老人应如何进行饮食指导？

糖尿病饮食治疗总原则：低盐、低脂、低胆固醇的优质蛋白饮食（图2-6-2）。

（1）合理控制热量是糖尿病饮食治疗的首要原则：总热量确定以维持或略低于理想体重为宜，热量供给应根据病情、血糖水平、尿糖水平、年龄、性别、身高、体重、劳动强度及有无并发症确定。

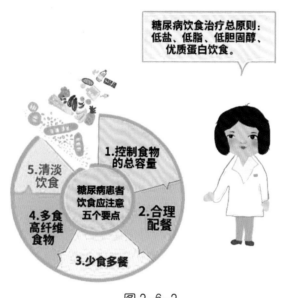

图 2-6-2

（2）每日定时、定量进食：早、中、晚三餐饮食应有主食、荤菜、素菜搭配摄入，早餐的量不要超过中餐、晚餐的量。尽可能少食多餐，防止一次进食量过多，加重胰腺负担，或一次进食量过少，发生低血糖或糖尿病酮症酸中毒。

（3）主食以粗制米面或杂粮为主：含淀粉高的食物（如土豆、山芋、粉丝等）原则上不用，如需食用，应减部分主食取代之；如需添加水果，应减少主食的供给量。不得随意加量，需终身控制饮食。

（4）限制动物脂肪，适当选择植物油：多用豆油、花生油、菜籽油及芝麻油等植物油，少用猪油、黄油等动物油烹调；限制胆固醇摄入量，控制胆固醇量＜ 300 mg／d；少食用含饱和脂肪酸多的动物性食物（如猪肉、牛肉、羊肉）及胆固醇含量高的动物内脏、肥肉、蛋黄等；核桃仁、花生、葵花子等坚果类含不饱和脂肪酸较多，可适当增加其在膳食中的比例（图 2-6-3）。

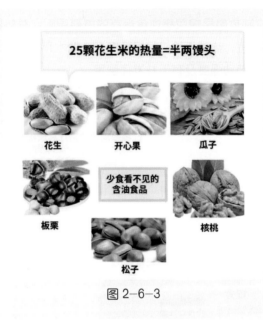

图 2-6-3

（5）牛奶和豆类含钙丰富：最好每日喝牛奶 250 mL 或淡豆浆 200 mL 或相当于 0.8 两干黄豆的量的豆制品，牛奶最好和适量的燕麦或荞麦混合食用；豆类最好和肉类混合食用；鱼类可清除血管内垃圾，保持血管弹性，能预防动脉粥样硬化，从而降低冠心病、中风的发生率，故最好每日吃 1 餐鱼，最少隔日吃 1 餐鱼。

（6）多食新鲜蔬菜，增加膳食纤维，多食洋葱、大蒜、香菇、木耳等能降低胆固醇的食物。尤其是超体重者，更应多选用带色蔬菜，如菠菜、油菜、西红柿、茄子等，和带酸味的新鲜水果，如苹果、橘子、山楂等。但要注意的是，血糖高的情况下不能吃水果，待空腹血糖控制在 7 mmol／L 以下，餐后 2 小时血糖控制在 10 mmol／L 以下才能吃，水果分为 2 ～ 3 次，每次食用在两餐中间，即饭前、饭后 2 小时或睡前）。

（7）食盐每天 2 ～ 4 g：含钠味精也应适量限用，最好忌烟酒，饭后可饮些淡茶消食，提倡饭后散步。

3. 糖尿病老人要控制饮食，饥饿难耐时怎么办？

（1）应该清楚地认识到，饥饿感原本是糖尿病的症状之一。由于糖代谢紊乱，尽管老人吃得不算少，但大量的葡萄糖从尿中丢失而不能转化成能量为身体所利用，因此仍然有饥饿感（这与低血糖时出现的饥饿感不是一回事，通过检测血糖便可区分开来）。经过治疗，随着血糖下降与病情改善，饥饿感也会随着减轻或消失。

（2）控制饮食后，进食量比原来减少，胃肠道可能会一时不适应而感到饥饿，但是适应几天后饥饿感就会慢慢减轻。

（3）为了减轻饮食控制带给老人的饥饿感，可采取一些措施，一是每天主食量要因人而异，不能"一刀切"。具体来说，就是根据每个人的标准体重及劳动强度而定，轻体力劳动者每日主食量为 300～400 g，重体力劳动者每日则应达到 500 g 以上。二是控制饮食应循序渐进。如果主食量限制过快，容易导致糖尿病酮症酸中毒，对机体恢复不利。为此可每周减少主食量 100～200 g，一般 1 个月左右应限制到每日 300 g 左右。三是多吃些低热量、高容积的食品，如各种蔬菜（西红柿、冬瓜、黄瓜、白菜、菠菜、绿豆芽、蘑菇等）及海藻类、豆腐等。四是选用粗杂粮代替精细粮，可以产生饱腹感，如荞麦面、玉米面、三合面（玉米面、黄豆面、白面）制作的馒头、面条等。这类高纤维食物可以延缓胃排空，而且可溶性纤维在肠内形成凝胶使糖的吸收减慢，同时增加饱腹感。五是少食多餐，将正餐的主食匀出一小部分作为加餐用，这样既能避免餐后高血糖，又可避免"饿得慌"现象。六是将口味变清淡，吃饭速度放慢，真正做到细嚼慢咽，也可以降低过分旺盛的食欲。

> 糖尿病老人有效控制主食的量时可调整进餐顺序，先吃低热量、高容积的青菜，再吃主食。

（4）调整进餐顺序，先吃低热量、高容积的蔬菜（如黄瓜、西红柿等），然后再吃主食，这样更有饱腹感，而且热量不会超标（图 2—6—4）。

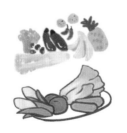
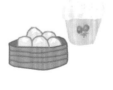

图 2—6—4

4. 如何对糖尿病老人进行心理护理？

糖尿病病程长，容易引起各种并发症造成功能丧失，糖尿病老人常存在各种心理障碍，从而影响老人的情绪，不利于病情的稳定（图2-6-5）。因此，应教育老人学会正确对待自身疾病，只要长期坚持治疗、坚持自我护理、自我监测、树立战胜疾病的信心、保持乐观态度、精神饱满、充满生气，这样有利于糖尿病的控制，延缓病情恶化；同时应减少各种不良的心理刺激，消除寂寞、孤单和焦虑；家属应关心老年人，相互理解，营造祥和融洽的家庭氛围，使老人保持愉悦的心情。

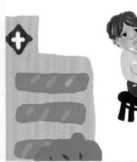
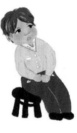
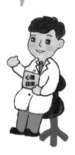

图 2-6-5

5.糖尿病酮症酸中毒老人应如何做好饮食调控?

糖尿病酮症酸中毒老人饮食应遵循糖尿病的饮食治疗原则,规律节制,切忌大量摄入含糖食物或暴饮暴食。可根据老人标准体重及劳动强度计算每日所需的总热量,按 1/3、1/3、1/3 或 1/5、2/5、2/5 的比例分配(图2-6-6)。如老人有厌食、恶心、食欲不振等症状,为了保证每日所需的热量,应改变进食形式。如昏迷者可经胃管注入流质饮食,流质饮食中应加菜汁或菜泥。当胃管注入量不能达到每日总热量时,应增加静脉补液量。对神志清楚且咀嚼及吞咽功能正常的老人,可给予高纤维饮食,在食物中增加粗粮、蔬菜等,膳食纤维不被消化道消化吸收,能停留在肠道内吸水膨胀呈胶质状,延缓食物中葡萄糖的吸收,从而降低餐后血糖,改善葡萄糖耐量,同时还可降低血脂,降低血胆固醇水平,防止便秘。对肥胖和有高血压的老人,应控制食盐摄入,宜控制在 6 g/d 以下。

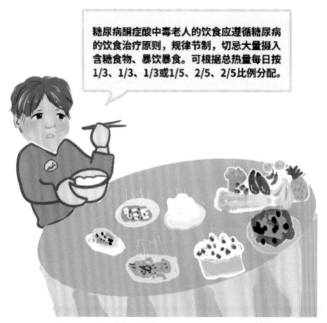

图 2-6-6

6. 糖尿病老人应如何进行足部护理？

（1）足部检查：每日检查双足，注意皮肤颜色、温度，注意趾甲、趾间，观察足底皮肤有无溃疡、皮癣、鸡眼、坏死等，评估足部的感觉是否有麻木、刺痛等，应定期到医院进行下肢及足部检查，对下肢并发症进行早期筛查，做到早发现、早诊断、早治疗。

（2）促进足部血液循环：注意足部保暖，避免脚长期暴露于寒冷或潮湿环境。避免同一姿势站立过久，坐位时不要盘腿或两脚交叉。用温水泡脚，水温不宜高（低于40℃），时间不宜久。适度运动，足部按摩。

（3）防止足部损伤：糖尿病老人要保护足部，不宜赤脚行走，以免扎伤足部。不宜穿拖鞋外出，以免踢伤，趾甲修剪不可太短。鞋袜要柔软合适，不宜过紧、过硬。不宜远距离步行，以免足部磨损。

（4）保持足部清洁干燥：要保持鞋袜清洁干爽。用温水洗脚，趾间要清洗干净，洗后用干净柔软的毛巾轻轻擦干。脚趾保持干燥，避免潮湿，也可以穿五趾棉袜以避免足趾间浸润（图2-6-7）。

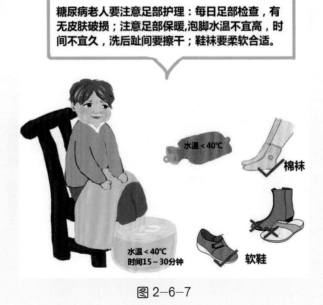

图 2-6-7

7. 糖尿病视网膜病变老人运动时应注意哪些问题？

（1）轻度病变可选择中、低强度的有氧运动（如游泳、慢跑、骑自行车、太极拳、健步走等），避免举重等闭气活动。

（2）中度病变可选择中、低强度的有氧运动，避免头部向下等用力活动。

（3）重度病变有眼底出血的危险，需严格控制运动。建议仅做一些低强度运动。如果进行激光治疗，待病情稳定后，才可以进行一些中强度的运动。

（4）合并视网膜病变的老人运动时还要特别注意以下两点：①做好眼部的防护：日光强烈或冬季雪地里，应佩戴防护镜。②选择适合的场地：地面平坦，光线充足，建议在室内，避免剧烈运动，防止剧烈震荡引起眼底新生血管破裂和视网膜脱落。

8. 糖尿病老人如何进行日常眼部护理？

（1）控制血糖：控制血糖达到理想目标，可以减少或延缓糖尿病视网膜病变的发生和发展。

（2）控制血压：糖尿病老人血压控制在 130/80 mmHg 以下，是防止糖尿病视网膜病变的一个重要方面。

（3）提倡健康的生活方式：如不吸烟、不喝酒，保持大便通畅。吸烟会促使血管痉挛，促进糖尿病视网膜病变的发生和发展。

（4）定期眼部检查：从患糖尿病开始就进行全面的眼部检查，以后每年检查1～2次，以便及早发现病变（图2-6-8）。

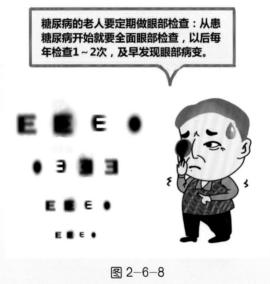

图 2-6-8

（5）注意眼部的清洁和保健：注意眼部卫生，不过度用眼，使用眼药水要听从医生的建议。

（6）有视网膜病变者，特别是眼底出血，要避免长时间用眼，禁止进行剧烈运动、潜水等。

（7）做好心理护理，消除紧张、焦虑等不利情绪。

9. 糖尿病下肢动脉硬化闭塞症应如何治疗与护理？

（1）非手术治疗：①一般治疗：戒烟、低盐、低胆固醇饮食；控制血糖、血压、血脂；进行肢体锻炼、患肢保暖。②药物治疗：使用抗血小板药和血管扩张药，可用肝素、华法林等抗凝剂防止血栓形成。

（2）手术治疗：病情严重时，需要采取手术进行血管再通，把闭塞的血管打通或者扩张血管，常用的方法为搭桥手术或经皮腔内血管成形术（PTA），效果均较好（图2-6-9）。

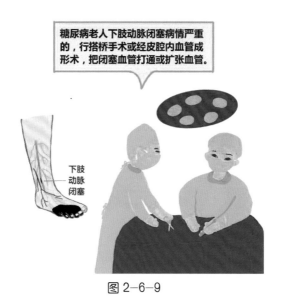

图 2-6-9

（3）护理：①控制血糖：合理使用胰岛素或降糖药，控制血糖在理想范围。②合理饮食：遵循低盐、低脂、低热量饮食，严格控制血糖，增加瘦肉、脱脂奶、蛋清等营养物质的摄入，应严格戒烟。③适当运动：做下肢运动，促进血液循环，但避免搬重物。④患肢检查和护理：每天进行双下肢检查，注意皮肤颜色、温度的变化和脚部的一些疾病，局部皮肤有无破溃或损伤。注意下肢保暖和清洁，每天温水洗脚，保持皮肤干燥和滋润。⑤心理护理：给予耐心指导和解释，卸下被照护者的思想包袱，帮助树立战胜疾病的信心。

10. 糖尿病间歇性跛行应如何照护？

糖尿病间歇性跛行是指老人刚开始走路的时候没什么异常，但连续走一小段距离后，感觉下肢酸胀、疼痛、沉重、麻木、乏力，甚至剧烈疼痛、抽搐痉挛等症状，当休息后老人不适感明显减轻或消失又可以继续正常走路，但再走一段又会出现以上症状，如此反复，这种现象称为"间歇性跛行"（图2-6-10）。

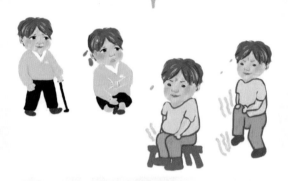

糖尿病间歇性跛行是指刚开始走路的时候没什么异常，连续走一小段距离后，感觉下肢酸胀、疼痛、沉重、麻木、疼痛、抽搐痉挛等，休息后不适感减轻或消失又可以继续正常走路，但走一段后又会反复出现以上症状。

图 2-6-10

护理要点：

（1）避免长时间的站立，不交叉双腿，不穿过紧袜或弹力袜，以免影响血液循环。

（2）睡觉或休息时取头高脚低位，使血液容易灌流至下肢。

（3）鼓励规律地活动，促进患肢循环，增进肌肉功能。

（4）注意保护患肢，防止外伤。

（5）注意患肢保暖，勿使肢体暴露于寒冷环境中，以免血管收缩。但应避免热水袋或热水给被照护者直接加温，以免加重组织缺氧坏死。

11. 糖尿病性肾病应如何进行饮食照护？

合理充分的营养，能维持健康和正常体重，减轻胰脏和肾脏负担，所以糖尿病肾病老人原则上应进行低盐、低脂、优质低蛋白、高钙、低磷饮食为主。

（1）每天食盐量不超过 3～4 g，如果有明显的水肿或高血压时，建议每日食盐摄入量小于 2 g。

（2）低蛋白饮食有助于延缓糖尿病肾病老人的肾脏疾病进展，所以糖尿病肾病老人每日蛋白质的摄入量应限制在 0.8 g／（kg·d），若肾小球滤过率下降，应进一步限制在 0.6 g／（kg·d）。食物中蛋白质的来源以富含必需氨基酸的优质蛋白为主，如鸡蛋、牛奶、瘦肉等。

（3）糖尿病肾病老人容易出现低钙、高磷等电解质紊乱的现象，所以饮食应注意高钙、低磷。同时高脂肪饮食也可加重肾脏疾病进展，所以应避免吃辛辣、油腻的食物，避免吃动物内脏和肥肉，不吃腌制品，少吃含饱和脂肪酸较多的食物，可以适当多吃一些富含纤维素以及膳食纤维的食物（图2-6-11）。

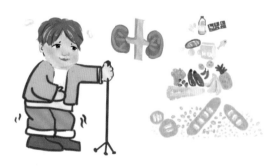

糖尿病性肾病饮食应注意：充分的营养，以低盐、低脂、优质低蛋白、高钙低磷饮食为主。

图 2-6-11

12.如何指导感觉功能减退的糖尿病老人进行自我照护？

对感觉功能减退的老人，衣服宜柔软，床褥宜轻软、平整，以减少皮肤刺激和防重压；床上不可有锐器，避免身体被刺伤；肢体施行保暖时可提高环境温度，增加被褥，不可用热水袋局部加温，以防烫伤。

13. 老年糖尿病并发冠心病如何进行居家日常照护？

（1）充分休息，居室应清净，避免噪声，可适当活动，但不能做剧烈运动，避免疲劳，选择适当的运动方式。运动方式以有氧训练为主，包括步行、骑车、爬山、游泳、打门球、打乒乓球和羽毛球等。有节律的舞蹈，中国传统的拳操等也是合适的运动方式。

（2）合理膳食，要清淡，宜消化，低盐、低脂饮食，多食富含不饱和脂肪酸的食品，如鱼类，多食富含维生素 C 和粗纤维的新鲜蔬菜和水果，严禁暴饮暴食，可少食多餐。主食要粗细搭配，提倡用粗制米面和适量杂粮，少吃点心、糖果，少喝含糖的饮料。

（3）保持大便通畅，大便时切忌用力。如有便秘可用缓泻剂（图2-6-12）。

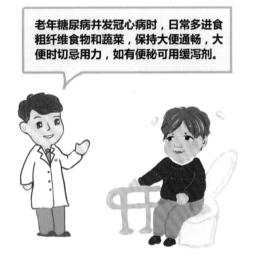

老年糖尿病并发冠心病时，日常多进食粗纤维食物和蔬菜，保持大便通畅，大便时切忌用力，如有便秘可用缓泻剂。

图 2-6-12

（4）心绞痛或心肌梗死突发时，应立即舌下含服硝酸甘油，病情不缓解可再次含药，并拨打"120"进行救助。

14. 如何指导糖尿病老人预防足部溃烂？

（1）积极控制血糖：从根本上降低糖尿病足的发病风险。

（2）每天检查足部：观察足部有无水疱或裂口，有无感觉减退、麻木或针刺样疼痛等异常感。

（3）保持足部清洁：勤换鞋袜，每天用中性肥皂和温水清洁足部，时间不超过 10 分钟，趾间要洗干净，洗净后用清洁、柔软的毛巾轻轻擦干。脚趾避免潮湿，应随时保持干燥。

（4）促进足部血液循环：以温水浸泡双脚，但时间不必过长，水温不宜过高，以避免烫伤皮肤。冬天应注意保暖，避免长期暴露于冷空气中。避免同姿势站立过久，坐位时不要盘腿或两脚交叉。每天进行适度运动，促进血液循环。做足部按摩，方向由足端向上（图 2-6-13）。

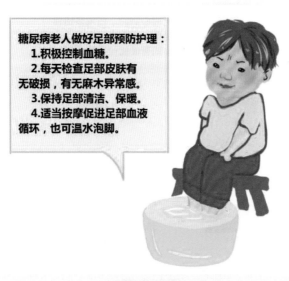

图 2-6-13

（5）防止足部损伤：选择轻巧柔软、前头宽大的鞋子，新鞋子不可一次穿太久，第一次以半小时为宜，以后逐渐增加穿着时间。袜子以弹性好、透气及散热性好的羊毛、棉毛质地为宜。修剪趾甲不可太短，应与脚趾平齐。不可赤脚走路，以免刺伤，外出不可穿着拖鞋，以免踢伤。如有鸡眼、胼胝、脚癣应及时就医，不可自行修剪。

第七章　认知障碍照护

1. 认知障碍老人日常生活照护原则有哪些?

认知障碍老人每天都要经历起床、梳妆、吃饭、如厕、洗浴、锻炼等日常生活活动。这些正常人做起来得心应手的事情,认知障碍老人做起来却困难重重。照护者应根据每位老人的特点和需求,提供个性化的照顾和支持。因此,照护认知障碍老人的日常生活我们需要遵循以下原则(图2-7-1):

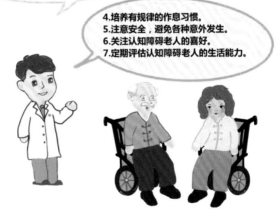

照护认知障碍老人日常生活要注意

1. 营造安全、舒适、安静的生活环境。
2. 关注认知障碍老人尚存的能力和长处。
3. 维护认知障碍老人的自信和自尊。

4. 培养有规律的作息习惯。
5. 注意安全,避免各种意外发生。
6. 关注认知障碍老人的喜好。
7. 定期评估认知障碍老人的生活能力。

图2-7-1

(1)为认知障碍老人营造安全、舒适、安静的生活环境:首先,家中及院舍需要光线充足,地面应做到防滑,卫生间应安置扶手,家具尽量简单且沿墙摆放;其次,为了防止认知障碍老人在无人陪护的情况下离开住所,家庭和养老机构尽可能安装防走失的监控设备，避免意外的发生。

（2）关注认知障碍老人尚存的能力和长处：照护者要对老人进行日常生活能力评估，发现其尚存的能力，并且鼓励其发挥残余功能，积极参与社会活动，做些力所能及的事情，必要时再给予帮助。

（3）维护认知障碍老人的自信和自尊：生活中，应该多多鼓励和表扬老人，让其参与家务劳动、兴趣活动及小型聚会等。当老人独立完成了某项任务或兴趣活动时，无论做的好坏，都要真诚地赞美他们，让他们获得成就感，充满自信。另外，在任何时候都不要去责备老人，不要让他们感到难堪，维护他们的自尊心。

（4）培养有规律的作息习惯：照护者要为老人安排固定而有规律的生活作息，生活作息的安排最好参考老人过去的生活习惯，并且每项活动的时间和方式最好固定不变，避免老人出现混乱的情况。所以，一个熟悉而有规律的作息时间表，有助于稳定病情，维持他们的日常生活能力。

（5）注意安全，照护者一定要时刻把老人的安全放在第一位，尽可能避免各种意外的发生，如跌倒、坠床、烫伤、走失、错服药物等。所以，无论老人生活在家里还是在养老机构，都需要采取有效措施来保障老人的安全。

（6）关注认知障碍老人的喜好：每一位老人的喜好都是不一样的，照护者需要了解老人的喜好，在日常生活中，多安排一些能让老人身心愉悦的活动，这样有助于让认知障碍老人更好地配合护理工作，也可以更好地提高他们的生命质量。

（7）定期评估认知障碍老人的生活能力：随着病情的进展，认知障碍老人的生活能力会逐渐退化。在疾病的初期，老人日常生活能力基本不需要他人的帮助，发展到最后，则需要全面护理。因此，我们需要定期对认知障碍老人进行评估，确定老人还尚存哪些生活能力，在哪些方面已经需要他人帮助。定期评估认知障碍老人的生活能力，还有助于照护者根据老人的需求，制订和调整护理计划。

针对认知障碍老人生活能力的评估工具有很多种，其中，工具性日常生活活动能力（IADL）量表是最简便、最常用的一个，主要用来评估老人的工具性日常生活活动能力（如购物、烹饪、洗衣、理财、使用交通工具、做家务、打电话和药物管理等），以及躯体性生活活动能力（如吃饭、穿衣、个人卫生、行走、大小便和沐浴等）。

2．家人有认知障碍的表现，"我尽心照顾好就行，不用跟别人说，免得被人嘲笑"，这种想法对吗？该怎样做？

- **家人有认知障碍的表现，"我尽心照顾好就行，不用跟别人说，免得被人嘲笑"，这种想法对吗？**

这是认知障碍老人照护者存在的常见误区，照护的长期过程不但耗费体力，同时也耗损心力、精力和经济压力，需要有人陪伴、鼓励和支持。而且如果是有经验的朋友或社团，还能互相交流吸取经验，对照护者会有很大的帮助。

- **家人有认知障碍的表现，该怎样做？**

（1）照护专业方面（图2-7-2）：家人自己照护会有缺乏专业知识、技巧、造成照护过程的吃力和不专业，此时，需要专业或有经验的人员给予指导帮助，可达到事半功倍的效果。

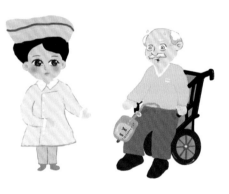

看护认知障碍的老人需要医护人员给予的专业指导和帮助。

（2）身体体力方面：居家照护通常是由单个家属执行，照护事项太繁琐，如日常起居的吃、喝、拉、撒就能让人体力不支，如果能有义工、社工或专业照护人员给予帮助指导，就能减轻疲乏劳累感。

图2-7-2

（3）心理压力方面：居家照护认知障碍时间长、问题多，因为不便出门会使社交圈越来越小，会给照护者和老人造成很大的心理压力，如情绪低落、无力感、埋怨、自艾自怜，以至身心疲惫。如果有专业帮助，会更好地照顾老人、提高幸福感。

（4）家庭经济方面：照护认知障碍老人的护理费用很大，日常开销、购买药品、护理用品、就医费用等都会有所增加，此时就需要整合社会资源适当减轻负担。例如长期照护系统、日间照料、居家服务、延缓失能失智项目等都能从经济上给予支持。

3. 家中老人已确诊为认知障碍，还要经常去医院复诊吗？复诊时应注意什么？

● 家中老人已确诊为认知障碍，还要经常去医院复诊吗？

在医生的指导下按时复查，以便调整药物和护理内容，若有病情变化也应及时就诊（图2-7-3）。

● 家中老人已确诊为认知障碍，复诊时应注意什么？

老人不愿意看医生的原因也不完全一样，如从来不看医生、去精神科或神经科看病太丢人、被诊断为认知障碍会被歧视或没面子、觉得自己没病，甚至是不舍得花钱等。家人要弄清楚原因后，使用适当的方法引导他们接受医生的治疗。例如，可以以家属看病的名义请老人陪同（当然这要跟医生沟通好）将老人带到医院"顺道"看病。或者告诉老人这

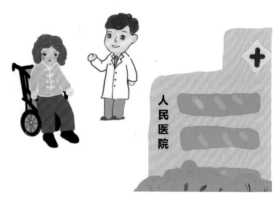

老人患有认知障碍要定期到医院复诊，在医生的指导下及时调整用药和护理内容。

图 2-7-3

是政府安排老人免费查体，要协助医生完成任务等"利诱"以顺利完成复诊。对于这类老人尽量不要在病情稳定期间经常去医院就诊，以免造成不必要的恐慌及不安全感。

也有的老人愿意就诊，喜欢跟医生进行漫无边际的"权威讨论"，这时家属应不受干扰地将老人近期的病情变化、服药情况、特殊发现尽可能详细地反馈给医生，以便进行调整。同时，专业的医生也可教导家属认识认知障碍和照护技巧，家属们可以耐心听取和学习。

4. 可以让认知障碍老人什么都不做吗？为什么？

有些照护者给予无微不至的关怀或怕制造麻烦而让认知障碍症的老人什么都不做，其实是剥夺了老人活动及维持机体功能的机会，反而会加速老人能力的退化。在生活中，要尽量鼓励老人参与社会日常活动，包括体力和脑力活动。

（1）日常生活：鼓励老人尽可能独立完成起床、洗脸、刷牙、更衣、处理大小便、吃饭，甚至做饭、洗澡等，必要时给予协助，切勿催促责备。从日常活动中老人不仅能保存基本生理功能，延缓认知障碍的进展，还能从中获得满足感。

（2）文体娱乐：保持老人原有的爱好，鼓励多做练习，如听音乐、跳舞、弹钢琴、看电影、写书法、编织等活动。日常多散步、晒太阳、练练太极拳、作作手指操等活动。有效进行全身多器官的参与运动，身体健康可有效延缓认知障碍（图 2-7-4）。

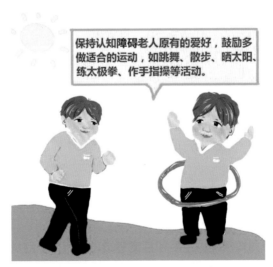

保持认知障碍老人原有的爱好，鼓励多做适合的运动，如跳舞、散步、晒太阳、练太极拳、作手指操等活动。

图 2-7-4

（3）康复训练：作业训练、怀旧训练、记忆训练、认知训练、音乐治疗、运动疗法等，听起来好像很复杂，其实都存在生活中很常见的活动。可以使老人集中精力、增强注意力、提高记忆力、增强体力耐力，重建对生活和病情的信心。

5. 作为认知障碍者的家属应重点掌握哪些基本照护常识？

对于认知障碍居家老人，家属需要掌握居家日常生活照护、居家安全、精神行为异常及常见并发症的基本照护知识，同时需要掌握和认知障碍老人的沟通技巧。

（1）居家日常生活照护主要包括进食、穿衣、沐浴、睡眠、服药、排便等方面的照护。

（2）居家安全照护主要包括防止误食、走失、跌倒、坠床、烫伤、磕碰伤、自伤或伤人等方面的照护（图 2-7-5）。

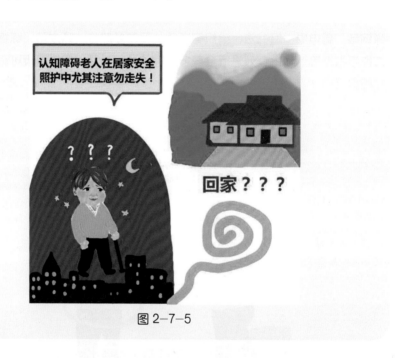

图 2-7-5

（3）精神行为异常照护主要包括激越或攻击行为、幻觉、妄想、焦虑、抑郁等的照护。

（4）常见的并发症照护包括压疮和肺部感染等的照护。

（5）给予足够多的爱心，包括耐心、负责、热情等利于沟通。然后要有足够多的尊重，态度不要特殊化。掌握他们的特点和喜好，给予个体化照护。

（6）最好能给他们规划力所能及的活动，创造良好的社交活动，进行康复延缓生活照护。

6. 如何指导认知障碍的人进行早期自我病情监测?

（1）记忆力减退影响到生活：如忘记刚刚发生过的事情、反复发问，甚至重复服药等。（图2-7-6）

（2）无法胜任原本熟悉的事情：如炒菜走味、购物计算错误、英语老师不会拼单词"老师"等。

（3）因无法专心等原因造成计划事情或解决问题有困难。

（4）对时间、地点感到混淆：如搞不清年月、白天或晚上，不知道自己在哪里，去何处，甚至在家附近迷路。

（5）言语表达或书写困难：如看见笔却说"写字的"，运动员却说"跑步的"等。

（6）视觉影像和空间困难：阅读、辨别颜色、判断距离远近出现困难。

（7）东西摆放不合理或不恰当：如水果放在衣柜、拖鞋放在被子里等。

（8）判断力变差：如听信不良推销而不断购买劣质产品、穿着打扮不合天气、场合等。

（9）情绪和个性的改变：如疑心、焦虑、易怒、失去自我克制等。

（10）无法参与职场和社交活动。

照护者和家属可以应用中文版简易智力状态检查表对老人进行测试，结合老人的平时表现，对认知障碍老人进行早期筛查和自我病情监测。

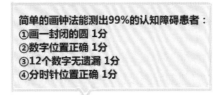

简单的画钟法能测出99%的认知障碍患者：
①画一封闭的圆 1分
②数字位置正确 1分
③12个数字无遗漏 1分
④分时针位置正确 1分

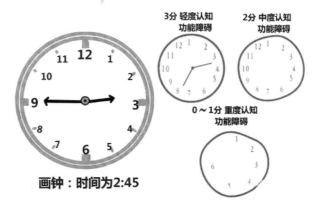

3分 轻度认知功能障碍

2分 中度认知功能障碍

0～1分 重度认知功能障碍

画钟：时间为2:45

图2-7-6

7. 如何帮助认知障碍的人调节与控制情绪？

认知障碍老人会出现心理和生理功能障碍，需要照护者做好精心的护理，除了日常生活护理之外也要注意心理状态和情绪的变化。需要照护者注意护理，帮助他们调节情绪和心理状态。

（1）耐心的对待：作为认知障碍老人的照护者要学会理解、包容、关心，耐心倾听老人的诉说，但不要给老人讲道理，尽量迁就他们，更不能伤害他们的自尊心，不要责备、打击，甚至暴力对待。

（2）做好心理疏导：认知障碍老人的心理变化是复杂的，会出现害怕、懊恼、否定、暴躁等不良情绪，加上记忆力减退，有可能还会出现悲伤和抑郁情绪，这时要做好老人的心理疏导，调节情绪，进行心灵上的沟通，做好排解。如合理安排老人的活动与休息，多沟通和交流，保持家庭氛围融洽、温馨，让老人感到温暖，感到家人的照顾；在老人有进步时，及时给予肯定和表扬，在老人受挫或悲伤时，适时给予安慰；协助老人进行舒缓的运动与锻炼，从而缓解不良情绪。

（3）做好言语的沟通：照护者要保持耐心和同理心，让老人感觉到是在用心认真的倾听，适时的给予安慰，鼓励老人说出想法和困惑，并予以支持。不要否定和争执，可以转移话题，并注意言语要缓慢和清楚，耐心地等待回应，必要的时候要重复信息，并且尽量用选择题（是或不是）而不是问答题（是什么）。

（4）帮助舒缓心情（图2-7-7）：可以多加了解老人患认知障碍前的兴趣爱好，带着他们做力所能及的活动，如带他们听喜欢的歌曲、看表演、看书、弹钢琴、写书法、跳舞……可以分散注意力，消除不良情绪，增加对生活的信心。

（5）帮助融入社会：多抽时间陪伴老人，带他们在社区内花园、公园多走走，参加社区活动，接触外界看看外面的世界，让大脑能有新鲜的刺激，思维更加活跃，情绪更加乐观。

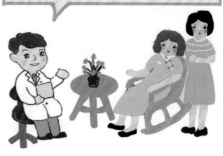

认知障碍老人可出现心理和生理的功能障碍，需要照护者做好日常生活护理之外，特别注意老人心理的变化，可咨询心理医生。

图 2-7-7

8. 怎样才能更好地与认知障碍老人相处？

随着认知障碍病情加重，老人会逐渐失去语言能力和支配肢体运动的能力，这对他们的生活影响是非常大的。作为照护者，在与认知障碍老人的相处中，除了生活照料方面以外，良好的沟通也对他们的幸福至关重要（图2-7-8）。

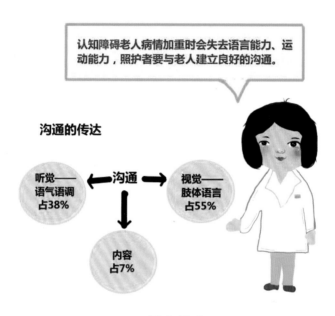

图 2-7-8

（1）要有耐心：有效的沟通是在照顾认知障碍老人时要面临的挑战之一，照护者要做到侧耳倾听他们的需求，宽容地对待他们，容忍拖延、挑衅、无理。

（2）提供安慰：同情他们的担忧，即使是妄想、犹豫、生气。恰当的关心他们（但保持一定距离）、提供安慰和支持。

（3）减少背景噪音：噪音会干扰和迷惑他们。找一个安静的地方谈话，远离电视、音响或行人，一个人和他们交流以减少他们的心理压力。

（4）使用非语言形式：以自然的微笑面对他们，从容地帮助他们，与其交流时四目相对，不要从身后打招呼（以防不安），也可以适当用手势或触摸等肢体语言来促进沟通。

（5）注意语气、用词精准：语气温柔、语速平缓、语言简练、准确清晰，避免使用没有明确指向的词语，如谈论他人时要用老人熟悉的名字或称呼，而不是"他"或"他们"。

（6）保持简单：一次专注一个主题，如果有问题请用选择题（是或否），而不要用问答题（是什么？）。

（7）尊重不歧视：避免当着别人的面谈论老人，要尊重他们，不要给他们歧视的感觉，以免加重沟通不良。

（8）适当的休息：随着时间的推移，老人的病情可能变得更糟，与其沟通会逐渐变得困难，有时会觉得沮丧。此时可以休息一下，调整自己和老人的状态，有利于良好沟通。

9. 怎样发挥和利用认知障碍老人的长处？

认知障碍老人虽然记忆力、认知能力减退，甚至出现精神或神经症状，但是并不表示他们丧失了全部的生活或活动能力。实践证明，利用和发挥老人现存的长处，合理地安排一定的家务劳作和社交活动，完全可以有效改善他们的情绪和认知能力，缓解和延缓病情的进展。

（1）了解老人以前的生活方式、工作经历、健康情况、习惯爱好、娱乐活动和社交乐趣，以及主要的生活经历，为他们制定力所能及的活动。

（2）创造良好安全的活动区域：确保环境安全整洁、相对安静、光线良好、物品摆放符合老人的习惯和喜好，避免使用易碎（玻璃、陶瓷等）器皿等。

（3）照护者多多鼓励老人发挥尚未退化的功能，完成力所能及的一项家务：如洗澡、穿衣、用餐、洗碗、扫地、擦桌子等，只需扮演协助者的角色，对于老人有兴趣、有能力干的活，要及时鼓励和赞美，不要阻止和责备，这可以维护身体功能，增强有意识的控制能力。

（4）鼓励并支持多参加活动（图2-7-9）：如唱歌、跳舞、绘画、打太极等。但是最好一次集中进行一种项目，可以将活动分解为简单易行的数个步骤，使他们能够顺利完成，从活动中获得乐趣。

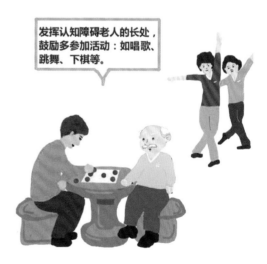

图2-7-9

（5）要注意的是，认知障碍老人各项能力可能随时出现变化，如果活动没有达到预期效果，请调整计划或耐心地另找时间进行，不要让活动增强他们对自己缺失的认识而增加压力。

10. 认知障碍的人总是不去厕所排尿、排便怎么办？如何正确引导？

要分析不去厕所的原因，分别引导（图 2-7-10）。

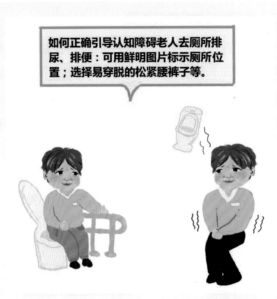

> 如何正确引导认知障碍老人去厕所排尿、排便：可用鲜明图片标示厕所位置；选择易穿脱的松紧腰裤子等。

图 2-7-10

可能原因	建议照护方式
1. 找不到厕所	用鲜明图片标示厕所位置 马桶周边用鲜明颜色标示，利于对准目标 前往厕所的路要通畅，容易到达 晚间限制喝水量 在床旁准备坐便椅或厕所开灯，方便夜间排便
2. 不知道应该到厕所解决	定时引导去厕所 预测老人的需要 观察老人的排便讯号（如拉裤子）
3. 来不及或不会脱裤子	选择易穿脱的裤子（松紧腰）
4. 不知如何表达需求	观察老人的排便讯号（如拉裤子）

11. 认知障碍老人外出找不到家怎么办？如何防止认知障碍老人走失？

• 认知障碍老人外出找不到家怎么办？

认知障碍患者病情严重时可能会忘记回家的路，建议平时不要让患者单独在家或单独外出，外出最好有人陪伴。并给老人随身携带能辨明身份的资料，如名片（老人或家属），在随身物品上注明联系方式（钥匙圈、香烟盒、皮夹等），在帽子、衣服上绣名字和电话，佩戴防走失手环、定位手机或手表、防走失提醒器等。

• 如何防止认知障碍老人走失？

（1）对于容易走失的老人，照护者应该加强看护，外出最好有人陪伴，并给老人随身携带能辨明身份的资料（图2-7-11），如名片（老人或家属），在随身物品上注明联系方式（钥匙圈、香烟盒、皮夹等），在帽子、衣服上绣名字和电话，佩戴防走失手环、定位手机或手表、防走失提醒器等。

对于容易走失的认知障碍老人要加强看护，外出要有人陪伴，随身携带联系方式。

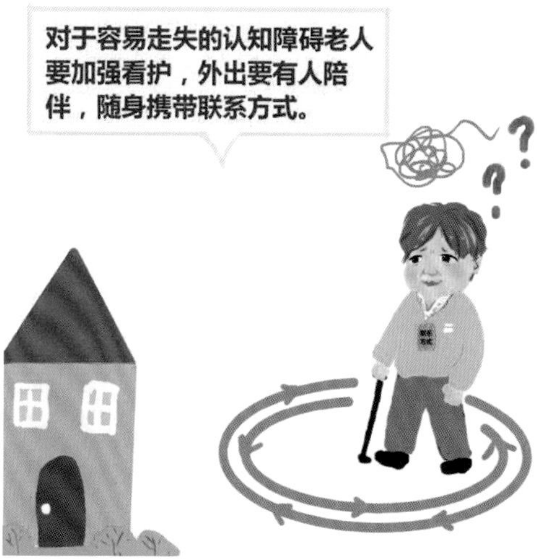

图2-7-11

（2）选择老人不易打开的门锁，利用布帘、画面等隐藏出口，应用现代电子产品，如门窗感应装置、远程报警系统、电子定位装置等，有条件可设置环形封闭式院子或通道，利于老人自由行走，既增加活动机会又能预防走失。

（3）与邻居及社区相关人员告知沟通老人病情，以便获得及时的帮助。需要特别注意的是，公共厕所是一个容易被忽略，但极易发生走失的场所。如果外出时遇到患者想上厕所的情况，陪同人员要先观察公测的出入口情况，最好陪同患者一起进厕所。必要的情况下，陪同人员可以请别人帮忙看护一下患者，最大限度减少走失的可能。

12. 认知障碍老人把别人的衣服穿在自己身上不愿意脱下来怎么办？

（1）不要对这种行为过度反应，不要惊慌，更不要训斥。

（2）不要强迫或帮助老人脱衣服，以防引起他们思维混乱。

（3）要用和蔼的语气讲话，并冷静地带其回到房间，拿出老人自己的衣服告诉老人身上的衣服需要换洗或穿着不合适等，帮助其换下别人的衣服。

（4）可以用轻松的语气示范穿脱衣服，请老人跟着做，并适当给予鼓励和表扬（图2-7-12）。

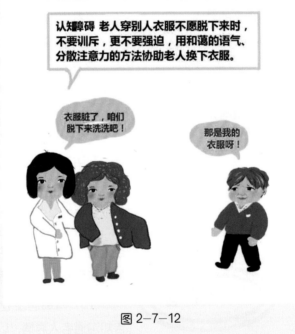

图 2-7-12

13. 认知障碍老人不认识自己的亲人怎么办？

（1）老人不认识家人并不一定是记忆问题，而是辨识不了他所看见的人是谁，也就是"认识不能"。这种情况，家人要坚定明确地保证"我是你的家人"，但是一定不要发生争执。

（2）照护者可以多陪老人看看家庭照片（图 2–7–13），回忆家庭故事，听过去的歌曲，用笔记、影像等记录的办法帮助老人记忆。还可以故地重游，帮助唤起记忆。

（3）可以和老人一起做一本记忆相册，将家人的照片按时间顺序、亲友关系、选择有意义的事件、意义深刻的时间排序制作。让老人经常翻看，清楚地通过分享记忆，引导他们识别人像、回忆事件，增加记忆。

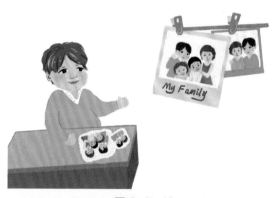

图 2–7–13

14. 认知障碍老人认为他人"偷"了自己的存折怎么办？

认为他人"偷"了自己的存折，这是认知障碍行为障碍里"妄想"的表现。

照护者可以根据具体情况这样处理：

（1）照护者要保持冷静和耐心，不要马上否定，不要与老人争执，也不要向老人发脾气，更没有必要反复解释（图2-7-14）。

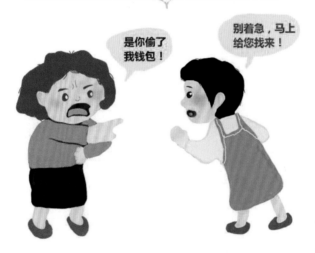

认知障碍老人认为自己的存折被偷了，照护者要有耐心，认同老人的感受，可用分散注意力方法化解，还可制作相同的存折、钱包等，以备替补。

是你偷了我钱包！

别着急，马上给您找来！

图 2-7-14

（2）要认同老人的感受，可以先假意帮其寻找，以减轻老人的忧虑。

（3）择机用其他活动分散老人的注意力，直到老人自己忘记这件事情。

（4）帮助调查老人的疑虑是否属实，以确定老人是否是受害者。

（5）如果这种妄想反复发生，可预备一些相似物（制作相同的存折、钱包等），以备替补。目的也是可以适时地分散老人的注意力，和"妄想"的成功解决。

15. 认知障碍老人刚吃完饭不久又闹着要吃饭怎么办?

（1）首先对待老人贪吃行为要适当分析一下可能引起的原因：

①认知障碍引起的记忆力下降和定向力下降，忘记已经吃过饭。

②远期记忆里曾有早年物资缺乏贫困时期尽量多吃的经历。

③情绪行为的异常容易暴饮暴食。

④某些疾病引起对食物的需求，如甲亢、糖尿病等。

⑤某些药物对食物的需求，如抗抑郁药物、激素药物、胰岛素等。

⑥某些心理因素，如焦虑、空虚、孤独等。

（2）分析贪吃的可能原因，并针对不同情况应对（图2-7-15）：

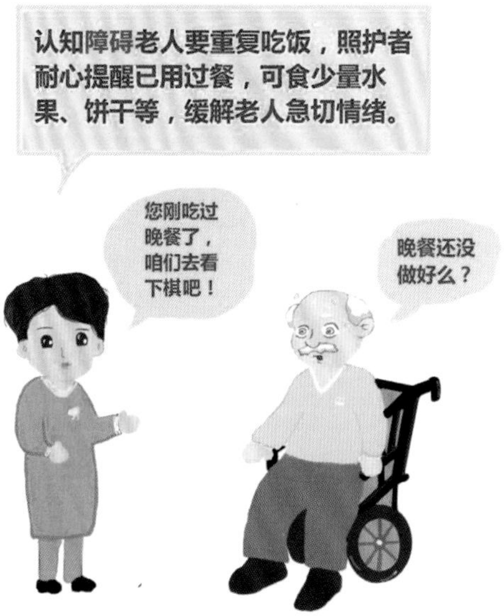

图2-7-15

①可以告诉老人刚刚吃过饭了，带老人看一下时间，或者带老人看一下吃饭用过的碗筷，提示老人已经过了吃饭时间，吃过饭了。

②照护者可提醒老人肚子还是饱的，并以用笔记录的方式给老人展现。

③可以给老人吃些容易产生饱腹感的食物，如苹果等，两餐中间还可以给予少量水果、饼干等低热量、高纤维的食物。

④可以让老人干些喜欢的事情转移注意力，如适当增加运动，消耗多余热量。

⑤有些认知障碍老人饮食不知饥饱，一餐吃很多，暴饮暴食，这个时候就要注意分次进食，可以将一天食量计算好，分6～8次给老人吃，控制每次的进食量，少量多餐（图2-7-16）。

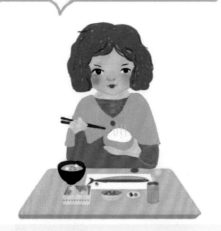

认知障碍老人有时不知饥饱暴饮暴食，可少食多餐，分6～8次进食，有效控制进食量。

图2-7-16

16. 如何防止认知障碍老人误食异物？

（1）认知障碍老人误食异物是行为精神异常的症状。原因很多，大体分为4个。

①老人认知能力低下，认不出、分不清这是什么东西，究竟是否可以服用。

②老人味觉退化，感知障碍，吃在嘴里也判断不出味道和能否服用。

③老人满腹中枢功能低下，感到饥饿时就会发生异食行为。

④不安和焦虑往往也会引起老人的异食行为。

（2）针对不同原因的预防措施。

①经常检查老人周围可触及的物品，检查食品保质期和质量。

②应将家中不可食用的物品放置隐蔽处，以防他们看见引发吃的欲望，也防止他们轻易取得。

③不要让老人长时间空腹或感到饥饿，可以定时给其吃少量水果或小食品等。

④按时关心，跟老人交流，尽量不要让他们一个人独处，这样会引发他们的不安。

⑤反复告诉老人哪些东西可以吃，哪些东西不能吃，但是不要强行制止老人的行为。

⑥可以用图片、玩具、模拟用品，甚至常吃的食物帮助进行认知训练。

⑦妥善管理药物，特别是常用且有危险的药品（图2-7-17）。

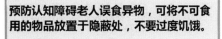

预防认知障碍老人误食异物，可将不可食用的物品放置于隐蔽处，不要过度饥饿。

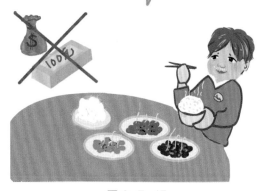

图2-7-17

17. 如何防止认知障碍老人自伤？

（1）做好生活环境的安全管理工作，注意保管好电源、打火机、铁棒、刀剪、绳子、药品等危险物品。日常物品可以用塑料制品，避免使用玻璃、陶瓷等易碎物（图2-7-18）。

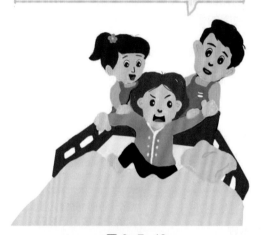

图 2-7-18

（2）住高楼者，阳台应锁门、窗户需限制开关。

（3）厨房也应锁门。煤气、电源开关加装防触罩。平时将煤气总阀关闭。

（4）关闭小家电的电源，调低热水器温度，不使用电暖气、电热毯。

（5）不要吸烟，以免引起火灾，或发生烫伤，最好安装烟雾探测装置。

（6）将兴奋、躁动的老人置于安静的环境中，房间内不要设置镜子，必要时进行保护性约束或遵医嘱进行药物控制。

（7）了解老人的思想动态和行为，发现自伤征兆，及时采取有效的干预措施。

18. 认知障碍老人对照护人员施加暴力怎么办？

（1）照护者应尽力避免与老人发生冲突，预防暴力问题。

（2）当发生暴力及攻击行为时，照护者应保持冷静，试着不要表现出害怕和惊慌，放低声音，以免老人更加烦躁。

（3）利用老人感兴趣的活动转移他的注意力。暂时离开现场，并寻求帮助。

（4）如需进行涉及身体接触的护理时，不要采取强制手段，也不要突然进行，要取得老人的配合，从身侧或背后进行。

（5）观察其暴力行为发生的时间及诱发因素，避免再发生。保护老人及自身安全。

（6）如果经常发生暴力行为，应寻求医生及专业人员的帮助（图2-7-19）。

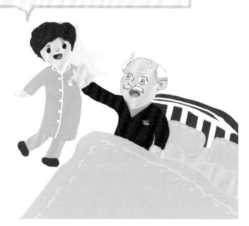

图 2-7-19

19. 如何应对日落综合征？

日落综合征又称"黄昏综合征"或"日落现象"，是美国的一些学者提出的概念，用来描述认知障碍的老人在黄昏时分出现一系列的情绪和认知功能的改变，例如：情绪紊乱、焦虑、亢奋或者方向感消失等，持续时间为几小时或者整个晚上（图2-7-20）。

（1）改善周围环境，白天让老人多晒太阳；傍晚的时候早点开灯，保证房间内光线充足，尽量减少噪音和干扰。

（2）如果家属或照护者不在老人身边，可每天在日落前打个电话，关心一下老人一天的生活及情绪变化，安抚老人的情绪，让老人感到温暖。

（3）养成简单的日常生活习惯，如沐浴、更衣、饮食、如厕等活动，

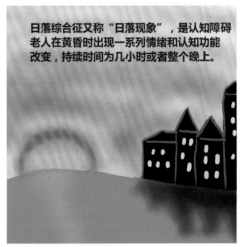

日落综合征又称"日落现象"，是认知障碍老人在黄昏时出现一系列情绪和认知功能改变，持续时间为几小时或者整个晚上。

图2-7-20

并将这些活动和任务尽可能安排在一天中执行力最好的时间段（尽量安排在下午之前完成）。

（4）调整老人的饮食结构和饮食方式，限制含糖食品、浓茶或咖啡的摄入。做到少量多餐，晚餐进食清淡易消化食物；睡前可以让老人洗个热水澡、喝杯热牛奶，提高其睡眠质量。

（5）为老人制定就寝及起床的固定作息时间，如果老人突然间在沙发上或者椅子上睡着了，在保证其不会着凉的情况下，尽可能不去打扰，让他一直睡到天亮。

（6）鼓励老人适当参加户外活动，并且为老人提供一些轻松有趣的活动，如散步、做操或跳舞等，让老人积极参与并享受这个过程，这样有助于提高老人的而睡眠质量。

（7）如果老人清醒而不安，不要与其争论，要适当给予安慰，尽可能分散老人的注意力，将注意力转移到其他事物上。

20. 认知障碍老人重复行为的照护方法有哪些?

认知障碍老人会重复说同一句话或者做同一件事,这就被称为重复行为(图2-7-21)。如做饭时忘记自己已经放入调味品,又去放一遍;忘记自己已经锁好房门,总会一遍又一遍的去确认房门是否锁好。导致发生重复行为的原因是老年人短期记忆的丧失。对于重复行为我们应该做好如下护理:

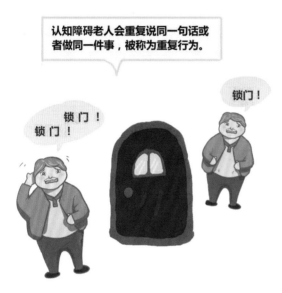

图 2-7-21

（1）照护者在面对老人的重复行为时,首先要保持冷静和耐心,勿责怪老人。注意老人情绪变化,关爱老人,并且要体谅老人的感受。切忌因为老人总是重复同一句话或者重复做同一件事而做出强烈反应,即使老人一直问同样的问题,我们也要耐心地给出简单的答案。

（2）适当安排活动,转移注意力。老人独自一人感到无聊时,就容易说重复的话或者做重复的事情。如果条件允许,照护者可以安排老人去参加一些娱乐活动,如唱歌、跳舞、打太极等活动,可以转移老人的注意力,缓解老人重复的症状。

（3）接受和引导。如果没有危害,照护者应该顺其自然地接受老人的重复行为,并且可以尝试利用这些行为让老人做一些力所能及的事情,如老人总是用手整理衣服,那我们就可以请老人帮忙叠衣服;如果老人经常询问吃什么,那就可以请老人一起参加就餐的准备等。

（4）学会利用记忆辅助工具。如果老人总是重复问一个问题,那就利用便条、钟表、日历或照片之类的提醒工具来提示老人。如老人总是询问时间,就可以用日历来引导老人。当然,前提是这些物品对于老人来说还具有意义。

21. 与认知障碍老人沟通的重要原则有哪些?

认知障碍老人的沟通能力会随着病情进展而逐渐退化,当沟通遇到挫折时,老人就容易出现情绪和行为问题,所以,沟通非常重要,无论对于家庭照护者还是专业护理人员,有效的沟通都是良好照护的基础。因此,和认知障碍老人沟通时要遵循以下原则。

(1)给予老人表达的机会。虽然认知障碍老人已经不能真实可靠地表达自己的感受和需求,但是他们依然渴望表达,并且希望得到他人的关注和倾听。当老人愿意表达的时候,应做到耐心地倾听、适当表扬和鼓励,能够很大限度地维护他们的自尊,让沟通变得更加顺畅。

(2)尊重老人的感受。认知障碍老人由于思维混乱,有时候描述或认定的事情是不真实或不存在的,要设法体会老人想表达的感受,并对这种感受表示理解、体谅和尊重,而不要去纠结或责怪老人。要尊重的和关注的是老人的感受,而不是事实本身。

(3)保持同理心。要对老人保持同理心,尝试用认知障碍老人的眼睛来看世界,这样或许就能感受到老人的处境,并且可以理解他们有时候表现出来的奇怪语言和行为的含义。

(4)不要任意哄骗老人。患有认知障碍的老人其实可以活在多个知觉层面上,而且经常并存。因而认知障碍老人有时候会表现得很清醒,有时候却很糊涂,有经验的照护者不会轻易对认知障碍老人说谎,就是因为他们了解在某些层面上,老人其实知道真相是什么。

(5)接受而不是改变。照护者要坦然接受老人现在的样子,不要尝试去改变他们,而是尝试去理解和帮助他们。需要牢记的是"在认知障碍老人的世界里,已经没有对和错"(图2-7-22),所以要对认知障碍老人表达的感受持开放态度,这样可以有效减少照护他们时产生的矛盾和摩擦。

(6)建立有效沟通的方法。照护者在和老人沟通交流的时候,要有耐心、开朗的态度;用老人喜欢的名字或尊称,亲切地称呼老人;恰如其分地鼓励和赞美老人,有助于和老人拉近距离,建立良好的沟通;要留给老人足够的时间来表达自己的意图;照护者每天都要抽时间和老人聊聊天,不要让其感到孤独、寂寞;如果老人出现词不达意,表达不出来某样东西时,可以请老人指给自己看。

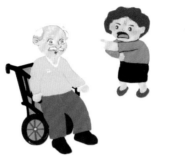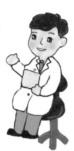

图 2-7-22

22.认知障碍老人出现幻觉或错觉应如何应对？

认知障碍老人常见的幻觉与错觉：听到有人在旁边说话，或者有人命令他做什么事情，但实际上旁边并没有人；感觉到有虫子在皮肤上爬行，但是却看不到；看见家里有不存在的人，有些老人还会和不存在的人交谈；看到别人看不到的图案或闪光；看见镜子里的自己，却以为那里有其他人。

老人出现幻觉或错觉的照护方法。

（1）当老人发生幻觉或错觉的时候，照护者要耐心倾听并且适当安抚老人的情绪，理解老人的感受。如老人经常"看见"自己逝去的亲人，应该陪伴老人一起回忆过去。

（2）当老人出现幻觉或错觉时，不要和老人争辩说话的对象是否存在，更不要在老人面前窃窃私语；当老人害怕时，不要把老人一个人留在房间，照护人员要注意陪伴在其身旁（图2-7-23）。

（3）鼓励老人参加活动，转移老人的注意力，比如听听音乐、陪伴散步、做做小游戏等，减少幻觉对老人的影响。

（4）消除环境影响因素：检查环境中是否存在容易引起幻觉、错觉的影像或声音，如老人看到镜子里的人影会害怕，那就把镜子遮住或者移走；再比如由于阳光在墙壁上形成的影子让老人感觉不舒服，那就用窗帘遮挡一下过于强烈的阳光。

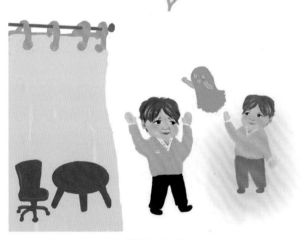

认知障碍老人出现幻觉或错觉时，不要和老人争辩是否正确，不要把老人一个人留在房间，要陪伴在其身旁。

图2-7-23

作为照护者应该了解这些症状，并以耐心、体贴、尊重的方式为老人提供有效的帮助。

23. 家属或照护人员应如何照护有"妄想"行为的认知障碍老人?

妄想是认知障碍老人比较常见的一种精神症状。妄想是一种不理性且与现实不符,而老人却又坚信不疑的错误信念,是一种不真实的想法,但是老人却深信不疑。妄想内容常为被害、夸大、嫉妒、疑病等,比如,认为有人要加害自己、认定有人偷自己的东西、认为老伴儿或者子女是冒充的,要赶他们出去等(图2-7-24)。针对认知障碍老人妄想行为应做好如下护理措施。

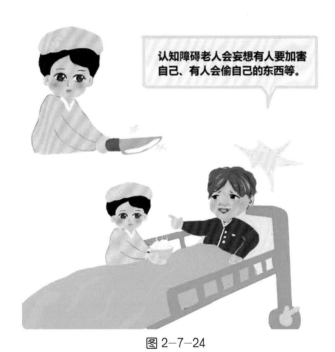

图 2-7-24

(1)与老人进行有效沟通,耐心倾听老人的倾诉,并鼓励其表达内心的感受,尊重和理解老人。如果老人的痛苦、焦虑、悲伤等负面情绪能够通过表达而宣泄出来,他们的妄想行为就有可能减少。相反,如果照护者忽视了老人的表达,老人的痛苦感就会加重,甚至引发严重的精神和行为症状。

(2)认同老人的感受并给予安慰。照护者理解了老人的感受和需要后,要肯定老人的感受,并且向其传递出关爱、体谅和尊重的信号。和老人交流想法时，对老人的回应一定要简单，做到不争辩、不解释，让老人真正感受到尊重和体谅。

（3）帮助老人处理麻烦。当老人安静下来后，照护者可以把老人的注意力转移到其他活动上去，引导其做一些自己喜欢的娱乐活动，减轻妄想症状。如果老人因为一时找不到东西而指责别人偷窃时，照护者要用温和的态度主动帮助寻找，可以把老人容易丢失的东西做一下备份，以备不时之需。

（4）有妄想症的老人如果经常不愿意吃饭，害怕饭菜里有毒，照护者可以和老人共同吃一碗饭菜，或给予表扬和鼓励来激励老人吃饭等。另外，要减少刺激性食物的摄入，以免加重病情。

（5）老人容易在妄想的支配下出现自杀行为，因此，照护者要把危险物品（比如绳子、剪刀、药品等）保管好，让老人在照护者可以看管的范围内活动。

（6）帮助老人制定适宜的作息时间表，做到起居有节，饮食如常，睡眠良好，注意仪表。切记整日卧床，无所事事的生活。

24. 如何做好认知障碍老人的安全护理？

（1）限制老人接触和使用危险物品：由于认知障碍老人记忆力、判断力下降，老人在使用某些物品的时候，很可能会导致自己或他人受伤。危险物品包括：电动工具、灭鼠药、杀虫剂、刀具、搅拌机等。要把此类物品放到老人不容易拿到的地方。

（2）规避日常操作中的危险：如忘记关闭煤气、把金属放进微波炉加热、把身子探到窗外、把塑料制品放到炉子上加热、吃不洁的食物等。当老人还有能力使用小家电的时候，照护人员需要在一旁陪同，不要让老人独立操作，以免老人因操作不当而发生危险；如果老人没有能力使用这些小家电，照护人员应该把它们放到老人不容易取到的地方，或者将电源直接关闭。

（3）陪伴老人出行，防止意外发生：环境中可能对老人造成的危险因素有很多，如认知障碍老人在陌生的环境中容易惊慌，从而发生危险；又或者是由于老人记忆力下降，过马路时忘记看红绿灯，从而发生危险；甚至是由于老人定向力障碍，在夜晚或光线不足的情况下，老人很容易迷路等。因此，认知障碍老人外出时，必须有家人陪同，或者是给老人佩戴具有定位功能的黄手环，从而减少意外的发生。

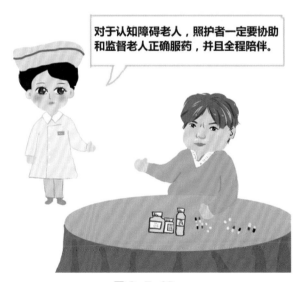

对于认知障碍老人，照护者一定要协助和监督老人正确服药，并且全程陪伴。

图 2-7-25

（4）安全用药管理：认知障碍老人由于疾病的影响，有时会漏服、多服、错服药物。因此，对于认知障碍老人，照护者一定要协助老人正确服药（图2-7-25），并且全程陪伴；除此之外，还要将家中药品保管好，放到老人不容易取到的地方，避免老人误服药物。

25. 如何做好认知障碍老人排泄的护理？

认知障碍老人由于大脑受到损伤，影响了中枢神经系统的控制能力，随着病情的进展会出现不同程度的排泄障碍。因此，需要做好如下护理。

（1）监测老人的大小便，带老人定时如厕：照护人员通过记录和观察老人日常如厕的时间和频率，来评估老人的排泄习惯，为老人制定一个如厕时间表，提醒老人定时如厕，及时完成大小便。

（2）善于识别老人排泄需求的迹象：认知障碍老人可能已经没有能力用语言来表达如厕的需求，当老人出现尿意或便意时，照护人员要能够及时予以识别。比如，坐立不安、拉扯裤子、烦躁焦虑等，有这样的迹象可能表示老人需要如厕。还有些老人在想要如厕的时候，会使用与如厕完全无关的词汇，因此，照护人员需要细心发现老人表示想如厕的"专用"语言，及时引导老人如厕。

（3）环境支持：在卫生间门口张贴醒目标识，方便老人找到卫生间；通往卫生间的过道要通畅，防止意外发生；卫生间保持光线充足，方便老人如厕；在马桶周围安装扶手（图2-7-26），为老人如厕提供安全保障；建议在老人的卧室放置一个便携式坐便椅，以备老人夜间起夜急需时使用；挪走房间里的垃圾桶、花盆等，防止老人把这些物品误认为是马桶而就地大小便。

> 1.在卫生间门口张贴醒目标识，方便老人找到卫生间。
> 2.通往卫生间的过道要通畅，防止意外发生。
> 3.卫生间保持光线充足，方便老人如厕。
> 4.在马桶周围安装扶手，为老人如厕提供安全保障。

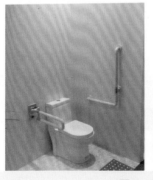
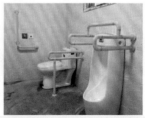

图 2-7-26

　　（4）尊重隐私，维护自尊：老人需要在房间使用坐便椅的时候，请房间里其他人离开，并且为其准备干净的毯子，遮盖住其隐私部位；提前准备好清洁物品，尽量减少老人私处暴露的时间；如果老人去卫生间如厕，照护人员应该用围帘遮挡，在围帘后等老人排泄完毕。

　　（5）引导、陪伴：对于能够成功完成如厕的老人，照护人员要鼓励并夸奖老人；老人如厕完毕，照护人员需要检查老人是否已经解过大小便，并帮助老人冲洗马桶；一旦认知障碍老人已经出现排泄问题，在老人起夜时，照护人员就需要全程陪伴；如果老人把大小便弄到身上、衣服上或床上时，请不要责怪老人，照护人员应细心帮助老人冲洗和清洁，并且换上干净衣裤。

26. 认知障碍老人发生激越行为应如何照护？

激越，指情绪强烈、激昂，声音高亢清越。激越的心理学含义指伴有严重运动性不安的焦虑。认知障碍老人的激越是指老人明显表现出紧张、不安、烦躁和易怒，且常伴有语言或身体攻击、徘徊、藏东西、大声喊叫、幻觉、妄想等精神行为症状（图 2-7-27）。有的老人会过度地坐立不安、到处走动；有的老人会挑剔、争吵或哭喊；还有的老人会撕扯东西或毁坏物品。认知障碍老人的激越行为在某些时候还有可能表现出攻击性。照护方法如下。

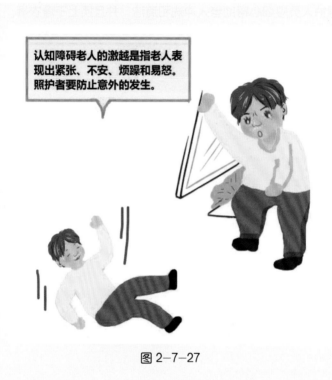

认知障碍老人的激越是指老人表现出紧张、不安、烦躁和易怒。照护者要防止意外的发生。

图 2-7-27

（1）保持冷静，安慰老人：照护人员要用平静的话语来安慰老人，比如，"您不开心了吗？我在这儿陪着您好吗？"；如果为老人提供个人照护（如洗发）时引起了老人的激越，照护人员可以这样安慰老人"对不起，让您不高兴了，那我们等一会儿再洗吧！"其实最重要的是让老人情绪先平静下来。

（2）让老人放松：认知障碍老人发生激越行为的时候，照护人员可以转移老人的注意力，比如，带老人去一个安静的地方，陪老人坐坐，耐心倾听老人的感受；也可以带老人听听舒缓的音乐，或者吃点小点心。有些时候，老人发生激越行为是由于老人感到无聊想找点事情做，这时，照护人员可以让老人一起参与到家务活动中，比如整理房间、洗菜、淘米等。

（3）倾听、观察、寻找原因：当老人发生激越行为的时候，照护人员应该耐心、仔细地倾听老人的表达，在倾听时观察老人的言行举止，体会老人正在发生的事情，尽可能找到引发激越的原因。如果是因为某些生理需求（如需要如厕），照护人员应该及时提供帮助，来缓解老人的激越行为；如果是因为身体不适引发了老人的激越行为，照护人员应该带其及时就医。

（4）营造安静舒适的环境：当老人发生激越行为时，照护人员要评估一下老人周围的环境，观察是否存在噪声、光线的刺激，或是某些画面触发了老人的激越行为。如果是因为环境因素，照护人员应该为老人营造一个安静、简单、舒适的环境，降低因环境因素而触发激越行为的概率。

（5）必要时及时就医：一旦老人出现比较严重的激越行为并伴有思维混乱，照护人员应该及时带其到医院就诊，并配合医生采取适当的治疗和干预手段。

27. 适合认知障碍老人的活动有哪些？

认知障碍老人虽然身体功能出现了衰退，但是他们依然希望自己的生命有意义。因此，照护人员应为认知障碍老人多安排一些适合他们的社交活动，并且鼓励他们参与力所能及的活动，从而提高他们的生活品质。

（1）兴趣活动：可以帮助认知障碍老人重拾昔日乐趣、刺激思维，增强他们的自信心。因此照护人员可以根据老人喜好选择一些适合他们的兴趣活动，如下棋、书法、绘画、跳舞、唱歌、做手工等。

（2）家务活动：照护人员可以根据老人的能力，适当安排一些老人感兴趣的家务活动，如晾衣服、叠衣服、摘菜洗菜、更换床上用品等，并且要给予赞美和鼓励。

（3）体育活动：适当的体育锻炼能为老人带来诸多益处，可以增加血液循环、改善老人体能、维持老人的认知功能、提高老人的睡眠质量。照护人员可以根据老人的体力，每天安排至少30分钟左右的舒缓运动，如散步、做广播操、做手指操、握力训练等。

（4）社交活动：对于认知障碍老人，照护人员要鼓励和帮助他们与家人、邻居、朋友建立友好关系，可以陪伴老人约上他们的好朋友一起参加社区活动，如讲故事、插画、烘焙等；另外，家人还可以陪伴老人看新闻并且进行主题讨论等。

（5）认知训练活动：记忆能力的训练，照护人员可以通过陪伴老人看老照片、回忆往事、鼓励老人讲述自己的故事等方式来维持老人的远期记忆；思维的训练，如果家里有孩子，可以让老人和孩子一起创意搭积木（图2-7-28），或者玩简单的拼图游戏；计算能力的训练，照护人员可以把数字和计算能力的训练融入生活，如请老人帮忙算账，或者和老人玩扑克比大小等。

（6）生活功能训练：照护人员根据老人的情况训练老人的日常生活能力，如，有些老人无法握稳汤匙，那就多安排老人练习用手握马克杯的把手；再比如，老人穿衣服时经常扣错纽扣，照护人员可以在一旁提示，确保老人把纽扣扣到正确的位置，然后给予老人赞美和鼓励。

创造一个友好的人文环境，鼓励认知障碍老人积极参与活动，能够有效地延缓认知功能的衰退，尽可能维持老人的生活与社交功能，从而改善老人的情绪问题和行为问题，增加老人的生活乐趣。

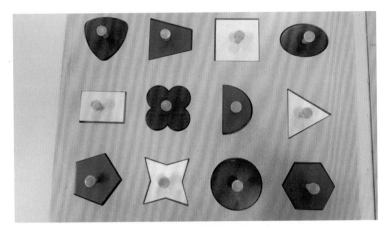

图 2-7-28

第八章　安宁疗护与临终照护知识

1. 什么是临终关怀？临终前常见的症状和照护措施有哪些？

• 什么是临终关怀？

临终关怀，即安宁疗护，是向临终老人及家属提供一种全面的照料，包括生理、心理、社会等方面，使临终老人的生命得到尊重，症状得到控制，生命质量得到提高，家属身心健康得到维护和增强，使老人在临终时能够无痛苦、安宁、舒适地走完人生最后旅程（图 2-8-1）。

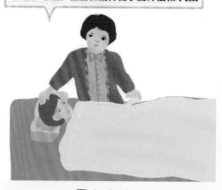

临终关怀是为末期患者和家人减轻疾病痛苦，提高临终前的生活质量的一种服务，包括对生理、心理、社会和精神需求的评估和干预。

图 2-8-1

• 临终前常见的症状和照护措施有哪些？

生老病死是人生常态，临终状态的老人虽然意识尚存，在接受姑息性治疗后，病情仍不可逆转地继续恶化，各种迹象显示生命即将终结。而高血压、糖尿病老人多出现脑出血或脑梗死、心肌梗死、心力衰竭或肾衰竭、失明等并发症而导致死亡。临终前常见的主要症状和照护措施有。

（1）呼吸困难：多由咳嗽无力，痰液阻塞引发。出现呼吸困难应立即吸氧，进行雾化湿化呼吸道，祛除痰液，定时翻身叩背排痰，有条件者利用负压吸引器吸痰（图2-8-2）。

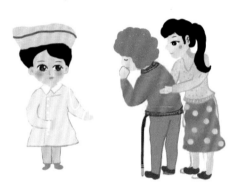

图 2-8-2

（2）谵妄、昏迷：出现表情淡漠、躁动不安、意识障碍、神志恍惚、对外界的感知力降低，一般下午或晚上症状加重。常为脑血管损伤所致，应针对具体病因对症处理，护理时要加强监护，防范意外。

（3）疼痛：临终老人疼痛症状比较严重，控制疼痛是临终护理的重要内容，按照 WHO 三阶梯止痛法（表2-8-1），使用止痛药缓解疼痛，也可使用催眠术、针灸疗法、松弛疗法作为辅助疗法。

（4）大出血：临终老人可出现脏器出血，严重的呕血、便血等。出血量在 800 mL 以上可出现休克，是造成临终死亡的直接原因，需立即处理，可使用镇静剂、止血药、吗啡，必要时禁食（图2-8-3）。

表 2-8-1　WHO 三阶梯止疼法

阶梯	首选药物	举例	不良反应	备注
轻度疼痛	非甾体类抗炎药（NSAID）	阿司匹林、吲哚美辛、双氯芬酸、保泰松、布洛芬	包括消化性溃疡、消化道出血、血小板功能障碍、肾功能损伤、肝功能损伤以及心脏毒性	具有"天花板效应"（达到期望值的最大剂量）；长期抗凝、消化系统疾病应慎用
中度疼痛	弱阿片类药物或低剂量的强阿片类药物，可联用 NSAID、辅助镇痛药物	弱阿片类：可待因、布桂嗪、曲马多、双氢可待因；辅助镇痛药物：利多卡因、地塞米松、阿米替林、丙米嗪等	包括便秘、恶心呕吐、嗜睡、瘙痒、头晕、排尿困难、精神改变、认知障碍以及呼吸抑制等	曲马多具有"天花板效应"日最大剂量为 400 mg，老年人（≥75 岁）及肝肾功能障碍者应降低用药剂量
重度疼痛	阿片类，可联用 NSAID、辅助镇痛药物	阿片类：吗啡缓释片、羟考酮缓释片和芬太尼透皮贴剂	包括便秘、恶心呕吐、嗜睡、瘙痒、头晕、尿潴留、谵妄、认知障碍以及呼吸抑制等	

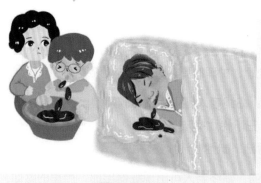

图 2-8-3

2. 临终关怀包括哪些内容?

(1) 症状控制: 减轻老人疼痛和其他不适的症状。主要针对疼痛、呼吸困难、咳嗽、咳痰、恶心、呕吐、腹胀、便秘、水肿、厌食、睡眠障碍、谵妄等症状进行疗护。

(2) 舒适照护: 保持老人身体清洁舒适,提供口腔护理、手足护理、会阴护理,协助沐浴或床上擦浴、床上洗头、翻身、摆放舒适体位、被动运动、协助下床、协助进食和饮水、排便护理等照护措施。

(3) 心理和精神的照护: 尊重老人权利,做好死亡教育、生命回顾、哀伤辅导,实行灵性关怀,帮助老人平静地面对死亡,完成心愿。鼓励老人和家属参与服务计划,让老人舒适、安详、有尊严地离世(图 2-8-4)。

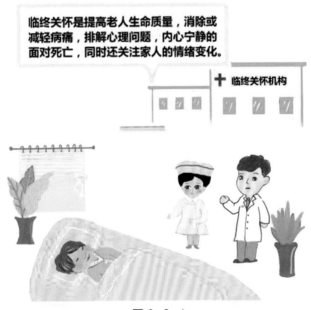

图 2-8-4

3. 临终前出现抑郁、焦虑时应如何进行有效的心理疏导？

抑郁、焦虑是临终前老人最常见的心理特征。常见的焦虑症状为坐立不安、心神不宁，出现莫名其妙的惊恐、多虑和焦躁不安，是一种病理性的紧张。常见的抑郁症状为愁眉苦脸、双目凝视、面无表情，多有持续性情绪低落、忧郁、心境恶劣、暗自流泪等伴随症状。针对其心理特征采取积极的心理疏导，使临终老人尚存的生命质量得到尊重和提高，安静地度过人生最后的旅程。

（1）针对性的心理疏导：主动与老人谈心，找到其担忧点，耐心解释，安慰。对病情的变化、检查结果、用药效果及不良反应等问题，针对性地给予科学的、保护性的解释，并耐心地回答他们提出的疑问。介绍国内外治疗的新进展、新动态，消除不适当的预测、误解和错误信念，解除思想顾虑，增强他们战胜疾病的信心。

（2）沟通式心理疏导（图2-8-5）：对于性格比较孤僻，抑郁、焦虑的老人给予安慰和体贴，主动与其交谈，加强沟通，关注其兴趣点，找到老人内心认为最骄傲或值得回忆的事情，利用与朋友聊天谈心的形式，通过适当的场合，引导老人把内心压抑的真实想法倾诉出来，逐步释放压力。处处关心、体贴、鼓励其树立战胜疾病的信心，使其克服孤独和焦虑的情绪，保持心情舒畅，积极配合治疗。

（3）转移式心理疏导（图2-8-6）：采用多种方式转移其注意力，帮助其端正心态，改善精神环境，如闲聊、散步、看电视、打扑克、下棋等，转移他们的注意力，使老人忘却烦恼，达到放松心情的目的。

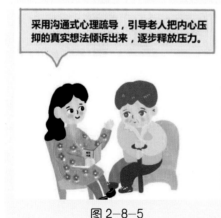

采用沟通式心理疏导，引导老人把内心压抑的真实想法倾诉出来，逐步释放压力。

图2-8-5

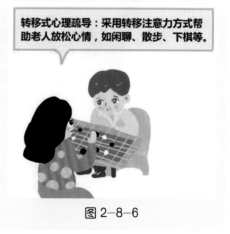

转移式心理疏导：采用转移注意力方式帮助老人放松心情，如闲聊、散步、下棋等。

图2-8-6

（4）支持性心理疏导：鼓励亲友探望或陪伴以增强其被爱的感觉、恢复自尊和自信，必要时咨询心理医生，适当使用调节情绪及镇静催眠的药物，保证充足的睡眠，化解不良情绪。

抑郁、焦虑是临终前老人最常见的心理特征。常见的焦虑症状为坐立不安、心神不宁，出现莫名其妙的惊恐、多虑和焦躁不安，是一种病理性的紧张。常见的抑郁症状为愁眉苦脸、双目凝视、面无表情（图2-8-7），多有持续性情绪低落、忧郁、心境恶劣、暗自流泪等伴随症状。针对其心理特征采取积极的心理疏导，使临终老人尚存的生命质量得到尊重和提高，安静地度过人生最后的旅程。

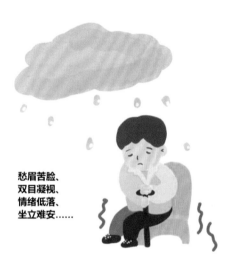

愁眉苦脸、
双目凝视、
情绪低落、
坐立难安……

图2-8-7

4．临终前为什么会出现自杀倾向？如何及早预防？

• 临终前为什么会出现自杀倾向？

临终前老人身体状况的恶化带来的痛苦，长期的检查与治疗造成的经济困难，老人感到自己对家庭和社会已造成一种负担而内心自责，他们往往会选择自杀的方式早些结束生命。另外，最常见的原因就是老人出现抑郁问题，常表现为情绪低落、消沉、悲观厌世、对生活和治疗失去信心，严重者放弃治疗，有自杀倾向。

• 如何及早预防自杀？

（1）应及时向精神医师寻求帮助：有自杀倾向的人通常都忍受着严重的精神疾病，如抑郁症，老人常因悲观厌世而想自杀。如果精神症状比较严重，建议去精神科就医，通过药物治疗、心理疏导治疗等综合疗法，帮助缓解症状，克服这些精神障碍（图2-8-8）。

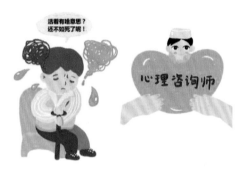

及时发现有自杀倾向的老人，并尽早就医，通过药物治疗、心理疏导缓解老人的抑郁。

活着有啥意思？还不如死了呢！

心理咨询师

（2）多陪伴：对有自杀倾向的老人，家人一定要多陪伴，加强看护，鼓励子女与其同住，时刻监护，加强营养，保证老人合理的休息和睡眠。

图 2-8-8

（3）积极与老人沟通：多倾听，阻断老人负向的思考，鼓励老人抒发自己的想法，可以采取怀旧治疗，引导老人回顾以往的生活，通过对过去的事件、情感及想法的回顾，帮助老人增加幸福感、提高生活质量及对现有环境的适应能力。家人要理解老人的病理状态导致其出现的愤怒、烦躁等不良情绪，从生理、心理上给予更多的关怀和理解，让老人感受亲人的亲情和关心。

（4）收起一切可能导致自杀的器具：如果老人有自杀的念头，请及时收起可能成为自杀工具的物品，从而减少自杀的可能性。这些器具包括刀具、绳索、药物等。如果老人因病而无法摆脱药物，建议由家人或者朋友收着药物，只在需要时给老人服用。

5. 如何用温情化解临终老人的"绝食"行为？

对于绝食的老人，家人要给予更多的关爱，让老人感觉到家人的需要，多陪老人说说话，了解其"绝食"的原因是闹情绪、生病了还是挑食（图2-8-9）？有的老人因为对治疗及用药情况不了解处于焦虑状态而拒绝配合，表现为心烦易怒、坐立不安、神经紧张，从而不进食、不吃药。有的老人是因为自身的疾病状态导致心理压力过大，夸大疾病严重程度，尤其是治疗过程中未能引起家人或医务人员的高度关注，觉得不被关心而发脾气，不愿意配合。也有可能是老人因腹胀、便秘等胃肠道不适而拒绝进食。首先应找出老人拒绝进食的原因，然后针对原因进行处理。如果是老人闹情绪，就应该耐心与老人沟通，打开心结，他自然就会去吃饭了。如果是因为腹胀、便秘等问题导致老人食欲下降，应给予对症处理，缓解其消化不良的症状。总之，在与老人相处中要注意沟通技巧，不要和他硬碰硬，也不要对他说的气话当真，多陪伴老人，帮助他完成力不能及的生活护理，取得他的信任，沟通起来就容易很多。照顾者可以根据老人的口味做一些老人爱吃的食物，在允许的情况下，推着老人外出散散心，让家里的孙辈孩子来劝说老人吃饭，让老人感觉到家庭的温暖，增强活下去的勇气，主动进食。

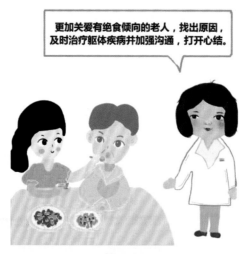

图 2-8-9

6.临终前可以享受哪些终末期权利?

（1）有权享受活人的待遇。

（2）有权要求不受痛苦。

（3）有满足心愿的权利。

（4）有权参与决定如何对自己进行照顾。

（5）有权要求医疗和护理的继续照顾，即使以"治疗"为目标必须变为以"安慰"为目标。

（6）有权用自己的方式对即将来临的死亡表达感觉和感情。

（7）有权对自己的提问得到忠诚的回答。

（8）有权使家属为接受老人的死亡而得到帮助。

（9）有权死得平静而庄严。

（10）有权保留个性和决定，与别人的信仰不同时，不被评判。

（11）有权要求死后的遗体尊严会受到尊重。

（12）有权受到细心的、有知识的人的照顾，照顾者应尽力了解被照护者的需要，并且在帮助被照护者面对死亡时给予某些满足（图2-8-10）。

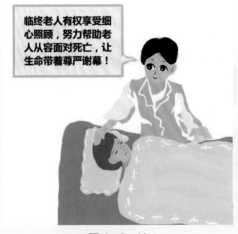

图 2-8-10

7. 家中亲人走完人生最后旅程后应如何帮助家属做好心理调适？

（1）协助家属表达内心的悲伤情绪（图2-8-11）：轻轻握住他的手或扶住他的肩，陪伴与聆听。诱导家属把悲哀宣泄出来，鼓励家属说出自己的内疚感和引起内疚感的想法、事件等，并帮助他分析，学会原谅自己，避免自责。帮助家属在承受死亡离别的痛苦时更加坚强地生活下去，告诉他们生活还有寄托、还有希望、还有要承担的责任，逝者一定希望家人们好好地保重身体。

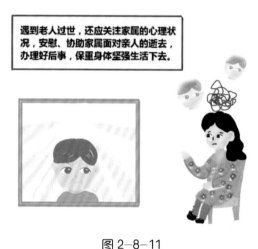

图2-8-11

（2）协助转移注意力

①建议多参与外界交往，多与子孙交谈，或到亲戚朋友家小住一段时间，或到外面走一走。

②鼓励培养一些业余爱好，如书法、绘画、垂钓等，或做一些有利于他人的力所能及的事，以转移注意力，减轻悲伤情绪。

③促进适应新生活：提醒家属的饮食起居，保证充分的休息。帮助调整生活方式，使之与子女、亲友重新建立和谐的依恋关系。

8. 家中亲人离去后在多长时间内更换衣服合适？

人离世后全身肌肉很快发生较短时间的松弛，之后会逐渐变得强直、坚硬，并伴有轻度收缩，使各关节固定下来，如口不能开、颈不能弯、四肢不能伸屈。这种死后肌肉强直的现象，称为尸僵。在通常情况下，尸僵多在死后 1～3 小时出现，最初出现在颜面部和眼肌，随后扩散到躯干的上下肢。12 小时后，尸僵达到全身。经过 24～48 小时或者更长些时间后开始缓解（图 2-8-12）。一般有经验的老人得知自己的大限将到时，都会嘱咐身边的儿孙将自己早已准备好的"寿衣"拿出来给自己穿上，以避免临终仓促，来不及换衣服。如果在老人去世后再换上"寿衣"，一般应在擦洗全身后，尸僵出现之前，这时肌肉松弛利于穿衣。

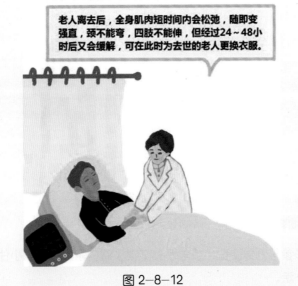

老人离去后，全身肌肉短时间内会松弛，随即变强直，颈不能弯，四肢不能伸，但经过24～48小时后又会缓解，可在此时为去世的老人更换衣服。

图 2-8-12

9. 家中亲人离去后房间及用物应如何进行处置和消毒？

人去世后其房间和物品如何处理要看其死亡的原因、当地风俗和家属的心理承受能力而定。除了极少数人是寿终正寝，多数人的死亡还是各种疾病导致，因此对于传染性疾病老人居住过的房间，应关闭门窗，将药液过氧乙酸倒入耐腐蚀的容器中，加热汽化，熏蒸的时候拿走房间易腐蚀的物品，房间熏蒸 1 小时即可，之后要开窗通风。非传染性疾病老人居住的房间应开窗通风，可采用食醋熏蒸，加入 200 mL 食醋倒入清水中，在水壶中慢慢煮沸，密闭房间 1 小时，再开窗通风即可。家具、用物、地面等物体表面进行清水擦拭，如污染可用 1000 mg/L 含氯消毒液（84 消毒液）进行擦拭消毒，30 分钟后用清水擦拭。有条件也可用紫外线灯照射消毒。枕芯、床垫、棉被应阳光暴晒 4 ~ 6 小时，有血液、体液污染的建议进行无害化处理后废弃（用 1000 mg/L 含氯消毒液喷洒）（图 2-8-13）。

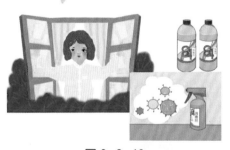

图 2-8-13

10. 家中亲人离去后家属应如何办理丧葬补贴？如何销户？

• 家中亲人离去后家属应如何办理丧葬补贴？

办理丧葬补贴时，家属需携带死者的火化证复印件和家属与死者关系的证明或证件（一般为户口簿或结婚证、身份证），交到原单位人力资源部，由原单位人力资源部工作人员到社保部门填表盖章送批（图2-8-14）。社保部门核准后将丧葬补贴款打到单位账户，由单位通知家属领取。

• 如何销户？

注销户口应根据《户口登记条例》第八条进行："公民死亡，城市在葬前，农村在一个月以内，由户主、亲属、抚养人或者邻居向户口登记机关申报死亡登记，注销户口。公民如果在暂住地死亡，由暂住地户口登记机关通知常住地户口登记机关注销户口。同时，将各种证件、卡等做销户处理。"

公民正常死亡申报注销户口，由家属携带医院开具的《死亡医学证明》或火葬证明或村、居委会证明或死者单位证明、《户口簿》和居民身份证，到死者户口所在地派出所由户籍内勤民警直接办理。公民非正常死亡，凭死亡地公安机关证明或法院宣告死亡证明、《户口簿》，由派出所户籍内勤民警直接办理（图2-8-15）。

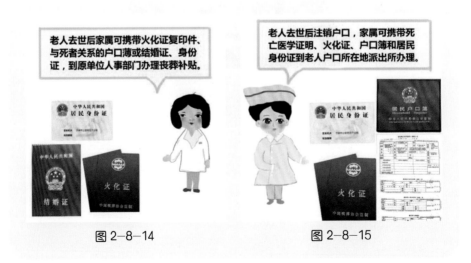

图2-8-14   图2-8-15

第三篇
康复知识

第九章 基本康复训练

1. 在家里可以做康复训练吗？哪些情况可以选择在家做康复？

• 在家里可以做康复训练吗？

康复训练的最终目标是重返家庭、回归社会。因此，家庭康复的重要性不言而喻。家是日常活动的重要场所，生活独立能力的实现也是在家庭活动中实现。本质上，老人回归家庭后的康复训练会更丰富而实际，能帮助尽早独立，更快、更好的融入家庭，融入社会（图3-9-1）。

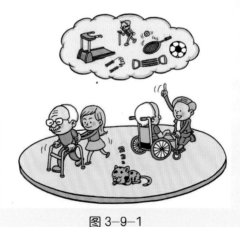

图 3-9-1

哪些情况可以选择在家做康复？

（1）肌力不足，肌张力过高导致部分生活无法自理的，如洗漱、穿衣、如厕，平地行走、吃饭等。

（2）容易呛咳无法很好自己吞咽食物的。

（3）无法顺畅地语言表达自己意见的。

（4）不能流畅使用轮椅、手杖、腋杖等进行代步活动的。

（5）认知功能出现障碍，开始无法辨别方向、人物、时间、物品等（图3-9-2）。

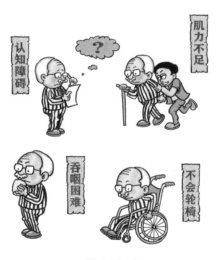

图 3-9-2

2.适合居家康复训练的内容主要有哪些？居家做康复训练时应注意哪些问题？

· 适合居家康复训练的内容主要有哪些？

（1）抗阻力训练以增加肌力。

（2）平衡训练以增加平衡协调能力。

（3）呼吸心肺功能训练增加心肺功能。

（4）步态训练，偏瘫老人床上翻身坐起、穿衣、步行等训练。

（5）认知功能训练。

（6）辅助器具的使用训练（图3-9-3）。

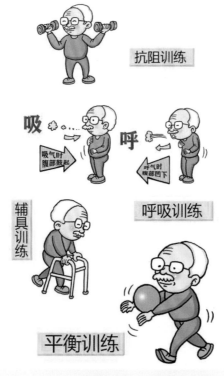

图3-9-3

• 居家做康复训练时应注意哪些问题？

（1）在运动训练过程前，要结合自身状况选择适合自身的运动。确保在稳定平面完成动作训练，确定周围环境安全。同时，老人应先阅读并理解这份Borg疲劳量表（表3-9-1），如在运动过程中，老人的自我疲劳程度超过6分，请老人立即停止训练。

表 3-9-1

0分	一点也不觉得呼吸困难或疲劳
0.5分	非常非常轻微的呼吸困难或疲劳，几乎难以察觉
1分	非常轻微的呼吸困难或疲劳
2分	轻度的呼吸困难或疲劳
3分	中度的呼吸困难或疲劳
4分	略严重的呼吸困难或疲劳
5分	严重的呼吸困难或疲劳
6～8分	非常严重的呼吸困难或疲劳
9分	非常非常严重的呼吸困难或疲劳
10分	极度的呼吸困难或疲劳，达到极限

（2）运动锻炼要因人而异，量力而行，建议循序渐进。

（3）如老人患有严重慢性基础疾病，无法完成上述全部动作要求时，建议咨询相关专业医生进行运动量的调整，但也应尽量避免静坐少动状态。

（4）运动强度以低强度，零负荷，缓慢进行为原则。

（5）注意实施运动的环境，湿度过大时，应适度降低运动量。

（6）运动前后密切观察心率、血压、呼吸等体征，如感不适请立刻停止运动。

3.如何指导行动不便的老人安全使用拐杖？

（1）长度的选择。

①站立时支脚垫放置于脚尖前 10 cm，再向外 10 cm，拐杖顶端与腋窝间留有 3～5 cm 的距离。

②身高减去 40 cm。

③平躺仰卧于平实的垫上，双脚伸直，自腋窝前皮肤处量到脚跟，再加 5 cm。

④手柄高度调整至肘关节向内屈曲 25°～30°。以上几种拐杖长度选择的方法可根据老人的病情，酌情进行选择。

（2）使用方法——行走步态的选择。

①四点步态法：左拐→右腿→右拐→左腿。适用于双脚可支撑身体部分重量时，此法为最安全的方法，但速度偏慢（图 3-9-4～图 3-9-8）。

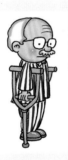
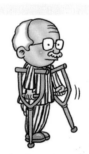
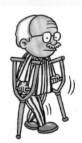

图 3-9-4　　　　　图 3-9-5　　　　　图 3-9-6

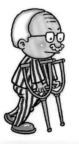
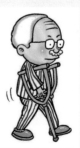

图 3-9-7　　　　　图 3-9-8

②三点步态法：双拐→患肢→健肢。适用于一脚部分或完全不能支撑身体重量，另一脚可支撑全身重量的老人。老人须具有良好的平衡力及双臂有足够的力量来支撑身体重量（图3-9-9～图3-9-11）。

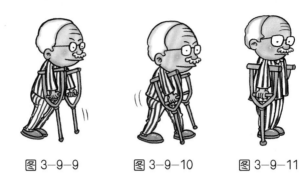

图3-9-9　　　　　图3-9-10　　　　　图3-9-11

③两点步态法：右拐左腿→左拐右腿。如同四点步态，但速度快，适合于肌肉协调好，且臂力强的老人使用（图3-9-12～图3-9-14）。

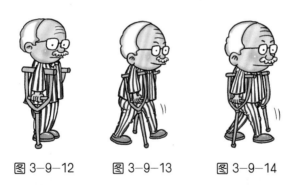

图3-9-12　　　　　图3-9-13　　　　　图3-9-14

④摆至步与摆过步：适用于下肢完全瘫痪，无法呈交互移动的老人（如下半身瘫痪者），上臂和肩膀健壮有力，平衡功能好时，方可使用，是快速移动前进的一种步态（图3-9-15～图3-1-19）。

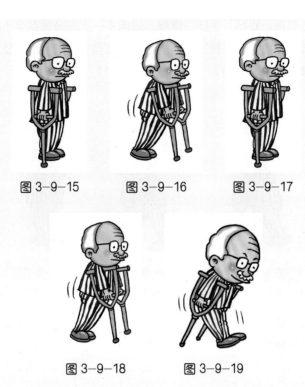

图 3-9-15   图 3-9-16   图 3-9-17

图 3-9-18   图 3-9-19

⑤下楼梯：双拐先下同时患肢跟上→健肢再下（图 3-9-20～图 3-9-23）。

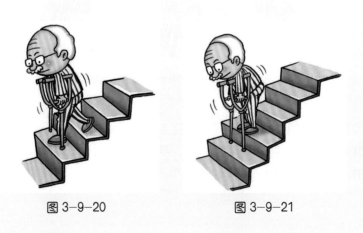

图 3-9-20   图 3-9-21

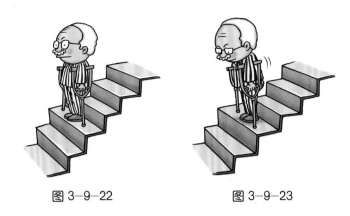

图 3-9-22　　　　　　　　图 3-9-23

⑥上楼梯：健侧肢体→双拐和患肢同时跟上（图 3-9-24 ～图 3-9-26）。

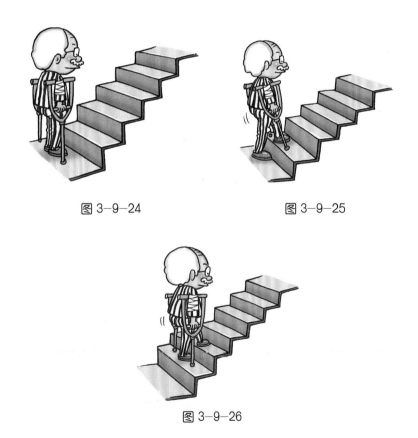

图 3-9-24　　　　　　　　图 3-9-25

图 3-9-26

4. 如何指导行动不便的老人正确使用助行器等辅助步行工具？

（1）安全检查：检查助行器的使用状态，有无破损，螺丝有无松动，胶垫是否老化。调节助行器的高度：老人站立，肩与手臂自然放松，体重均匀分布于双足，测量地面到尺骨鹰嘴的距离（图3-9-27）。

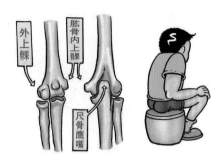

图 3-9-27

（2）行走操作：助行器置于老人面前，站立框中，左右两边包围；双手持扶手向前移动步行器约一步距离。将助行器四个脚放置地上摆稳，双手支撑握住扶手，患腿向前摆动，重心前移至上臂和患腿；起步时足尖抬高，着地时先足跟再足尖。稳定后移动正常腿向前一步，可适当落在患腿前方，重复以上步骤，向前行走（移动：助行器→患腿→正常腿）（图3-9-28～图3-9-30）。

（3）坐下操作：移步到待坐椅子或床前，扶住助行器，背对椅子或床，保持体重在正常腿上，后移正常腿，使腿后方碰到椅子或床边，患腿略滑向前伸，双手向后扶住床面，护士站于患侧搂住腰部辅助，老人慢慢弯曲健侧膝盖，身体坐到椅子或床上，将重心后移，双手撑住床，健侧腿转至床面，同时护士一手扶腰，一手协助抬起患肢至床面。

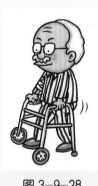
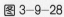
图 3-9-28

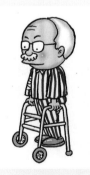
图 3-9-29

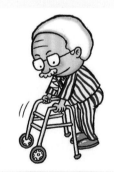
图 3-9-30

5. 如何训练行动不便的老人自己使用轮椅?

轮椅的出现为许多行动不便的老人实现了走出去的愿望,是老人康复的工具,也是一种重要代步工具。许多老人丧失了行走功能,但借助轮椅,就可以自由活动,还可以通过轮椅锻炼身体,提高对生活的乐趣和信心。要注意的是,使用前老人应熟悉轮椅的正确、安全使用方法。

(1)轮椅的种类:根据功能分普通轮椅、电动轮椅和特型轮椅(图3-9-31)。普通轮椅主要针对下肢残疾、偏瘫、胸以下截瘫者和行动不便的老人。这种轮椅价格比较实惠也比较实用;电动轮椅对于一些行动不便、认知正常、手有控制能力,又想扩大活动范围的轮椅使用者来说,电动轮椅是不错的选择;特型轮椅主要包括助站式、平躺式、单侧驱动、竞技类,老人可针对不同的情况选择合适的轮椅。

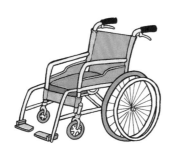

普通手动轮椅

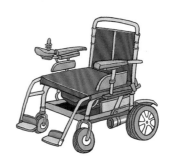

多功能手动轮椅

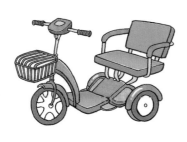

电动代步车

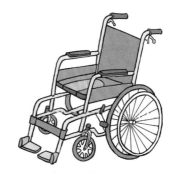

座便式轮椅

图 3-9-31

（2）轮椅的构造：正确使用轮椅前要了解清楚轮椅的构造，一般轮椅的组成有把手、靠背、扶手、侧垫、坐垫、安全带、刹车、中轴、提升杆、手轮圈、车轮、小前轮、交叉固定轮椅装置、架腿布、脚踏板等（图3-9-32）。

（3）轮椅的展开和折叠（图3-9-33、图3-9-34）。

①展开。双手握住把套向两侧轻拉，使左右车架稍许分开，在坐垫两侧用手心向下轻压至定位处，轮椅车即自行展开平放。展开时，请切勿硬扳左右车架，以免损坏各部件，向下压坐垫时，请勿将手指握住左右支撑管，以免夹伤手指。

②折叠。先将左右脚踏板翻起，用两手抓住坐垫两端向上提起，即可折叠。座便轮椅的折叠应先取下便桶及坐垫，然后折叠。

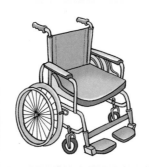

图3-9-32

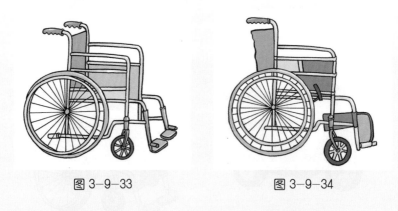

图3-9-33　　　　　　　　　图3-9-34

（4）轮椅的正确使用方法：电动轮椅操作相对比较简单易学，只用练习单手操作方向杆，就能实现前进，后退、转弯、刹车等操作。下面以普通轮椅为例介绍轮椅的使用方法。

1）上车。将展开的车平放在地上，扳动驻立刹车，刹住左右后轮，把脚踏板收起，将老人扶至近轮椅处，扶住左右扶手，让老人慢慢做到坐垫上。系好安全带。老人坐上轮椅之后，展开脚踏板，将脚放至脚踏板上，系好安全带。

2）行驶。

①双手操作。适用于下肢活动不便的老人。松开驻立刹车即可行驶。在平地上推动轮椅时，臀部坐稳，身躯保持平衡，头稍向后仰，双臂向后，肘关节稍屈，手抓轮环后部，双臂向前，伸肘，身体略向前倾，多次重复；下坡时须倒行，用双手握住手推圈，以力大小控制下坡速度，坡度过陡时需要有陪护人员陪同并控制下坡速度，倒行且缓慢下坡；行驶过程中如遇障碍物时，陪护人员需双手握住把手套同时用脚踩脚踏套，使前轮抬起越过障碍物，后轮碰到障碍物时，双手紧握把手套，向上提起后轮。行驶过程中如遇大的障碍物或台阶，需要两人紧握轮椅两侧大架，将轮椅平抬越过障碍物。

②单手、单脚操作。适用于偏瘫老人。健脚着地，和健手配合，或进行前进、后退、控制方向等的操作。驱动轮椅前进时，用脚掌握方向，健手驱动；后退时，脚着地向前伸腿用力后蹬，驱动轮椅后退；转弯时，手、脚并用，相互配合可完成转弯。

③单手操作。此法用于只有一只手能灵活操作的老人。单手操作型轮椅有两个手轮圈在同一侧，分别与两个大轮连接，可通过练习单手操动两个手轮圈，分别活动左右车轮，实现前进、后退、转弯、刹车等操作（图3-9-35）。

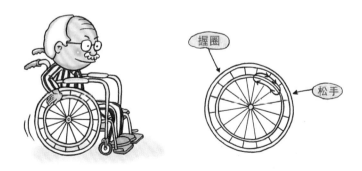

握圈

松手

图 3-9-35

3）下车。下车时应先刹住驻立刹车，翻起脚踏板，让老人双脚踩稳地面，松开安全带，老人手握扶手或由陪护人员搀扶站立后离开轮椅。

（5）使用轮椅的注意事项。

1）应经常检查轮椅，定时加润滑油，保持完好备用。使用前，还应重点检查前轮、后轮、驻立刹车等各部位的螺丝及后轮辐条等有无异常，检查车胎充气是否正常，如有螺丝松动、充气不足等情况，应及时进行处理，切勿粗心大意。

2）推轮椅时，应注意双手用力均匀，步履平直稳妥，避免颠簸。出门时应叮嘱老人手扶住轮椅扶手，尽量靠后坐，身体勿向前倾或自行下车，以免跌倒。

3）家属或陪护人员应随时注意老人身体有无异常，如有下肢浮肿、溃疡或关节疼痛，可将脚踏板抬起，垫以软枕。

6. 如何协助行动不便的老人从床上转移至轮椅上?

生活中,难免需要协助半身不遂的老人进行床与轮椅的转移,需要学会使用巧劲。通过以下几步,便能轻松完成(图3-9-36):

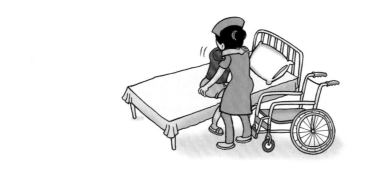

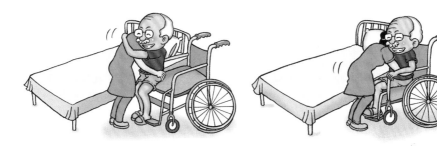

图 3-9-36

(1)老人坐在床边,双足平放于地面上,将椅子置于老人健侧,与床成45°角,刹住轮椅手闸,向两侧移开脚踏板。

(2)辅助者面向老人站立,双膝微屈,腰背挺直,双足放在患足两侧,用双膝内外固定患膝至患侧下肢屈膝或足向前方移动。

(3)辅助者一手从老人患侧腋下穿过置于患侧肩胛上,抓住肩胛骨的内缘,并将患侧前臂搭在自己的肩上,一手托住老人健侧上肢,使其躯干前倾。引导老人将重心前移至足前掌部至老人的臀部抬离床面,同时嘱咐老人抬头。

(4)辅助者引导老人转身,使老人臀部转向轮椅坐下。

(5)调整姿势使坐位稳定舒适。

7. 对行动不便的老人应如何防止其跌倒？

摔倒是 65 岁以上老人外伤引起死亡的最常见原因。不仅如此，即使没有达到死亡的程度，也严重威胁了老人的自主生活能力和安全（图 3-9-37）。摔倒的主要原因有行走障碍、平衡障碍、视力障碍、下肢无力或者不幸绊倒等。以下一些常用的方法可以参考。

（1）加强肌肉和平衡能力的锻炼，尤其是帕金森病老人，太极和瑜伽都是简单有效的方法。

（2）优化使用药物，尤其是一些可能会引起头晕和使人犯困的药物。

（3）推荐骨质疏松症的筛查，适当地补充钙和维生素 D。

（4）合理摆放家里的家具，防止起身夜尿时撞到。

（5）电线、电缆等必须靠墙或者内置于墙，防止绊倒。

（6）及时更换家里的台阶地毯，如果太旧了也容易打滑。

（7）浴缸和厕所必须安置帮助起身用的把手。

（8）浴缸内放置防滑垫，最好是步入式的浴缸（浴缸有门可以打开，走出来而不需要跨出来）。

（9）家里如果有小地毯，最好用双面胶固定。

（10）定期视力检查，防止因视物模糊而摔倒。

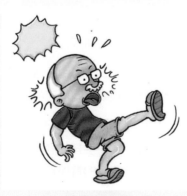

图 3-9-37

8. 对吞咽困难的老人应如何进行吞咽功能的训练？

吞咽障碍老人常因进食时无法很好地咽下食物而影响进食。首先应判断老人是否有吞咽困难：可以为老人提供 30 mL 水，要求其以最快速度喝完。如果用时超过 5 秒、无法一次喝完、有呛咳，都可能是吞咽有问题，应帮助老人进行相应的训练，加强其吞咽器官功能的改善。

（1）给出呼吸口令，帮助老人用腹式呼吸，缩唇呼吸（图 3-9-38）。

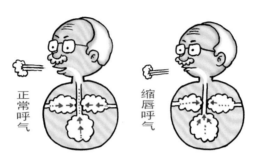

图 3-9-38

（2）可以使用牙胶，让老人做夸张的咀嚼动作。

（3）用电动牙刷振动摩擦口周皮肤。

（4）多嘟嘴发"du"音，微笑发"yi"音（图 3-9-39）。

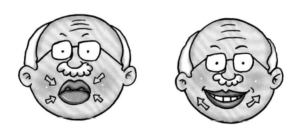

图 3-9-39

（5）照着镜子练习舌头的伸、缩、卷、翘、环绕、左右弹动的运动。

（6）可以在正常进食中多给予鼓励和及时的照顾，防止呛咳。

9. 对言语障碍的老人应如何进行语言训练？

对言语障碍的老人，首先要进行分析评估并加以判断，针对老人的不同特点选择合适的训练方法，了解语言训练的适宜人群。当老人意识清楚、没有精神障碍，感觉系统、口、咽喉、舌等发音器官正常，但是却听不懂别人及自己的讲话（听）、说不出自己要表达的意思（说）、不理解（读）或写不出发病前会读、会写的字句（写）。以下四种情况可供选择。

（1）对于构音障碍的老人，可采用以下训练方法。

1）让老人照镜子做努嘴、示齿（露出八颗牙）、鼓腮、耸鼻、闭眼、抬眉，每个动作10次／组，每日五组。

①抬眉训练。抬眉动作的完成主要依靠枕额肌额腹的运动，上提健侧与患侧的眉目，有助于抬眉运动功能的恢复。用力抬眉，呈惊恐状。每次抬眉10～20次，每日2～3次（图3-9-40）。

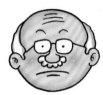

抬眉

图3-9-40

②耸鼻训练，耸鼻运动主要靠提上唇肌及压鼻肌的运动收缩来完成，耸鼻训练可促进压鼻肌、提上唇肌的运动功能恢复（图3-9-41）。

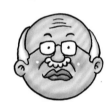

耸鼻

图3-9-41

③鼓腮训练。鼓腮训练有助于口轮匝肌及颊肌运动功能的恢复。鼓腮漏气时，用手上下捏住患侧口轮匝肌进行鼓腮运动，说明口轮匝肌及颊肌的运动功能恢复正常，刷牙漏水、流口水及食物滞留症状会随之消失（图3-9-42）。

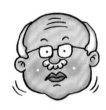

鼓腮

图3-9-42

④示齿训练。示齿动作主要是提口角肌及笑肌的收缩来完成，口角向两侧同时运动，避免只向一侧用力练成一种习惯性口角偏斜运动（图3-9-43）。

⑤努嘴训练。努嘴主要靠口轮匝肌收缩来完成，进行努嘴训练时，应收缩口唇并向前嘟嘴，嘟嘴时要用力（图3-9-44）。

⑥闭眼训练。闭眼的功能主要依靠眼轮匝肌的运动收缩完成，训练闭眼时，开始轻轻的闭眼，两眼同时静

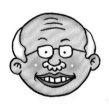

示齿

图3-9-43

合 10～20 次，如不能完全闭合眼睑，露白时可用示指的指腹沿着眶下缘轻轻地按摩，然后再用力闭眼 10 次，促进眼睑闭合功能的恢复（图 3-9-45）。

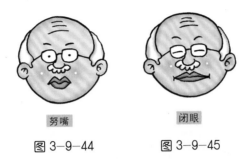

努嘴   闭眼

图 3-9-44   图 3-9-45

2）让老人做伸舌练习时，舌部上下要达到上下唇缘，左右要达到左右嘴角。让老人发：lila、dida、bada 的音，熟练掌握后可增加难度读绕口令等。

3）做增加老人音量的练习，深吸气发"啊"的音，尽量越长越好；有感情并大声朗读文章、阅读含有重音的句子、高声唱歌等。

（2）对于失语症老人来说，可采用以下方法训练。

1）选用日常生活中的实物、照片、新闻报道等主动与老人交流（图 3-9-46）。

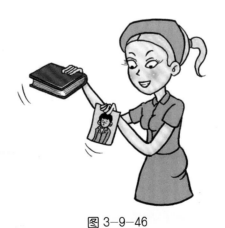

图 3-9-46

2）除了用口头语以外，试着寻找书面语、手势语、画图等能表达意思的方法。

3）要多在实际生活中创造多种情境引出自发交流。内容可丰富多样，如点名、打招呼、自我介绍、合唱歌曲、数字接龙、在黑板上画对方图像、猜照片、命名及阅读抢答、模拟购物、模拟点餐、玩扑克牌等（图3-9-47）。

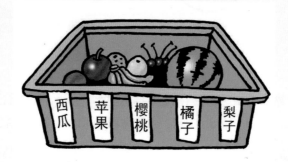

图 3-9-47

10. 对长期卧床的老人应如何进行肌力训练？

每一个长期卧床老人都会面临肌力的降低，但并非一套动作全部老人都适用，需要根据情况进行选择。

（1）0～1级肌力。

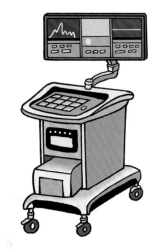

1）肌电生物反馈疗法。如果有条件，可以购置家用肌电生物反馈仪，使用电子仪器，将人正常意识不到的生理变化（如肌电、心率、血压、皮温等）转变为可以被感觉到的视觉或听觉信号，通过学会有意识地操纵这些信号，来调控自身非随意性的生理活动的治疗方法（图3-9-48）。

2）传递冲动训练。传递冲动训练即主观努力收缩瘫痪肌肉，使运动冲动沿神经向肌肉传递的训练。如果老人做常规动作仅有肌肉收缩，

图3-9-48

却没有真正的动作产生，就需要拍打，刺激肌肉，并给一点助力协助动作的产生。

3）被动关节活动度训练及肌力训练。是从神经生理学角度，强调通过被动手法来保持肌肉的生理长度和肌张力，改善局部血液循环，刺激本体感受器诱发运动觉，并将这种感觉下意识地传导到中枢。

（2）2～3级肌力。

1）辅助训练。家属协助老人进行关节活动度训练及肌力训练（图3-9-49）。

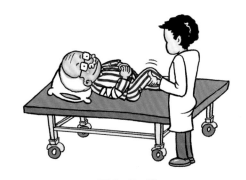

2）免荷训练。用悬挂肢体或在水中浮力协助下运动等方式，使肢体在去重力条件下主动运动（图3-9-50）。

图3-9-49

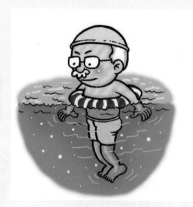

图 3-9-50

（3）4 级肌力抗阻训练。如果老人能够做出常规动作，只是做起来很费力，可以给予老人一定的阻力：做动作的肢体加沙袋，通过阻力来对抗动作（图 3-9-51）。

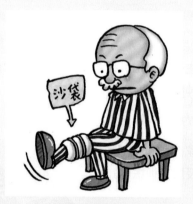

图 3-9-51

11. 对步行困难的老人应如何进行行走训练?

（1）平行杠、助行器步行训练：适用于初期的步行训练，适用于无瘫痪的下肢无力、一侧偏瘫或截肢老人，行动迟缓或有平衡问题的老人。助行器可作为长期步行辅助具。具体操作方法如下：

1）平行杠步行训练（图3-9-52、图3-9-53）。

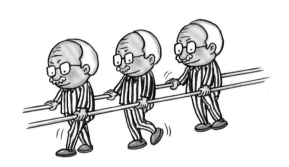

图 3-9-52

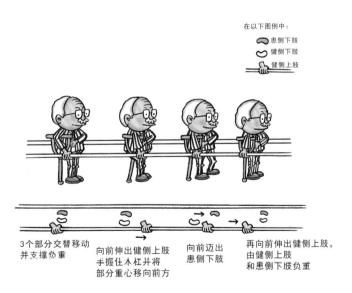

在以下图例中：

患侧下肢

健侧下肢

健侧上肢

3个部分交替移动并支撑负重

向前伸出健侧上肢手握住木杠并将部分重心移向前方

向前迈出患侧下肢

再向前伸出健侧上肢，由健侧上肢和患侧下肢负重

双杠内的步行训练：

当患者患侧下肢可负重、可进行重心转移后即可开始训练。

图 3-9-53

2）助行器行走训练：用双手分别握住助行器两侧的扶手，提起助行器使之向前移动 20～30 cm 后，迈出患侧下肢，再移动健侧下肢跟进，如此反复前进（图3-9-54）；

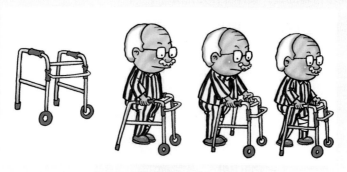

图 3-9-54

（2）双拐步行训练：（同本章题 3 "如何指导行动不便的老人安全使用拐杖"）。

（3）手杖步行训练。

1）手杖三点步行：老人使用手杖时先伸出手杖，再迈患侧足，最后迈健侧足。适用于下肢运动障碍的老人，大部分偏瘫老人习惯采用此步态。根据老人的基本情况，练习时按健侧足迈步的大小，又可分为后型、并列型和前型三种（图3-9-55）。

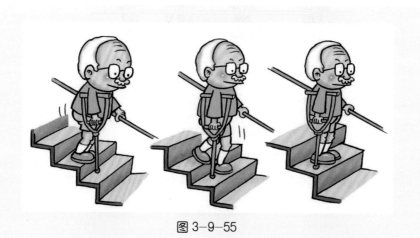

图 3-9-55

2）手杖二点步行：手杖和患足同时伸出并支撑体重，再迈出健足。手杖与患足为一点，健侧足为一点，交替支撑体重。此种步行速度快，因此，当老人具有一定的平衡功能或是较好地掌握三点步行后，可进行两点步行训练（图3-9-56）。

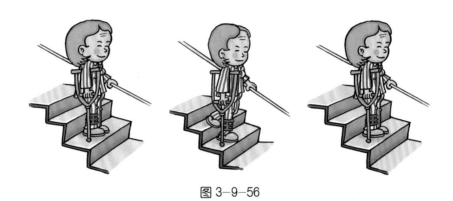

图 3-9-56

（4）辅助步行训练。

1）练习前让老人大小便，注意不要紧接在饭后、午睡和入浴后练习。

2）明显腿软无力的最好配保护腰带，以利辅助人员扶持，另外注意穿好合脚的软鞋。

3）第一次训练时先练习反复起立坐下（5分钟内2～3次），如脉搏增加30%以上（达100次／分），但无脉律不齐的现象为安全，出现心慌、出汗、头晕、眼花症状时，可躺下休息缓解后再次进行。以后根据每日老人当时的状况，适当增加次数及延长维持立位的时间。

4）由辅助人员扶持行走时，辅助者应站在老人患侧，迈步顺序为：患腿→健腿；老人自己扶固定物（如扶手、床架、桌子等）时，开始可以健侧靠近物体，迈步顺序为：手前扶→迈健腿→患腿跟上。以后可改为患侧靠近物体，手前扶→迈患腿→健腿跟上。应注意开始阶段的步行训练强调的是每一步的基本动作，忌讳赶速度（图3-9-57～图3-9-61）。

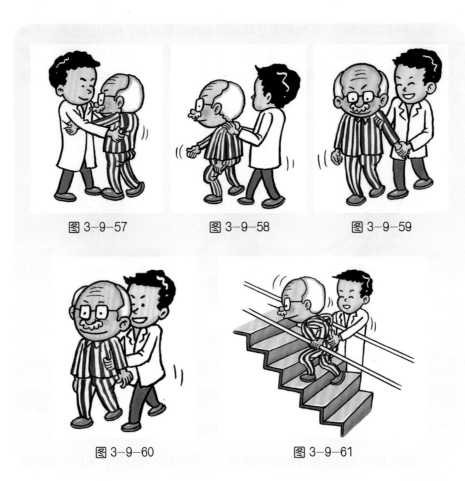

图 3—9—57　　　　　图 3—9—58　　　　　图 3—9—59

图 3—9—60　　　　　图 3—9—61

12. 对关节活动不灵便的老人应如何进行关节活动度训练？

对于存在炎症反应或者因主动关节活动疼痛而不能自主活动肢体的老人，可以采用不同形式的关节活动训练（图3-9-62）。

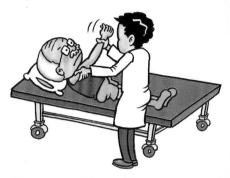

图 3-9-62

（1）被动关节活动度训练。

1）概念：老人完全不用力，依靠外力来完成训练。外力主要来自于治疗师、健肢或器械。

2）适宜对象：肌力为0级或1级的老人。而当老人可主动收缩肌肉时，肌力相对较弱，不能完成全关节活动度时，也可使用被动训练。

3）目的：增强瘫痪肢体本体感觉、刺激屈伸反射、放松痉挛肌肉、促发主动运动；牵张挛缩或粘连的肌腱和韧带，维持和扩大关节活动度，为主动运动做过渡性准备。

4）体位：舒适、放松体位，同时确保老人身体处于正常的力线。

5）操作手法：抓握关节附近的肢体部位，在控制状态下平滑、有节律动作，每个方向的运动需重复5～10次（图3-9-63）。

（2）主动－辅助关节活动度训练（助力训练）。

1）概念：在外力的辅助下，老人主动收缩肌肉的训练方式。助力由治疗师、健肢、器械、引力或水的浮力提供。

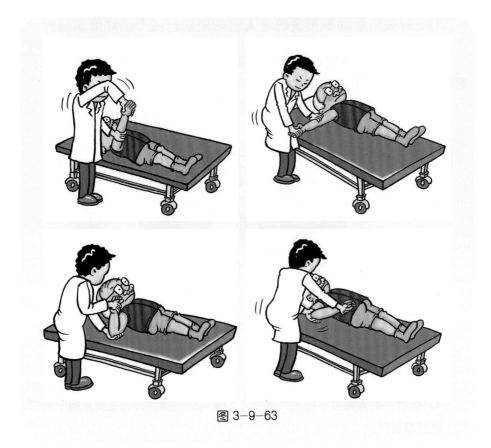

图 3—9—63

2）适宜对象：肌力为 2 级以上的老人。可主动收缩肌肉的老人，且肌力 3 级及以上，可使用主动＋辅助训练。

3）目的：增大关节活动度，逐步增强肌力，建立协调动作模式。

4）体位：舒适、放松体位，同时确保老人身体处于正常的力线。

5）操作手法：训练时要求老人完成所需的关节活动，必要时，治疗师将手置于老人需要辅助或指导的部位，助力提供平滑的运动。老人肌力偏弱时，可仅在关节活动范围的开始或末端施加助力（图 3—9—64）。

（3）主动关节活动度训练。

1）概念：老人通过主动收缩完成训练，既不需要助力，也不需要克服阻力。

2）适宜对象：肌力在 3 级以上的老人。

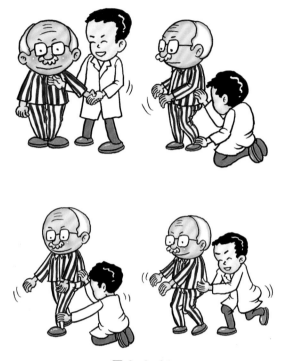

图 3-9-64

3）目的：改善和扩大关节活动度，改善和恢复肌肉功能和神经协调功能。

4）体位：能使活动的关节充分放松和便于主动施力的体位。

5）操作方法：老人主动收缩肌肉。伸直膝关节，抬高下肢 10 cm 以上，维持 5～10 秒，慢慢放下，重复练习，以不疲劳为度（图 3-9-65）。

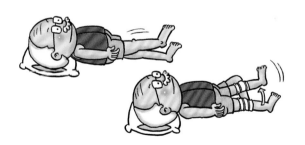

图 3-9-65

13. 对大小便失禁的老人应如何进行排便训练?

针对大小便失禁问题，我们可以指导老人进行如下训练：

（1）水出入量控制训练：建立定时、定量饮水和定时排尿的制度，这是各种膀胱训练的基础措施。由于膀胱的生理容量为 400 mL，因此每次饮水量以 400～450 mL 为宜，以使其后排尿时的膀胱容量达到 400 mL 左右。饮水和排尿的时间间隔一般在 1～2 小时。此外，饮水和排尿的时间间隔与体位和气温有关，卧位和气温低时排尿间隔时间可缩短。每日总尿量 800～1000 mL 为宜（图 3-9-66）。

（2）间歇性排尿训练：对长期保留导尿管的老人，拔管前可以通过专业人员的指导有效地进行间歇性排尿，通过训练膀胱的充盈与收缩功能来达到自行排尿的目的。

（3）膀胱括约肌控制力训练：常用盆底肌肉练习法，即主动收缩耻骨尾骨肌（肛门括约肌），每次收缩持续 10 秒，重复 10 次，3～5 次／天（图 3-9-67）。

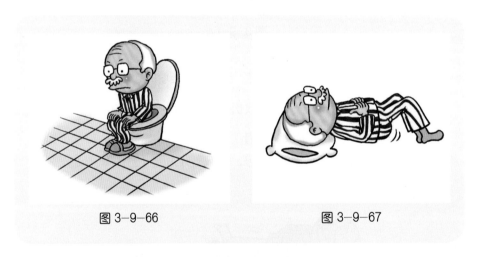

图 3-9-66　　　　　　　　　图 3-9-67

（4）排尿反射训练：发现并诱发"触发点"，以通过反射机制促发逼尿肌收缩，进行主动排尿。常用的诱发排尿反射"触发点"的方法有轻叩耻骨上区、牵拉阴毛、摩擦大腿内侧，挤压阴茎龟头等。辅助性措施包括听流水声、饮热水、洗温水浴等（图 3-9-68）。叩击"触发点"时宜轻而快，避免过重。重叩可导致膀胱尿道功能失调。叩击频率 50～100 次／分钟，叩击次数

100～500 次。较高位的脊髓损伤一般都可以恢复反射性排尿。

（5）代偿性排尿方法训练：为通过手法和增加腹压等措施促进排尿的方法，主要包括以下几种。

1）Valsalva 屏气法：老人坐位，放松腹部，身体前倾，屏住呼吸 10～12 秒，用力将腹压传到膀胱、直肠和骨盆底部，屈曲髋关节和膝关节，使大腿贴近腹部，防止腹部膨出，增加腹部压力（图 3-9-69）。

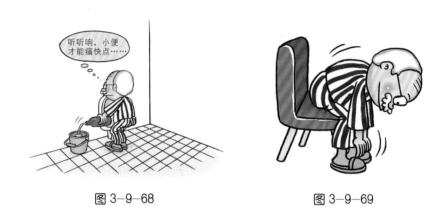

图 3-9-68　　　　　　　　　　　　　　图 3-9-69

2）Crede 手法：双手拇指置于髂嵴处，其余手指放在膀胱顶部（脐下方），逐渐施力向内下方压，也可用拳头由脐部深按压向耻骨方向滚动。加压时须缓慢轻柔，避免使用暴力和对耻骨上区直接加压。过高的膀胱压力可导致膀胱损伤和尿液反流至肾脏（图 3-9-70）。

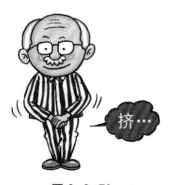

图 3-9-70

（6）凯格尔训练：盆底肌肉锻炼又称凯格尔锻炼，是迄今为止最简单、易行、安全有效的盆底康复方法。正确的锻炼方法可以加强薄弱的盆底肌肉组织力量，增强盆底支持力（图3-9-71）。

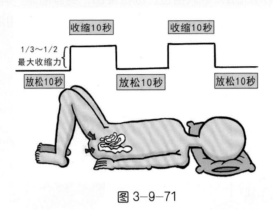

图3-9-71

1）寻找盆底肌。试着收缩阴道（男性则是阴囊根部和肛门之间）和直肠周围的肌肉，并且努力抬升这些肌肉，如同憋住不撒尿和不放屁的感觉。如果还是觉得找不到，有一个更简单的方法，就是在排尿过程中突然停止，此时运动了的肌肉就是盆底肌。

2）收缩盆底肌。肌肉正确的运动方向应该是向上、向里，而不是向下憋气。在训练时可以把手放在腹部和臀部，确保在锻炼时肚子、大腿和臀部都保持静止（图3-9-72）。

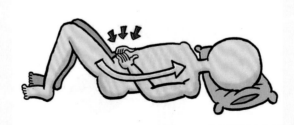

图3-9-72

3）反复交替训练（图 3—9—73）。

①收缩盆底肌，坚持 10 秒。

②放松肌肉 10 秒。

③重复 10 ～ 15 次这样的动作。

④每日 2 ～ 3 次。

⑤6 ～ 8 周为一个疗程，4 周左右症状会有改善，3 个月效果明显。

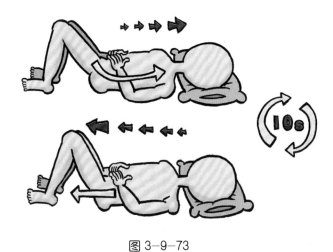

图 3—9—73

第十章　高血压中风偏瘫康复训练

1. 高血压中风后的瘫痪老人如何进行步行康复训练?

偏瘫也被叫作半身不遂，是指一侧肢体不能自己控制活动，或者活动失去正常状态，是高血压中风老人最普遍的临床表现之一（图 3-10-1）。步行是偏瘫老人独立生活的关键，步行康复训练是老人第二次"学习"走路（图 3-10-2）。但运动训练应按照人类运动发育规律，由简到繁，由易到难。

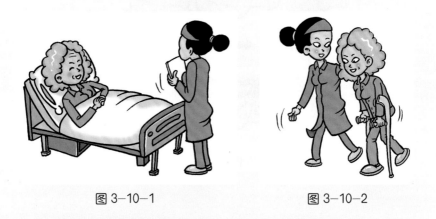

图 3-10-1　　　　　　　　　　　图 3-10-2

偏瘫老人步行康复训练，主要分为坐起训练、站立前准备训练、站立训练、步行训练、上下台阶训练五个阶段进行。

（1）坐起训练：坐位是步行和日常生活训练中最基本的，若老人能坐起，对于进食、大小便、上肢活动能带来很大方便。具体训练方法：家属或照护人员在床上放好靠垫，老人用健康一侧上肢支撑，缓慢坐起。开始时，可以半卧位（30°左右），每天两次，每次尽量坚持 5 分钟（图 3-10-3）。如果老人无头晕、恶心等不适，可以隔天提高半卧位角度，每次 10°；也可隔天延长半卧位时间，每次延长 5 分钟。这样交替进行，直至可坐起 80°，维持 1 小时。

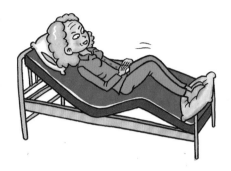

图 3-10-3

在坐起训练的同时，还要进行平衡训练。开始时家属或照护人员要轻轻扶持，以免老人向患侧后外方倾倒；背部不靠，静坐 1 小时，可让老人坐在床沿，两足着地，或者床前放个小凳，让老人两足踩在小凳上。每次保持此姿势20 ～ 30 分钟，每天 3 ～ 5 次，再过渡到可以放开双手，老人自己能扶床保持平衡坐位，直至老人完全能自行坐稳，也可以在后床架上系上布带，让老人借力于拉布带练习坐起。

1）辅助坐位平衡训练（图 3-10-4 ～图 3-10-6）

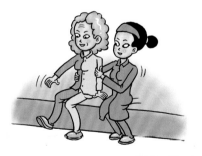

训练人员坐在患者患侧，一手放在患侧腋下，另一只手放在健侧腹部使患者保持平衡；患者患手伸直支撑在床面上，使身体重心偏向患侧。

图 3-10-4

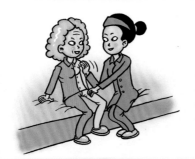

训练人员用手扶住患者患侧肩部，协助其保持平衡；再让患者重心偏向健侧，保持片刻。

图 3—10—5

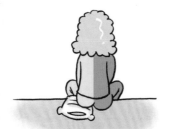

无论如何也难保持身体平衡时，在患侧臀部垫上小枕则比较容易保持平衡。

图 3—10—6

2）端坐位平衡训练（图 3—10—7 ～图 3—10—10）

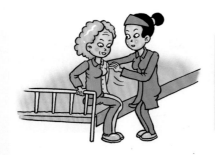

患者健手握住床栏杆，训练人员用手扶住其肩部，不时把手放开，患者若要倒时，再将其扶住。

图 3—10—7

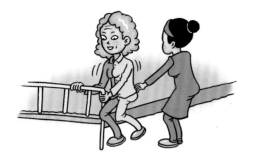

患者抓住床栏杆，
自己保持平衡。

图 3-10-8

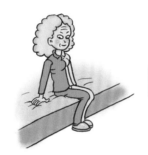

患者健手支撑，
在床上保持平衡。

图 3-10-9

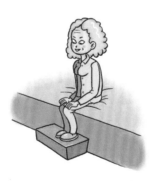

患者将手放在大腿上
保持平衡，不时将手松
开，若要倒时，再扶住
大腿保持平衡。若床太
高，可让患者双脚踩在
台子上，保持髋、膝、
踝屈曲90°的体位。

图 3-10-10

3）坐位前后平衡训练（图3-10-11）。

4）坐位左右平衡训练（图3-10-12）。

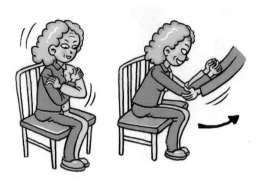

扶患者坐在靠背椅上，患者双前臂互抱于胸前，
让患者身体慢慢前倾，或由训练人员拉住其双肘
引导前倾，直到将倒而未倒为止。让患者慢慢恢
复到正常坐位，反复训练。直到将患者推前推后
都不会倾倒为止。

图 3-10-11

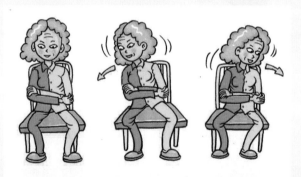

患者端坐靠背椅上，双前臂互抱于胸前，健手
托在患手下面。在训练人员的监护下。患者将
上身倾向一侧，重心也逐渐移至该侧下肢，直
到将倒而未倒为止。然后再转向另一侧。

图 3-10-12

（2）站立前准备训练：老人坐在床沿上，两腿分开，两脚着地，以手撑床，
在上肢支持下，身体慢慢地向左右倾斜，用健康一侧上肢将偏瘫一侧上肢托起，

然后以健康一侧下肢托起偏瘫一侧下肢，交替进行。每次托起要保持 5～6 秒，然后在手支撑下做躯干左右旋转运动，使头及身体尽量前屈，每次 15 分钟。家属或照护人员扶住老人两上肢肘部，老人两上肢在胸前交叉，使自己臀部略离床沿，身体稍向前屈，并向左右两侧做弯腰动作，每次 5 秒。家属或照护人员扶住老人两肘，使臀部离床站立（图 3-10-13～图 3-10-16）。

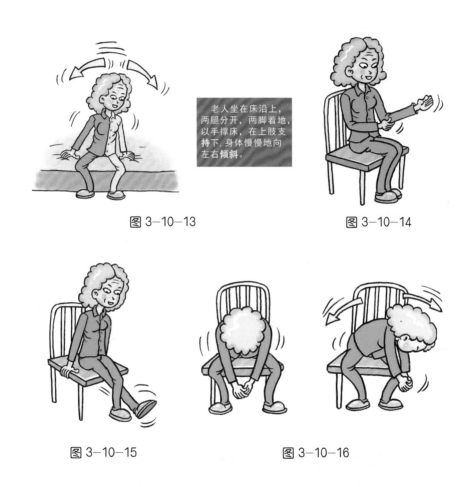

老人坐在床沿上，两腿分开，两脚着地，以手撑床，在上肢支持下，身体慢慢地向左右倾斜。

图 3-10-13　　　　　　　　　　图 3-10-14

图 3-10-15　　　　　　　　　　图 3-10-16

（3）站立训练：瘫痪老人能做到正确的坐后，应积极锻炼下肢力量。首先练习正确的站立，站立是迈出第一步的重要练习。训练时，家属或照护人员一定要注意老人站立的姿势，让其双脚平行站立，中间有一拳的距离，膝关节不能弯曲或过度伸直，双脚掌完全着地，脚趾不能钩地。每次练习 10～20 分钟，每天 3～5 次。老人也可以在家属或照护人帮助下坐在椅子上，然后，家属以两手支持老人两侧腰部，帮助老人由坐位起立，至老人能自行站立，再进行以下锻炼，也可从床上坐位练习站立，切忌不能单纯牵拉老人患侧上肢帮助其站立。

1）趴床半站立：老人趴床上，两腿站立，开始可离床较远，逐步前移到垂直位（3-2-17）。

2）靠墙站立：家属两手扶持老人双肩。若偏瘫一侧膝关节不能伸直，家属可用膝顶住老人膝部，使其靠墙站立，然后逐渐放开扶老人的手，直至其能自己靠墙站立（图 3-10-18）。

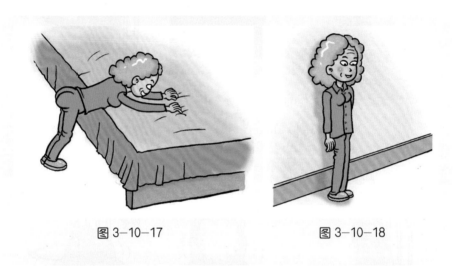

图 3-10-17　　　　　　　　　　　　　图 3-10-18

3）扶床站立：两手扶床头栏杆，两脚开立与肩同宽，进行直立练习。在老人独自靠墙站立的基础上，开始让老人扶床站立并逐渐放开手，不扶物而站立（图 3-10-19）。

（4）步行训练：偏瘫的老人步行训练难度较大，家属要给予老人信心，鼓励老人坚持锻炼。重度瘫痪者，应由家属协助，将患侧上肢搭在家属肩上，家属一手扶腰，一手拉住老人的手，两人先迈外侧下肢，后迈内侧下肢。如患肢向前迈步有困难时，开始可以先原地踏步，逐渐慢慢练习行走，然后再训练独立行走。家属下肢可抬老人患肢向前迈步，每次 5～10 米；中、轻度瘫痪者，可扶手杖练习。开始阶段手杖先出去一步，第二步患肢迈步，第三步健足跟上。轻度瘫痪者可把手杖及患肢作为一个支点，健足为另一支点，两者交替前进，患肢着力时手杖辅助支撑体重（图 3-10-20 ～图 3-10-23）。

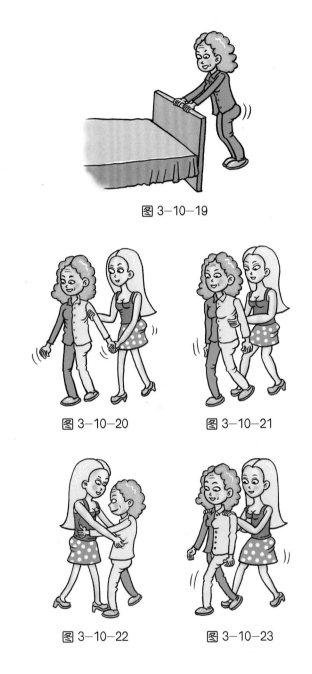

图 3-10-19

图 3-10-20   图 3-10-21

图 3-10-22   图 3-10-23

（5）上下台阶训练：老人在走平路练习平衡后，可以进行上下台阶练习。

开始时必须有人保护及协助。

1）上台阶练习。第一步，健手扶住楼梯栏杆，使体重着力点落在健手上（图3-10-24、图3-10-25）；第二步，健康一侧下肢上台阶，同时家属搀扶老人，避免老人摔倒（图3-10-26）；第三步，患肢跟上健肢，同时站在一个台阶上（图3-10-27）。以后重复以前的步子，开始时不要超过5个台阶，以后逐渐增加。

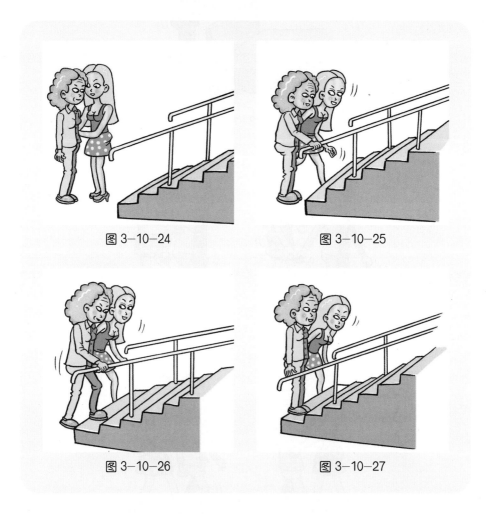

图3-10-24

图3-10-25

图3-10-26

图3-10-27

2）下台阶练习。第一步，健手向前扶好（图3-10-28）；第二步，患侧下肢向下迈一个台阶，此时家属或照护人员要搀扶好（图3-10-29）；第三步，健肢迈下台阶，两足站在同一台阶上或三步动作两个支点家属在旁要注意保护（图3-10-30、图3-10-31）。

　　老人在步行练习中，如出现头晕、胸痛、运动后心率加快（135 ～ 140 次／分钟），伴有心律不齐、运动后面色苍白出虚汗者，说明运动量过大，应立即停止练习，或者减量练习。

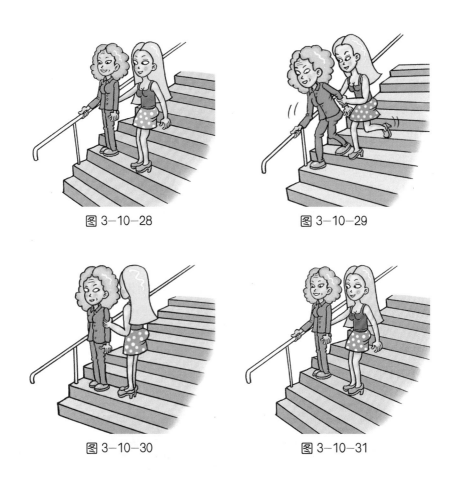

图 3-10-28　　　　　　　　　　　图 3-10-29

图 3-10-30　　　　　　　　　　　图 3-10-31

2. 高血压中风老人选择在家做康复时应注意哪些问题？

（1）在参加运动之前应进行运动的安全教育，特别是有冠心病、脑动脉硬化等并发症的老人，在运动期间应进行必要的监护和指导（图3-10-32）。老人进行康复运动时，如收缩压 > 220 mmHg 或舒张压 > 110 mmHg 应停止运动。

（2）做运动时应按循序渐进，不宜做长时间低头动作，不快速旋转，不使劲憋气，不紧张用力，以避免血压波动或增加心脏负担。

（3）运动量宜小不宜大，因为大运动量活动可以使血压波动过大和心率加快，会引起头痛头晕，甚至加重脑血管意外。一般运动时心率控制在102 ~ 125次／分。

（4）行走训练时，要提供安全、无障碍的环境；老人衣着长度不可及地，以防绊倒；穿着合适的鞋及袜，鞋带须系牢，不宜赤足练习行走，严防摔倒；选择适当的行走辅助具和行走步态，选择高度和长度适合的助行架、拐杖或手杖；如使用拐杖，要避免腋下直接受压，以防臂丛神经损伤。

（5）在康复治疗阶段，老人常因急于求成而逐渐失望、悲观、抑郁。此时家属应从生活上、精神上给老人安慰和帮助，任何微小的进步都要给予肯定和赞扬。心理上的支持与治疗对卒中康复有明显的促进作用。

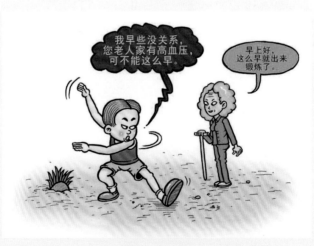

图 3-10-32

3. 高血压中风老人可以通过改造居室环境来提高自理能力吗？如何改造？

· 高血压中风老人可以通过改造居室环境来提高自理能力吗？

为了更好地适应中风后老人的能力，可以通过家居环境改造来增加其的自理能力。

· 如何改造？

如果老人需使用轮椅，按照老人生活的常见需求可以尝试做以下改造：

（1）卧室：入门加宽；加设扶手、震动闹钟；衣橱柜深度不能太深，挂衣杆高度坐着抬手能够到就好；电气方面：户内门厅、通道、卧室应设双控搬把式照明开关；开关、插座都在轮椅座位方便够到的位置（图3-10-33）。

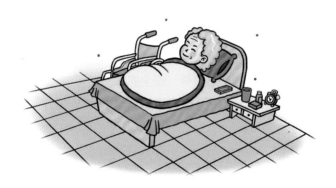

图 3-10-33

（2）厨房：入门加宽，餐桌、厨房操作台、水池低位改造后，最好下方留出乘坐轮椅的位置，置物柜最好在轮椅座位抬手就能够到；设置呼叫铃、闪光开水壶，燃气灶及热水器要方便轮椅靠近，阀门及观察孔的高度在轮椅上坐着能看到。应设排烟及拉线式机械排油烟装置；炉灶应设安全防火装置、自动灭火装置和燃气泄漏报警装置等。厨房吊柜最好专门要求厂家设计成能够自动升降的（图3-10-34）。

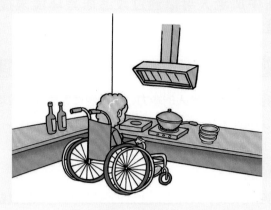

图 3-10-34

（3）户门：加宽、剔除门槛，墙面、门洞及家具位置等摆在恰当的位置，留出较大的活动空间，方便轮椅通行、停留的回转；加设扶手、门把手、低位窥视镜、对讲门铃、闪光门铃等。

（4）出入口：台阶改坡道或设置轮椅斜坡板；楼梯、过道加设扶手；地面平整硬化；铺设提示盲道等。

（5）卫生间：入门加宽；装拨杆式水龙头；地面应防滑；蹲便器改坐便器；装扶手杆、淋浴椅、紧急呼叫装置等。安全抓杆必不可少，安装注意稳固，能承重。洗手盆采用挂墙式，台下净空高度不宜小于 80 cm（图 3-10-35）。

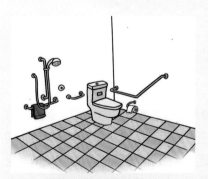

无障碍卫浴间一

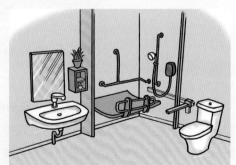

无障碍卫浴间二

图 3-10-35

4．如何训练高血压中风后偏瘫老人自己穿脱衣服？

穿衣之前先要指导老人做好准备工作，再按照步骤指导完成。

（1）决定好穿什么并把衣物从柜子里取出来，按照顺序摆好，尽量坐在稳定性好的凳子上，双足着地（图3-10-36）。

（2）不同衣物的穿衣操作。

1）当选择开襟衣物时。

①先使用健手辅助完成穿患侧的袖子（图3-10-37）。

②健手将衣物整理好，由患侧甩到健侧（图3-10-38）。

③健手完成健侧穿衣（图3-10-39）。

④健手主动、患手辅助系扣子完成操作（图3-10-40）。

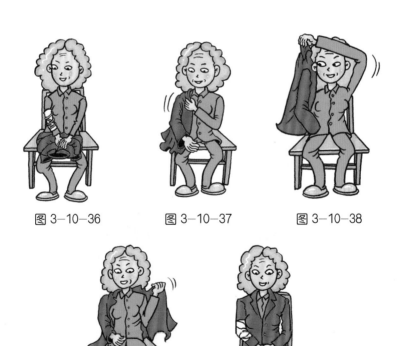

图3-10-36　　　　图3-10-37　　　　图3-10-38

图3-10-39　　　　图3-10-40

2）当选择套头衣物时。

①先使用健手辅助完成穿患侧的袖子。

②健手将衣物整理好，将衣物放在身前（图3-10-41）。

③健手完成健侧穿衣（图3-10-42）。

④健手主动、患手辅助将衣物举起，头部套进去（图3-10-43～图3-10-45）。

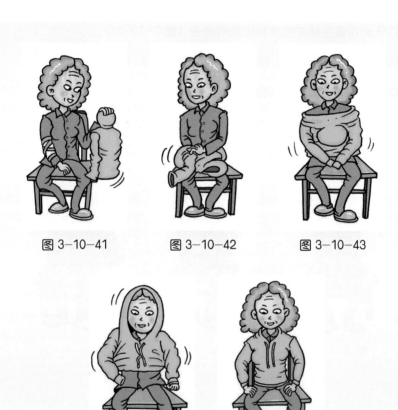

图3-10-41　　　　图3-10-42　　　　图3-10-43

图3-10-44　　　　图3-10-45

（3）穿衣过程中不要过度用力，以免引起痉挛。

（4）穿所有衣服都从偏瘫患侧开始穿起，从健侧脱下。

5.如何训练高血压中风后偏瘫老人自己漱口、洗脸?

重度瘫痪老人不能行走,可坐在床上洗漱。中度、轻度瘫痪老人要能逐步步行到卫生间,开始时用健手洗脸、漱口,以后逐渐锻炼患手或者用健手协助患手。洗脸时要固定好洗脸盆,以防弄翻。洗脸水宜用温水,患手泡在水中,健手协助按摩,并去掉指甲间污垢。

(1)漱口:老人只要掌握一定技巧就能够很好地完成自理,最重要的是建立老人的信心。训练老人正确运用健侧手臂、肘部、脚部的力量是完成本动作的关键。下面选取半自理老人刷牙方法进行介绍。

1)牙具的摆放,靠近健侧(图3-10-46)。

2)将牙杯放置好,用健侧手打开水龙头(图3-10-47)。

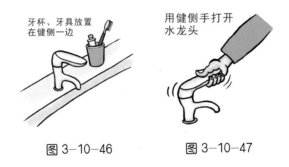

牙杯、牙具放置在健侧一边

用健侧手打开水龙头

图3-10-46　　　　图3-10-47

3)抓握牙刷,可以用患手夹住牙刷,也可以用患手压住牙刷。根据老人情况而定(图3-10-48)。

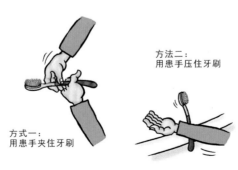

方法二:用患手压住牙刷

方式一:用患手夹住牙刷

图3-10-48

4）两种方式，均可以用健手挤牙膏（图3-10-49）。

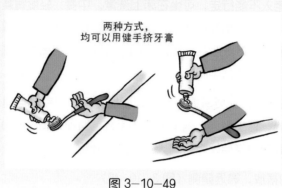

图3-10-49

5）用健手完成刷牙动作（图3-10-50）。

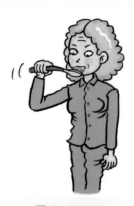

图3-10-50

（2）洗脸：偏瘫康复训练之环绕洗脸法。偏瘫老人用健侧的手抓住患侧的手，让患侧的手掌展开，然后用健侧手带动患侧的手掌在自己的脸部做模仿洗脸的动作。可先沿顺时针方向揉按脸部一圈，再沿逆时针方向揉按脸部一圈。每天可做2～3组，做10次为1组。做环绕洗脸的锻炼可使偏瘫老人在大脑中形成和加强控制患侧手的意识。边训练可边让老人练习自己洗脸。

1）老人坐在洗手盆前，装适量水并测试温度后，将偏瘫手臂放入洗手盆。可以保证较好的直立姿势。

2）清洗健侧手臂时，将浸过肥皂水的毛巾固定在洗手池边缘，健侧手臂就在上面擦洗（图3-10-51）。

3）要擦干健侧手臂时，可将一条毛巾放在腿上，把手臂在上面擦干（图3-10-52）。

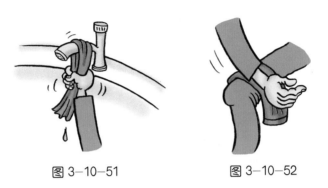

图 3-10-51　　　　　　　图 3-10-52

4）带吸盘的指甲刷使老人能够清洗指甲（图3-10-53、图3-10-54）。

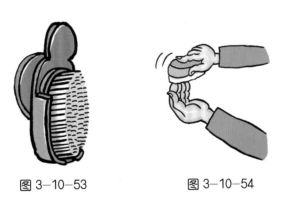

图 3-10-53　　　　　　　图 3-10-54

6. 如何训练高血压中风后偏瘫老人自己梳头？

梳头对于肩关节前屈、内外旋、手腕的灵活性要求比较高（图3-10-55），可以选取一些改良的梳子（手柄更粗、有一定折角、梳齿密度更稀疏），来更好地完成这一动作（图3-10-56）。

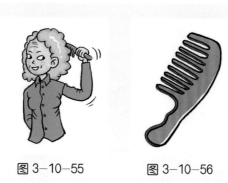

图 3-10-55   图 3-10-56

日常中可以指导老人多做招财猫的动作和手腕画"8"的动作，并指导其在梳头中应用起来（图3-10-57～图3-10-59）。

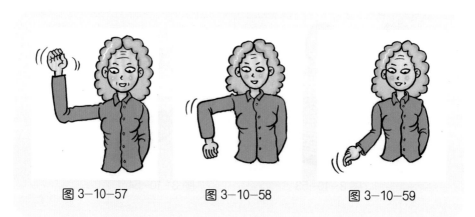

图 3-10-57   图 3-10-58   图 3-10-59

7. 如何训练高血压中风后偏瘫老人自己吃饭？

（1）激发老人进食兴趣：当老人瘫痪在床或年迈失能时，他们非常需要家人的帮助，作为子女或亲属，大多因工作忙碌，如果还要照顾年幼的孩子，就会疲惫不堪，如果能训练老人自己吃饭，即使没有专业护理人员的照顾，老人们也能舒心地享用一日三餐。首先，要激发老人进食的兴趣。进食是一种愉悦的生理活动，可满足老人心理需要，通过激发老人自己进食的兴趣，来带动提高老人想自己进食的欲望，这样，为老人的进食康复迈出了关键性的第一步。

（2）改造餐具：偏瘫老人手指不灵活，进食能力差，还有的伴有关节受限等，不能很好地使用日常生活中的进食餐具。为了使老人能更好地自己进食，可将其使用的餐具进行适当的改造（图3-10-60）。如可将碗底加宽，装上防滑橡皮垫，匙柄加长、加宽，勺柄弯曲；选用万能袖套、合适的刀叉、有把手的杯子、防流盘子、安装了手固定架的筷子（图3-10-61）。也可以根据老人具体需求做一些个性化的改造（图3-10-62）。

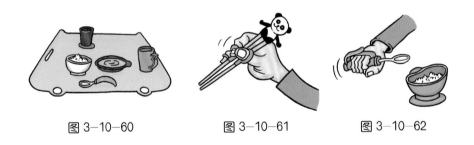

图3-10-60　　　　　　图3-10-61　　　　　　图3-10-62

（3）进食训练：平时应多训练老人的日常进食动作。

1）进食前，准备好必备的碗、筷、汤匙、食物、围裙、毛巾和小桌等物品。需要时，在床上放上一张小桌，方便进食。

2）进食时，家属或照护人员将老人端坐于桌前，头颈部处于最佳的进食位置，偏瘫手臂置于向前的位置靠近餐具，尽量让老人自己进食，家属或照护人员在一旁给予适当的协助。尽可能让老人用健手把食物放在患手中，再由患手将食物放于口中，训练健手、患手功能的转换，最后过渡到学会使用患手进食。

3）进食后，清理餐具，协助老人洗手、漱口、擦脸、整理用物。

8. 如何指导高血压中风偏瘫老人自己在床上进行翻身训练？

（1）向患侧翻身训练：在病情允许的情况下，应训练老人自己进行翻身。自己翻身的关键是利用健侧肢体的力量帮助进行。老人仰卧，健侧先屈髋屈膝，健手握住患手，双手上肢前伸 90°，头转向要翻向的一侧，用健上肢带动患上肢来回摆动 2 ～ 3 次后，借助惯性翻向患侧（图 3-10-63 ～图 3-10-65）。

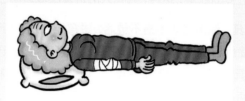

图 3-10-63

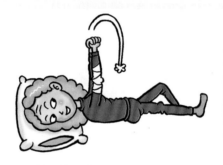

图 3-10-64

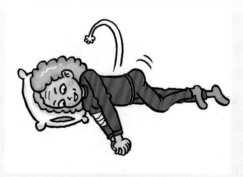

图 3-10-65

（2）向健侧翻身仰卧，将健侧小腿插到患侧大腿下面，健手握住患手，双手上肢前伸90°；然后在转头、肩的同时，健足用力蹬床铺，患侧肢体随之翻向健侧上方，呈健侧卧位（图3-10-66～图3-10-68）。

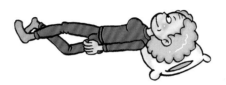

图3-10-66

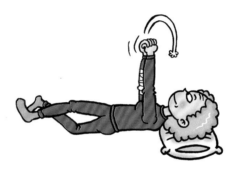

图3-10-67

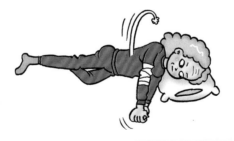

图3-10-68

9. 如何训练高血压中风偏瘫老人完成从卧位到坐位的转换？

（1）被动坐起：发病后早期初次坐起或长期卧床要坐起时，为避免产生直立性低血压，应采取逐渐增加角度的被动坐起方法（图3-10-69、图3-10-70）。可先将床头摇起15°～30°，休息3～5分钟，逐渐加大角度，每次增加10°～15°，增加坐位时间5～10分钟，经过2～3天的练习，在床上坐直达到90°（图3-10-71）。当老人可坐直90°并能保持30分钟后，即可开始练习坐起及转移动作训练等。若没有可摇起的床时，可用木板支起床头或用被子顶住后背，用枕头等垫于膝下，保持屈膝20°～30°，并按以上要求逐渐增加角度直到90°（图3-10-72）。但如果老人在坐起的过程中出现面色苍白、出冷汗、头晕等症状时，应立即恢复平卧位，然后再酌情调低坐起的角度，逐渐增加老人身体耐受力。

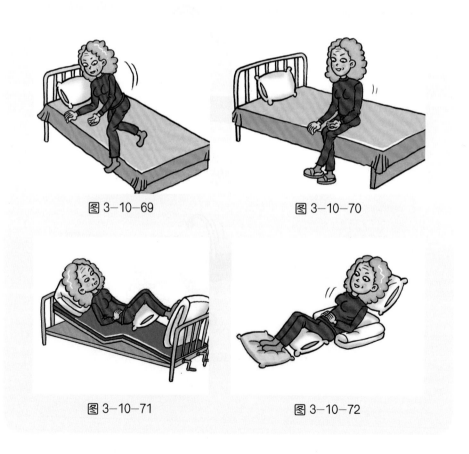

图 3-10-69　　　　　　　　　　图 3-10-70

图 3-10-71　　　　　　　　　　图 3-10-72

（2）患侧坐起训练：首先将老人移至床边，使患侧靠近床边，将患膝屈曲，小腿垂在床边外。嘱老人用健手支撑起上身至床边坐位，可根据老人情况适当予以辅助（图3-10-73）。

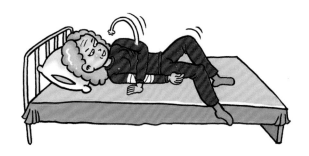

图 3-10-73

（3）独立健侧坐起训练：嘱老人将健足插到患足下，翻身至半侧卧位，用健腿将患腿移至床边，垂下小腿，再用健侧肘撑起上身，伸直上肢至床边（图3-10-74）。

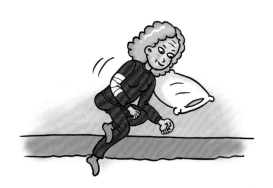

图 3-10-74

10．如何训练高血压中风偏瘫老人从坐位过渡到站位？

（1）独立由坐位到立位的转移。

1）老人床边坐位，双足着地，两足间距与肩同宽，两足跟落后于两膝，两足摆放时患足稍靠后，以利负重及防止健侧代偿。

2）双手十指交叉，患侧在上，拇指伸展置于健侧拇指，双上肢向前充分伸展。这个动作能够有效地抑制患侧手指的屈曲、内收痉挛（图3-10-75）。

3）身体前倾，重心前移，患侧下肢充分负重。

4）当双肩向前超过双膝位置时，伸展髋、膝关节，抬臀，双腿同时用力慢慢站起，重心位于双腿之间（图3-10-76）。

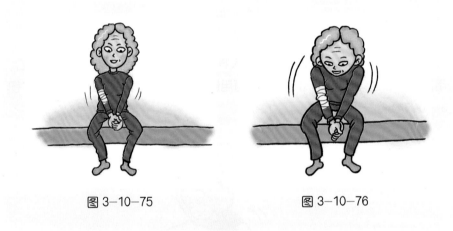

图3-10-75　　　　　　　　　　图3-10-76

（2）辅助由坐位到立位的转移（图3-10-77）

1）老人坐于床边或椅子上，躯干尽量挺直，双足平放地上，膝位于足尖上方（屈膝大于90°），患足稍偏后。

2）辅助者面向老人，靠近患侧，老人双上肢前伸放在辅助者腰胯部上，辅助者一手放在老人患侧肩胛骨处，一手放在健侧骨盆后缘，双膝夹住患膝两侧或自己的一侧膝放在患膝的内侧，足放在患足外侧，从内外方向固定患侧下肢。

3）辅助者引导老人身体前倾，重心移动至双膝之间，双足不动，辅助者双手向前、向上引导的同时发出口令"站起来"，帮助老人伸髋、伸膝，抬臀离开床面后挺胸直立抬起身体。

4）老人调整好站立位姿势，保持抬头、挺胸，起立后老人双下肢应平均负重，辅助者可用膝顶住老人患膝以稳定其膝关节。

注意：辅助者指引老人躯干充分前倾，髋关节尽量屈曲，不要出现弯腰、低头动作，并引导老人患侧承重。

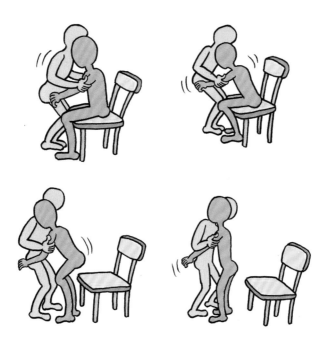

图 3-10-77

第十一章　糖尿病康复训练

1. 糖尿病的运动疗法包括哪些内容？有何意义？

● 糖尿病的运动疗法包括哪些内容？

糖尿病的治疗包括糖尿病知识教育、糖尿病自我监测、饮食疗法、运动疗法、药物疗法，也就是大家熟知的"五驾马车"。其中，运动疗法是必不可少的一项。研究表明，运动不足是2型糖尿病的独立危险因子，同时又是代谢综合征的引发因素。美国运动医学会和美国糖尿病学会都高度推荐体育运动，尤其是有规律的有氧运动作为2型糖尿病预防和治疗的重要手段。

常见的运动疗法有：传统有氧运动疗法和新兴的有氧运动疗法。

传统有氧运动疗法包括：步行运动疗法、游泳运动疗法、太极拳运动疗法、八段锦运动疗法、球类运动疗法、健美操运动疗法（图3-11-1）。

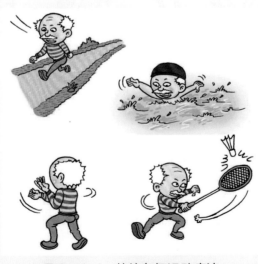

图3-11-1　传统有氧运动疗法

新兴有氧运动疗法包括：运动游戏疗法、广场舞疗法、太极柔力球和全身的振动疗法。这些都是常见的运动疗法，可根据个人身体状况以及喜好自由选择（图 3-11-2）。

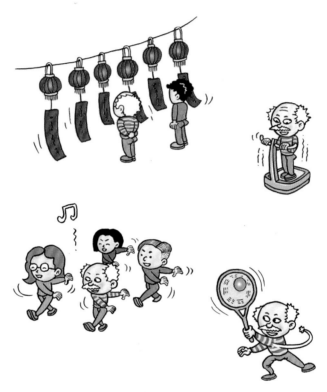

图 3-11-2　新兴有氧运动疗法

糖尿病运动疗法有何意义？

（1）促进减肥：糖尿病患者坚持运动和控制饮食后可以使体内脂肪减少，体重减轻，增加肌肉组织，葡萄糖更容易进入到肌肉细胞中储存，达到降低血糖的目的，增加对胰岛素的敏感性，有利于控制糖尿病。

（2）促进组织细胞对糖的利用：运动时增加肌肉收缩，使摄取葡萄糖的能力加强，脂肪被充分利用，促进细胞对糖的吸收而使血糖下降，血脂水平也下降，有利于控制糖尿病及预防冠心病、脑血管病等并发症的发生。

（3）增强体质：通过运动能够增强身体的免疫力，提高患者的抗病能力和组织细胞敏感性，提升葡萄糖的利用效率，减少一些并发症的出现。体质弱的患者可通过锻炼来提高抗病能力（图3-11-3）。

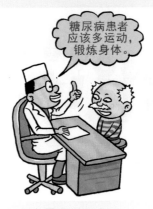

图 3-11-3

（4）改善血糖水平：坚持锻炼能改善新陈代谢，降低血糖、血脂，并且经常运动可增加人体对胰岛素的敏感性。患者参加体力活动后，可以减少胰岛素和口服降血糖药物的用量。

2. 运动疗法适用于哪些糖尿病老人？

运动疗法主要适用于轻、中度的2型糖尿病患者以及肥胖的2型糖尿病患者。老人可根据自己的状态选择不同类型的运动（图3-11-4）。

（1）最轻运动：散步、做家务、打太极拳，持续30分钟可消耗90千卡热量。

（2）轻度运动：跳交际舞、做体操、平地骑车、打桌球，持续20分钟可消耗90千卡热量。

（3）中度运动：登山、慢跑、打羽毛球、上楼，持续10分钟可消耗90千卡热量。

（4）强度运动：跳绳、游泳、举重、打篮球，持续5分钟可消耗90千卡热量。

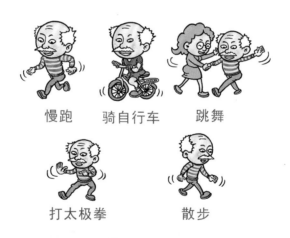

慢跑　　骑自行车　　跳舞

打太极拳　　　散步

图3-11-4

3.哪些糖尿病老人应禁忌做运动疗法?

糖尿病的运动疗法并不适合所有老人，以下情况不适合做运动（图 3-11-5）：

（1）重型糖尿病老人，病情控制不佳者，在清晨没有注射胰岛素时，不要进行体育锻炼，因为此时身体内胰岛素分泌很少，活动多了容易发生酮症。

（2）在胰岛素作用最强的时刻，例如上午 11 点不宜进行体育锻炼。如果参加体育锻炼，必须掌握好临时加餐的方法，以防止低血糖反应。在注射胰岛素后吃饭以前也要避免体育活动，防止发生低血糖。

（3）妊娠、腹泻、呕吐、不能进食、有低血糖危险，以及血糖太高，胰岛素用量太大，病情易波动者，慎用或不用运动疗法。

（4）不能控制饮食的糖尿病老人，单用运动疗法效果不好。所以必须控制饮食的同时，采用运动疗法才能收到治疗效果。

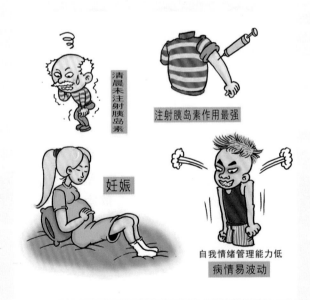

图 3-11-5

4.糖尿病老人实施运动疗法时应注意哪些问题？

（1）制订运动方案前，应对老人进行全面检查，详细询问病史，并进行血糖、血脂、血酮体、肝肾功能、血压、心电图、运动负荷试验、X 线胸片、关节和足的检查。

（2）运动实施前后，必须要有热身活动和放松运动，以避免心脑血管意外发生或肌肉关节损伤。

（3）避免空腹运动，在餐后进行运动时，应注意避开药物作用的高峰期，以免发生低血糖。

（4）定期测量体重、血糖和血脂等代谢指标，以评价运动治疗的效果（图3-11-6）。

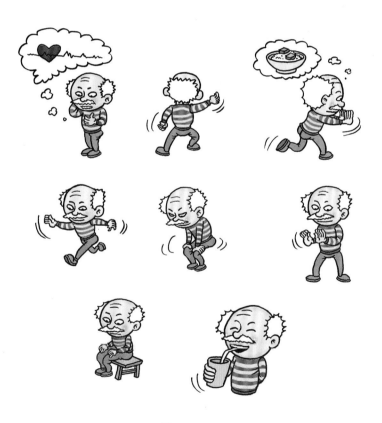

图 3-11-6

5. 糖尿病足老人可以通过康复护理避免截肢吗?

糖尿病足是一种比较严重的继发感染，部分老人脚部溃烂严重，可能要通过截肢才能保住生命，所以怎样避免截肢，也成为很多糖尿病老人最关注的话题（图3-11-7），糖尿病足如果不想发展到截肢，应做到以下几点。

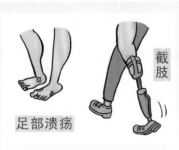

图 3-11-7

（1）基础治疗阶段：控制血糖、改善微循环、疏通脚部的大血管、进行抗感染治疗，这样可以有效控制糖尿病足部溃烂，为避免截肢打下良好基础。

（2）糖尿病足祛腐阶段：一般通过基础治疗阶段以后，糖尿病足老人的病情就会有所好转，特别是在感染方面会有所控制，包括大循环、微循环，而且一些急慢性的并发症也得到了控制。但同时要通过药物来进行控制脚部的溃烂，阻止其他并发症形成，为彻底治好糖尿病足创造良好的条件（图3-11-8）。

（3）糖尿病足生肌阶段：糖尿病足通过前两个阶段的治疗以后，老人脚部的溃烂就会明显好转，感染也会得到进一步控制，之后就要进行糖尿病足生肌治疗，可以运用各种生肌手段来促进脚部组织的生长，使创面尽早地愈合（图3-11-9）。在整个治疗过程中,选择药物治疗的同时,也要通过饮食调理来协助,效果会更佳。

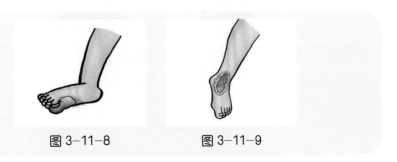

图 3-11-8　　　　　图 3-11-9

（4）注意血糖控制：通过以上三个阶段的治疗，糖尿病足基本已经痊愈，但是作为糖尿病老人，最重要的一个因素是必须要控制好血糖，因为出现糖尿病足，足部的微循环造成了严重的破坏，只要能把血糖控制好，复发的概率相对很小（图3-11-10）。

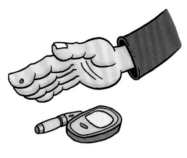

图3-11-10

得了糖尿病不可怕，只要控制好血糖，就会减少糖尿病足出现，更不会出现截肢。

6. 糖尿病足老人截肢后应如何训练他们使用助行器等步行工具？

（1）行走时，助行器置于老人面前，站立框中，左右两边包围。

（2）双手持扶手向前移动步行器约一步距离，将助行器四个脚放置地上摆稳。

（3）双手支撑握住扶手，患腿向前摆动，重心前移至上臂和患腿（图3-11-11）。

（4）起步时足尖抬高，着地时，先足跟再足尖。

（5）稳定后，移动正常腿向前一步，可适当落在患腿前方。

（6）重复这些步骤，向前行走（移动：助行器→患腿→正常腿）。

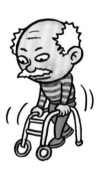

图 3-11-11

第十二章 认知障碍康复训练

1. 认知障碍老人居家康复训练的内容主要有哪些？训练时应注意哪些问题？

· 认知障碍老人居家康复训练的内容主要有哪些？

认知障碍康复主要采取两种模式，即智力激发疗法（简称3R疗法）和ABAB疗法模式。3R疗法主要通过回忆往事（Reminiscence）、现实定向（Reality Orientation）和再激发（Remotivation）三部分内容实现智能康复。ABAB疗法则将智能康复时间分为四个时期，并在四个期内向老人实施身体感知、音乐和运动以及肢体的功能活动，训练内容简述如下。

（1）常用智能训练疗法：近年来智能康复在认知障碍治疗中越来越受到重视。系统的智能康复在延缓认知障碍病情进展，增强认知障碍老人自我照顾能力，提高生活质量，减轻照顾者负担等方面均具有重要的实用意义。

1）记忆力康复方法。认知障碍老人近期记忆受损，但大部分远期记忆仍然保存。通过有意识反复的记忆训练，可延缓衰退，促进智力的恢复（图3-12-1）。这些具体方法包括：瞬时记忆、短时记忆、长时记忆。

2）注意力康复方法。注意障碍的康复是认知康复的中心问题，虽然它只是认知障碍的一个方面，但只有纠正了注意障碍，记忆、学习、交流、解决问题等认知障碍的康复才能有效地进行。包括：示范训练、分类训练。

3）计算能力训练。包括数字大小、多少的概念和计算能力的训练。如将筷子分成两堆，让患者比较哪堆多，哪堆少。还可以让患者进行一些简单的家庭消费账目计算，如去商场购

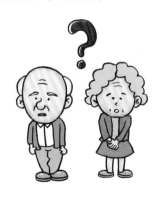

图3-12-1

427

买回一些日用品后，让他们算一算每样物品各花费了多少钱，共消费了多少钱，还剩下多少钱。

4）语言训练。对认知障碍患者来说，语言功能受损是个大问题。针对受损程度不同，其策略和目标也不同。鼓励患者多交流、多表达、多理解等，这是尽量修复语言能力的关键，但不能操之过急，方法和进度要因人而异，循序渐进。

5）其他有益的智力训练。智力活动内容其实非常丰富，如逻辑联想、思维的灵活性能力训练、分析和综合能力训练、理解表达能力训练、社会适应能力训练等。

（2）日常生活活动训练：主要内容为更衣、饮食、如厕、出行、服药等。尽量让患者独自完成各种任务，如果患者能独自完成指定任务，再要求患者尽量缩短完成任务的时间。

· 训练时应注意哪些问题？

（1）避免或减少老人在智能训练中的焦虑和依赖情绪。老人常会因记忆功能减退，所学的东西往往记不住，认识的朋友又想不起名字来等，产生焦虑情绪。此时要求训练者要多对老人实施鼓励和表扬。同时为避免老人对家人的精心照顾产生依赖，训练中凡老人能自己去做的一定让其自己去做，以便使老人从中获得信心及满足感。

（2）保持认知障碍老人居住环境的温馨和安静。避免家庭的摆设复杂化，墙壁和地板避免选用迷乱、复杂的图案。

（3）经常与老人保持良好的沟通。鼓励老人多表达自己，尽可能地让老人多了解外部的信息，多培养、鼓励老人参加各种兴趣活动，不要使其处于封闭的生活环境。

2.如何对认知障碍老人进行记忆训练？

(1)数字刺激记忆康复法：家人平时可以念一串不规则的数字，从三位数起，每次增加一位数，如：615、3258、84510、964572……念完后立即让老人复述，直至不能复述为止（图3-12-2）。

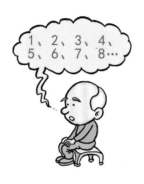

图 3-12-2

(2)物品刺激记忆康复法：给老人看几件物品，令其记忆，如钢笔、手机、香蕉、脸盆、茶杯、电视遥控器等，物品数量可由少到多，逐步增加，然后请他回忆刚才看过的东西（图3-12-3～图3-12-6）。观看的时间可由长到短，然后马上收起来，让他回忆刚才看到了什么东西。之后，可以适当增加难度，比如将刚才给他看的东西，要求他按看的顺序讲出来。

(3)事情刺激记忆康复法：让老人回忆最近到家里来过的亲戚、朋友的姓名、原来单位的同事、前几天看过的电视的内容、家中发生的事情。如果这些短时期内发生的事情，老人都能慢慢回忆起来，就逐步加大难度，把时间往前推移，让他回忆前一周、前10天、前一个月家里、身边发生的事。

(4)游戏刺激记忆康复法：不妨将发生的事情编成顺口溜，让他们记忆背诵（图3-12-7）；或者利用玩扑克牌、练书法、画画等，以帮助老人扩大思维和增强记忆。在室内，可以运用捉迷藏的游戏，反复带老人在卧室、厕所、厨房间穿行，然后让他辨认。还可以把简单的家务变换成游戏，手把手地教老人做，比如教他扫地、擦桌子、整理床铺等。如能坚持长久的循序渐进的训练，可能有成功的希望。

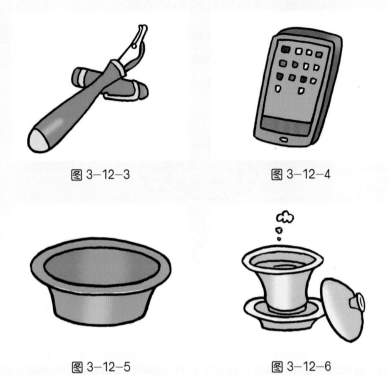

图 3-12-3 图 3-12-4

图 3-12-5 图 3-12-6

HELLO!

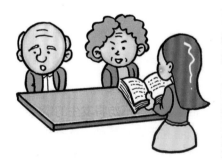

图 3-12-7

（5）监督刺激记忆康复法：亲人可以指导老人制定生活作息时间表，让老人主动关心日期、时间的变化，督促老人按规定的时间活动和休息。鼓励老人关心家中的事情，多与家属成员和邻居交谈（图3-12-8）。

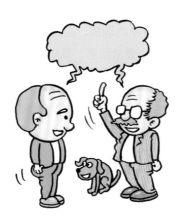

图 3-12-8

3. 如何对认知障碍老人进行定向力训练？

家属和照护人员每天多次地对认知障碍老人重复当时的地点、时间和人物，强化老人个人体验，减少其在人群集体中的孤独感，最终可能使失用的神经通路再次促通。

（1）每日利用半小时进行室内训练，室内有一块大黑板供提示内容用，要求字大而清楚，向老人提问，要求回答，具体内容参照如下。

今天是星期几？

这个月是……月

日期是……日

今年是……年

下一餐饭是……餐

季节是……季

天气是……

（2）24小时室内定向疗法或不定形式定向疗法：所有与老人接触者无论工作人员或家属，随时随地提醒老人关于时间、地点、名称、情景等概念，并且耐心地纠正其错误。

4. 如何对认知障碍老人进行判断力训练？

如今的很多人虽已步入老年，但他们仍然怀揣着一颗年轻的心，感觉自己并不老。但是，面临的困惑是同年龄的伴侣如果出现智力、判断力及自我约束力衰退，对一件事情的对错判断，在普通人看来明明是十分清楚，但伴侣却认死理，十分固执，有时甚至摔东西、动粗。出现这种情况，如果与他（她）针锋相对，不断争吵乃至考虑分开等过度行为，实在是不理智。因为他（她）可能是病了，是由于她的思维功能和行为功能衰退所导致的一种病态，而不是人品有什么问题，如果采取不适当的过激行为，过后自己也会很痛苦。理智地想，应该用对待老人的态度来对待他（她）。

生活中可以采取一些策略：如能让则让，避免对立和矛盾，尤其不要将矛盾升级到不可收拾的地步；圆滑、回避矛盾，自己打圆场，用迂回的办法坚持正确观点；用软性思维缓慢地说明事理，提高分析能力；鼓励老人多参加社会活动，多动手动脑，如多读书写字、学习新语言；培养多种业余爱好，如参观博物馆、猜字谜、拼图游戏、下棋等；广泛接触各方面人群，锻炼表达和理解能力，以及解决问题的能力和适应社会的能力。思维游戏是提高判断力的一种极好的训练方式，平时与老人一起做一些思维游戏，可以帮助游戏者在潜移默化中掌握各种判断方法。家属或照护人员对游戏应进行精心的选择和设计，做到内容丰富、难易有度、形式活泼。让老人在游戏中不断提升自我，拥有非凡的判断力，迅速走向成功。下面列举一例培养判断力的拓展游戏：

【拓展游戏】好邻居

【游戏目的】通过问答，老人们可以在游戏中找到自己的位置，培养其判断力。

【游戏准备】

人数：不限。

时间：不限。

场地：不限。

材料：无。

【游戏步骤】

（1）所有人围成一个圆圈，一人站在圆心（图3-12-9）。

（2）由站在圆心的人随机问圆圈里的人（比如说A），你喜欢我吗？如果A回答喜欢，则A周围相邻的两个人就要互换位置，在互换位置的时候，站在圆心的人就要迅速插到A周围相邻的两个位置之一，这样A周围相邻的两个人有一个就没有位置，那么就由他站在圆心，游戏开始下一轮。

（3）如果A回答不喜欢，则站在圆心的人将会继续问A："那你喜欢什么？"如果A回答我喜欢戴眼镜的人，则场上所有戴眼镜的人都必须离开自己的位置寻找新的空位，而站在圆心的人需要迅速找一个位置，这样没有找到位置的人就表演一个节目或作自我介绍，然后站在圆心，游戏开始下一轮。

（4）A如果回答不喜欢之后，还可以回答例如我喜欢男人，那么全场的男人必须全部换位，如果A是男的，他自己也要换位。为了增加难度和趣味性，还可以回答，我喜欢穿白袜子等不被人马上发现的细节。

【游戏心理分析】判断力是一个人的综合能力，也是一个人长期形成的常识性判断。如果老人可以做这个游戏，老人将会在许多需要以判断力来解决问题的领域中获得成功。

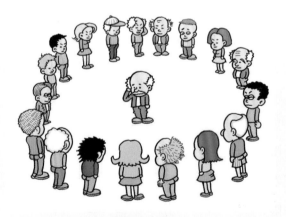

图 3-12-9

5. 如何对认知障碍老人进行计算能力训练？

（1）按顺序排数：让老人按顺序说或写出 0 ~ 10 的数字，如有困难，可以给老人 10 张上面分别写有 1 ~ 10 的字卡，让老人按顺序排好，反复数次（图3-12-10）。

（2）增加数字跨度与难度：上述训练成功后，可以逐渐增加计算的跨度与难度。

1）随意指定数字的起点，让老人按奇数、偶数等规律说出或写出一系列数字。

2）成功后，可变换方向，如原由小到大改为由大到小，反复数次。

3）成功后，向老人提供一系列数字中的头四个数，从第五个数起，往后递增时加一个数值（如"4"），让老人报出每次加后之和，反复数次。

4）成功后，改为每次递增时从原数上乘以另一数值或除以另一数值，如此反复训练。

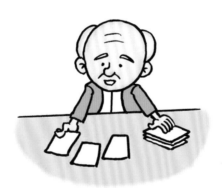

图 3-12-10

6. 如何对认知障碍老人进行注意力训练？

注意力训练包括注意广度训练、注意的维持与警觉训练、注意的选择性训练、注意的转移性训练、注意的分配训练和对策训练等。

（1）注意广度训练：在同一时间内给老人快速呈现一定数量的数字、字母、图片或木块等，让老人说出呈现物品的数量，进而说出具体是什么，数量是多少。

（2）注意的维持与警觉训练。

1）视觉。划消训练，要求将图纸上的某个数字、字母或图形划去，可适量增加训练的时间与量。如在纸上连续打印成组的字母或数字，如KBLZBOY，让老人用铅笔删去指定的字母，如"B"，反复进行数次。成功后可通过缩小字体、增加字符行数、区分大小写等增加难度，从而提高老人注意力（图3-12-11）。

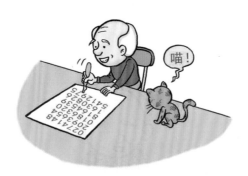

图 3-12-11

2）听觉。播放一串数字，训练者先示范，在听到数字"3"时按键或敲桌子，然后要求老人每听到"3"时做出上述反应。

3）反应时训练。反应时是指刺激作用于机体后到明显的反应开始所需要的时间。家属预先向老人说明基本的操作过程以及如何计时的方法，计时器记录从刺激呈现到老人的反应开始的时间间隔。例如训练老人对手指的认知，家属说"左手示指"后要求老人迅速地出示左手示指，记录老人出现反应的时间。通过不断训练，可使其反应时间明显缩短。

（3）注意的选择性训练。

1）视觉选择。在划消训练中加入干扰，将有错误码选择的作业放在其中，例如：在下面这张图片中划掉 PQ（图 3-12-12）。

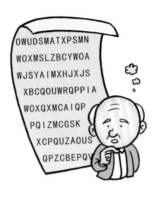

图 3-12-12

2）听觉选择。从有背景声音（可以是乐音或噪声）的录音中听出指定的数字、字母或声音。

（4）注意的转移性训练：为老人准备两种不同的作业，如拼图及画画，老人在做拼图时，家属发出"转换"指令，此时老人要停止拼图而改为画画。

（5）注意的分配训练：技能训练以及多种技能的协调性训练是注意分配的主要内容。当某种任务达到一定的熟练程度后，加入另一种活动同时进行。形式可以是听觉－听觉、视觉－视觉、听觉－视觉等，如要求老人一边画画，一边听录音机，训练者可以选择录音机里反复出现的词让老人回答。

（6）对策训练：对策是指调动老人自身主动因素，以学会自己控制注意障碍的一些方法。主要针对注意分散、有离题倾向或过分注意细节的老人进行自我指导，重点强调老人提高自身主动性。

7. 如何对认知障碍老人进行推理能力训练?

人的思维是最复杂的心理活动，包括推理、分析、综合、比较、抽象、概括等过程，表现于人类解决问题的过程中。

（1）读取报纸信息：取一张报纸，让老人阅读后，首先问老人有关报纸首页的信息如大标题、报纸的名称等，如回答无误，再请他指出报纸中的专栏如体育、证券、天气预报等；每次回答正确后再训练他寻找其他消息，对真正了解的项目给予相应的分，每次训练均进行比较，分数增加提示进步。

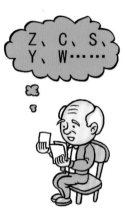

（2）排列顺序：给老人三张数字卡或字母卡，让他按由低到高或由先到后的顺序排列，然后每次给他一张数字卡或字母卡，让他据其数值大小或字母顺序插进已排好的三张卡片之间，正确无误后，再给他几个数字卡或字母卡，寻找其中共同之处（如有些都是奇数或偶数，有些都是辅音等）（图3-12-13）。

图 3-12-13

（3）对图片、物品等分类：给老人一张列有30项物品名称的单子，并告诉他30项物品都属于三类（如交通工具、家具、植物）物品中的一类，让他进行分类，如不能进行，可帮助他。训练成功后，仍给他上面列有30项物品的清单，让他进行更细的分类，如初步分为家具类后，再细分为床、沙发、椅子等，找出不同类之间的关联等（图3-12-14）。

（4）解决问题能力训练：由浅入深地让老人解决设想中的问题，如丢钱包该怎么办？提示他先找，找不到可以求助周围的人帮助找。

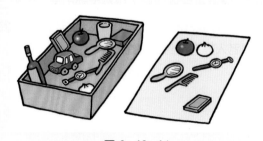

图 3-12-14

8. 如何对认知障碍老人进行听觉失认训练？

（1）建立声与发声体之间的联系：操作者吹一个口哨，老人吹另一个口哨，然后让他将口哨的图片与写有口哨字样的图片配对（图3-12-15）。

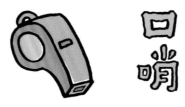

图 3-12-15

（2）分辨发声和不发声体：操作者让老人细心听（不让看）吹口哨的声音，然后让老人从画有锤子、水杯、闹钟、口哨的图片中认出口哨（图3-12-16）。

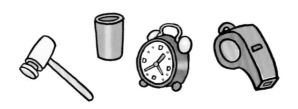

图 3-12-16

（3）声-词联系：操作者用录音带提供猫叫、狗吠、鸟鸣等声音，让老人找出与叫声一致的动物的词卡（图3-12-17）。

（4）声辨认训练：操作者从发"啊"音开始，令老人对着镜子模仿此音，数次后，出示一张写有"啊"字音的字卡，再令老人模仿此音；下一步加入元音"咦""噢""喔"，分别出示相应的字卡。一旦建立了声视联系，操作者用音频提供声音，让老人分辨上述字（图3-12-18）。

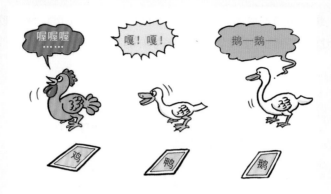

图 3—12—17

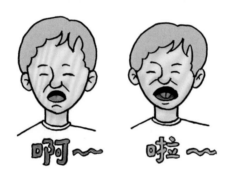

图 3—12—18

9. 如何对认知障碍老人进行触觉失认训练？

（1）先用粗糙物品沿老人手指根部向指尖移动，待老人有感觉后用同样的方法反复进行刺激，使他建立起稳定的感觉输入。

（2）反复触摸不同粗细的砂纸、棉、麻、丝、毛等布料，先睁眼后闭眼（图3-12-19）。

（3）利用其他感觉，如视觉或健手的感觉，帮助患肢进行体会。

（4）让老人反复触摸需辨认的物体，然后将此物和其他几个物体放入不透明的箱中，让老人从中取出先前辨认过的物体。反复练习几次成功后，改让老人看图片，按图在箱中找出实物。

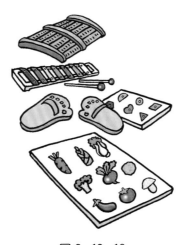

图 3-12-19

10. 如何对认知障碍老人进行相貌失认训练？

相貌失认症老人对熟悉的人包括老伴、儿女等最亲近的人的相貌不认。其训练方法可先让老人记住身边熟悉的亲人（如老伴、儿女等）容貌，然后用亲人的照片反复给老人看，或将照片和写好的名字让老人配对，成功后可再稍加难度，把熟悉的人的照片混入其他照片中，让老人辨认出来。反复训练达到正确或接近正确（图3-12-20）。

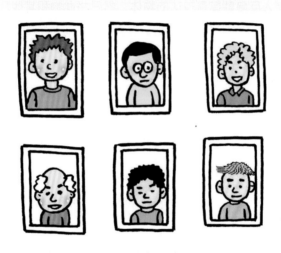

图 3-12-20

11. 对认知障碍老人进行视觉训练有何意义？如何训练？

• 对认知障碍老人进行视觉训练有何意义？

视觉训练是根据老人特定的眼睛状况制定的一套眼睛训练方法，采取改善认知功能、减轻非认知性精神神经症状以及提高日常生活能力和社会功能的综合性康复训练，将全面减轻老人各种症状，延缓其病情发展。有研究还验证了视觉认知训练能够延缓轻度认知障碍老人的注意能力、记忆能力的衰退，也能够迁移到其他未受训练的功能领域，如执行功能、日常生活能力，且3个月后干预效果仍持续存在。

• 如何训练？

（1）颜色失认：提供各种色板让老人配对，或提供各种物体的轮廓图，让老人填上正确的颜色（图 3-12-21）。

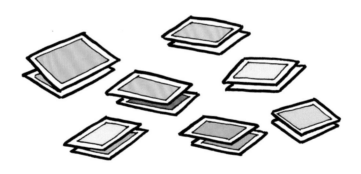

图 3-12-21

（2）物品失认：可将多种物品放在一起，其中有相同的物品，操作者先拿出一个，再让老人拿出相应的另一个，同时告诉老人该物品的名称、作用等（图 3-12-22）。

（3）形状失认：可用各种图形的拼板拼出图案，让老人模仿复制，或要求老人按图纸拼出图案（图 3-12-23）。

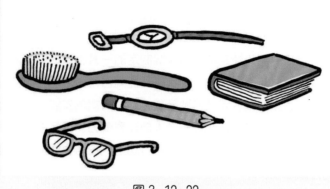

图 3-12-22

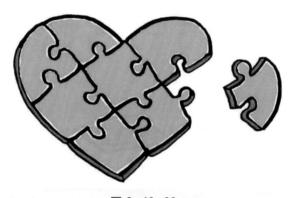

图 3-12-23

（4）面容失认：可用知名人物或熟悉的人物（家人、挚友等）的照片让老人辨认，或将照片和写好的名字让其配对。

第四篇
病例分析与
照护指导

第十三章　高血压居家照护情景模拟与照护指导范例

【典型病例情景模拟】

老人×××，男，88岁，育有两男一女，平时老两口独立生活，6年前老伴去世，随后老人在两儿子家轮流居住，女儿经常探望。老人患有高血压、冠心病20余年，心力衰竭10余年，曾前往医院就诊，但未能定期到门诊复查，老人感觉头晕不适时，自行服用降压药物，日常血压维持在150～190/95～110 mmHg，最高时达220/110 mmHg。5年前曾因脑梗死住院治疗，出院后生活大部分能自理，可自行服药、自行进食，但食欲较差，口味偏咸，可借助拐杖或助行器蹒跚行走，洗脸、刷牙、如厕等也基本自理，但洗澡、室外活动需由家人协助及陪伴。因子女工作繁忙，老人多数时间自己在家独处，性格变得沉默寡言。

3年前老人再次发生脑梗死，并伴有肺部感染、心力衰竭等情况住院治疗，在医护人员的精心治疗及护理下转危为安，病情平稳后转至家中由家人轮流照护。老人生活自理能力差，四肢活动不灵，吞咽困难，小便不畅，大便干结，并伴有头晕、失眠等情况；老人难以接受自己不能自理的现实，常常趁家人不注意时，自行下床活动、如厕等，期间发生过跌倒情况，导致右前臂骨折。后来家人请了保姆一起照护，使用轮椅推老人在室内外活动，三餐由专人喂饭，但老人进食量逐渐减少，日渐消瘦，大小便、洗漱、沐浴等由照护人员协助完成。老人病情反复发作时，定期去社区医院就诊，接受对症治疗，老人脾气变得异常暴躁，治疗期间经常对医护人员及照护人员发脾气、摔东西，不愿配合治疗与护理。

近一年来，随着老人年龄的增大，各器官功能逐渐减退，常因肺部感染、心力衰竭、呼吸困难等情况住院治疗，住院期间老人能积极配合治疗，希望有好的治疗方法，延长生命。但随着时间的推移，老人病情不断加重，意识时而清醒、时而模糊，清醒时情绪低落、沉默寡言，后逐渐变得表情淡漠、异常平静，睡眠时间增加、意识模糊；老人最终卧床不起，无法进食，大小便失禁、消瘦、营养不良，生活完全不能自理，需专人全方位照料，由居家医疗机构提供上门服务及技术指导，给予导尿管、胃管插入及护理，间歇给予氧气吸入和吸痰护理等，后期依据家属的意见给予姑息性治疗及相应的照护指导，直至死亡。

【家庭照护分析与指导】

根据老人的病情进展情况，可分为病情稳定期、病情加重期、病情危重及临终期四个时期，照护人员应根据不同时期的病情特点及老人的需求，针对性地采取相应的照护措施。

一、病情稳定期

1.服药指导

【家属可能的疑问】

为什么老人的血压总是忽高忽低？应吃几种降压药、多大剂量合适？怎么才能使血压控制在合适的水平？如何保证测量血压的准确性？

【问题分析】

老人血压控制不好的原因是因为高血压的治疗不规范，没有定期到医院复诊，没有在专业医生的指导下联合用药、规律用药。老人自己根据症状服药，服用的剂量、时间等不准确或不符合医生的要求，加之老人记忆力减退，不能规律服药，这些均是导致血压波动范围较大的重要原因。

【照护要点】

（1）老人及家属应认识到科学用药的重要性，定期到医院复诊，根据医生的处方，了解药物的种类及服用方法，家属要协助老人使用分药盒，按顿分装好药物，监督老人及时服药，定期为老人测量血压，循序渐进地使血压降至正常或接近正常水平，然后服用维持量（图4-13-1）。

（2）避免不求医，凭感觉自行购药；不迷信贵药、新药，不盲目效仿别人用药而随便换药；降压勿操之过急，避免开始就大剂量用药，血压一正常就停药（图4-13-2）。

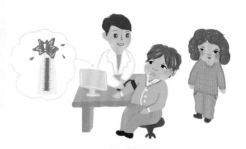

高血压患者定期到医院复诊，遵医嘱用药、定期监测血压，及时复诊调整药量。

图 4-13-1

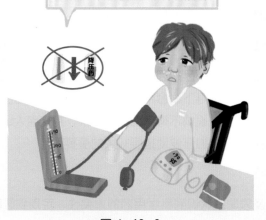

遵医嘱用药，不迷信贵药、新药；降压勿过急，避免血压一正常就停药。

图 4-13-2

（3）家属学会测量血压的正确方法，做到四固定：固定使用同一血压计，采用同一体位，同一部位，同一时间测量，便于了解血压的变化（图4-13-3）。测血压前30分钟避免运动、吸烟、饮刺激性饮料如浓茶、咖啡等。

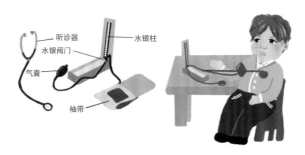

图 4—13—3

【与老人沟通举例】（图 4—13—4）

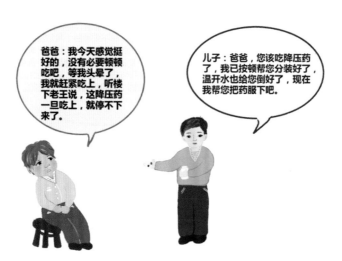

那为什么要吃好几种啊，已经吃了几天了，也不见血压降太多，药吃多了肯定有不良反应，我看电视上的一种药降压效果好，还没有不良反应，你们帮我买来试试。

爸爸，降压药我们要按照医生的处方，有规律的吃，不能随便停药或加药，不能有症状就吃，没症状就停药，这样会导致血压忽高忽低，会使病情加重，发生危险的。

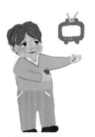
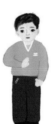
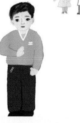

哦，好的，那我们就按照医生说的方法治病。

爸爸，医生说您吃的这几种降压药，是根据您的病情，为您选择的是降压作用好，不良反应小、服用方便的几种药物，联合使用效果更好，您不要着急，我们坚持吃药，循序渐进的降，等将血压降至正常或接近正常，我们就服用维持量就行。后面我们每月会带您去医院复诊，根据医生的处方调整用药，您的病就会被控制住的。

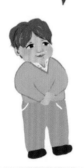

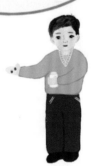

图 4—13—4

2. 饮食指导

【家属可能的疑问】

老人为什么不爱吃饭？口味偏咸对他的病会有什么影响？平日应该为他做什么样的饭菜对他的病有好处？

【问题分析】

老人年龄大，活动量减少，代谢降低，消化吸收功能减弱，会出现食欲不振的情况。老人有多年高血压、冠心病、心力衰竭病史，进食口味偏咸的饮食，既不利于老人对食物的消化吸收，满足机体营养的需要，更不利于减轻疾病的症状，促进疾病的恢复，有时还会成为疾病发作的诱发因素。

【照护要点】

家属应根据老人的情况给予低盐、低脂、低胆固醇、低热量饮食，以清淡、软烂、易消化为宜。通过调整食物的色、香、味，营造清洁、整齐、愉快的就餐环境，平时儿女多陪伴老人一起就餐等，提高老人的食欲。

（1）多食含钾、钙高而含钠低的食物：含钙高的食物如牛奶、虾皮、酸奶等，含钾高的食物如西红柿、芹菜、卷心菜、黑木耳、橘子、香蕉、西瓜、山楂和猕猴桃等。每日摄盐应低于 6 g（图 4-13-5）。

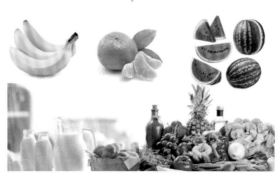

多食含钾、钙高而含钠低的食物：含钙高的食物如牛奶、虾皮、酸奶等，含钾高的食物如西红柿、芹菜、卷心菜、黑木耳、橘子、香蕉、西瓜、山楂和猕猴桃等。每日摄盐应低于6 g。

图 4-13-5

（2）低脂、低胆固醇饮食：选择瘦猪肉、禽肉、鱼、虾、豆制品等脂肪含量低的高蛋白食物，烹调时选用植物油，少食肉汤类。多食洋葱、大蒜、山楂、香菇、木耳、大豆制品、苹果、三文鱼等降脂食品（图4-13-6）。

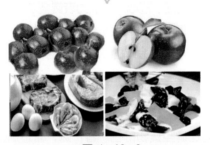

图4-13-6

（3）低热量饮食：尽量控制碳水化合物（米饭、馒头）的摄入，避免油炸、重油和腌制食品。多食新鲜蔬菜和水果，每日蔬菜不少于400 g，水果100～200 g。多吃粗粮和膳食纤维含量高的食物，如高粱、燕麦片、麦胚、麸皮和芹菜等（图4-13-7）。

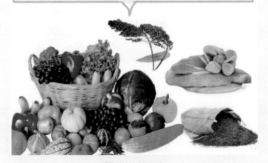

图4-13-7

【与老人沟通举例】（图 4-13-8）

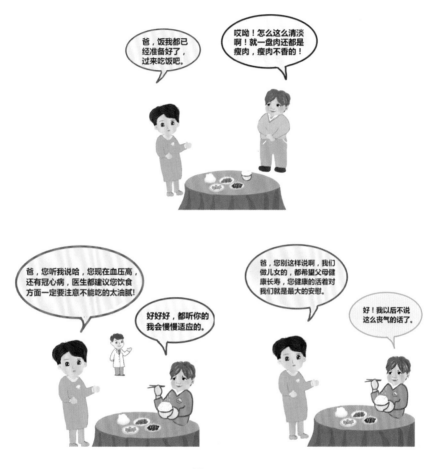

图 4-13-8

• 3. 安全、运动的指导

【家属可能的疑问】

　　老人曾发生过跌倒的情况，怎么才能避免再发生同样的情况？老人的病情能进行身体锻炼吗？什么运动适合？

【问题分析】

老人的肌力减弱，体力较差，借助辅助器行走时易疲劳，不能保证身体的平衡，另外家庭场地等条件不良也可使老人发生跌倒的情况。

【照护要点】

（1）根据老人的情况选择合适的拐杖及助行器，使用前检查各部件衔接紧密，性能良好，并调节至合适的高度。老人使用辅助器时，鞋要合脚、防滑，衣服应宽松、合身，室内空间尽量宽敞，无障碍物，地面保持清洁、干燥，尽量选用木地板。在床旁、卫生间、走廊安装栏杆、扶手，供老人扶持，卫生间和浴室使用防滑垫及塑料座椅，有条件设置呼叫系统（图4-13-9）。

> 根据老人的情况选择合适的拐杖及助行器。卫生间、走廊要安装栏杆、扶手，地面要防滑，并配有便捷的呼叫系统。

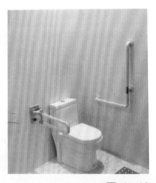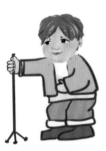

图4-13-9

（2）选择合适的运动方式，可使老人保持良好的肌张力、增强运动系统的强度和耐力、增强心肺功能、降低血压等；根据老人的情况，鼓励老人采用每周3～5次，每次持续30分钟左右中等强度的运动，如家人可陪伴老人到室外散步、打太极拳等，接受阳光的照射，也可在室内蹬健身车、使用哑铃、握力器、健身球等锻炼肌力，避免运动量、运动强度过大，运动应在饭后2小时后进行（图4-13-10）。

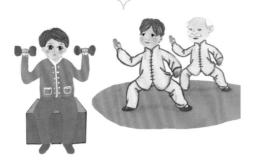

根据老人的身体情况选择合适的运动方式，增强心肺功能，每周3~5次，每次30分钟左右，应于饭后2小时后运动。

图 4-13-10

【与老人沟通举例】（图 4-13-11）

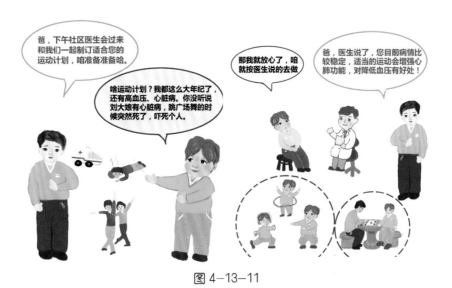

图 4-13-11

• 4. 避免诱病因素的指导

【家属可能的疑问】

日常照顾老人时应注意些什么事情，防止他的血压变化，病情加重？

【问题分析】

老人的生活环境、休息、体位、情绪、运动、生活习惯等都会引起血压的变化，使病情加重，甚至导致脑中风。

【照护要点】

（1）为老人提供适宜温度、湿度、通风良好、合理照明的整洁、安静、舒适的居室环境，天冷外出时注意保暖，避免冷热刺激。

（2）使老人养成规律的作息，保证充足的睡眠、养成定时排便的习惯，保持大便通畅，避免剧烈运动和用力咳嗽等（图4—13—12）。

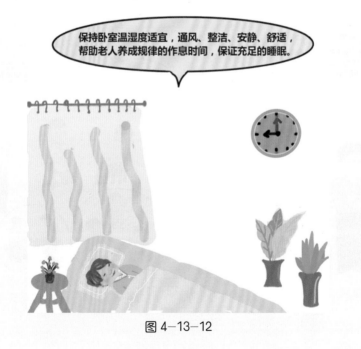

保持卧室温湿度适宜，通风、整洁、安静、舒适，帮助老人养成规律的作息时间，保证充足的睡眠。

图4—13—12

（3）家人多陪伴老人，消除老人的孤独、寂寞情绪，保持心情舒畅，避免精神紧张、激动、烦躁、焦虑等不良情绪（图 4-13-13）。

（4）不用过热的水洗澡和蒸汽浴，禁止长时间站立。出现头昏、眼花、恶心、眩晕等症状时，立即平卧，抬高下肢（图 4-13-14）。

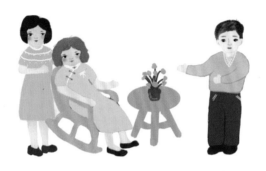

图 4-13-13

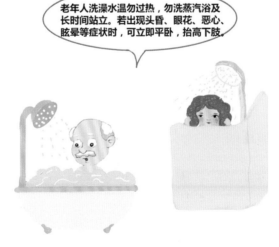

图 4-13-14

【与老人沟通举例】（图 4—13—15）

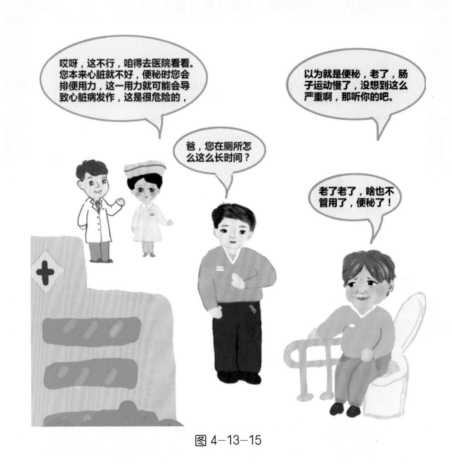

图 4—13—15

二、病情加重期

1. 吞咽训练、饮食指导

【家属可能的疑问】

老人吃东西咽不下去，喝水还打呛，应该为老人做什么样的饭菜，怎么来喂饭，才能使他吃下饭，喝下水？

【问题分析】

老人脑梗死造成吞咽困难的原因是脑内控制吞咽功能的神经中枢受到破坏，导致吞咽困难，影响进食和喝水，可导致老人营养障碍、脱水、吸入性肺炎，甚至窒息。

【照护要点】

（1）为老人创造整洁安静的就餐环境，使老人能集中精力就餐；进食时，为老人采取躯干与地面成 45°或以上角度的坐位，30°的半坐位或健侧卧位（图 4-13-16）。

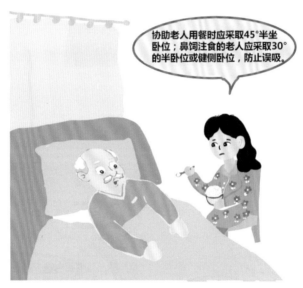

图 4-13-16

（2）为老人提供高蛋白、高维生素、易消化的有一定黏性的、密度均匀一致、不易松散、软烂的半流质、糊状、冻状食物，如蛋羹、豆腐、芝麻糊，肉泥、菜泥、水果泥等；少食多餐，以保证老人的营养需要。

（3）喂饭时采取先易后难，先稀后稠的原则，食物用勺子盛一小口量，随后将勺子下压的方法耐心喂食；饮水宜使用带有切口的纸杯（切口对鼻），防止颈部过于伸展，也可用奶瓶、注射器等（图 4-13-17）。

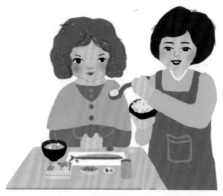

给老人喂饭时应采取先易后难，先稀后稠的原则。食物用勺子一小口耐心喂食，饮水用带有切口的纸杯，防止颈部过于伸展。

图 4-13-17

【与老人沟通举例】（图 4-13-18）

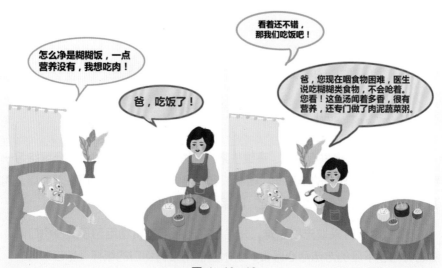

怎么净是糊糊饭，一点营养没有，我想吃肉！

爸，吃饭了！

看着还不错，那我们吃饭吧！

爸，您现在咽食物困难，医生说吃糊糊类食物，不会呛着。您看！这鱼汤闻着多香，很有营养，还专门做了肉泥蔬菜粥。

图 4-13-18

• 2. 压疮的预防与护理指导

【家属可能的疑问】

老人自己动不了，长时间躺在床上，怎么防止发生压疮?

【问题分析】

年龄大、四肢活动不灵、营养不良等是导致压疮的重要因素，一旦发生压疮不仅给老人带来痛苦、加重病情，严重时还会因继发感染引起败血症而危及生命。

【照护要点】

（1）变换体位：卧床时帮助老人每 2 小时翻身一次，必要时 30 分钟翻身一次。翻身时抬起老人，避免推、拉、拽等动作，避免皮肤受摩擦力和剪切力的作用而发生破损（图 4-13-19）。

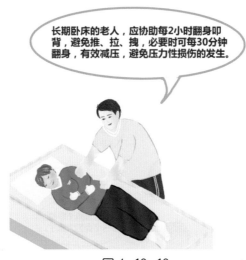

图 4-13-19

（2）使用轮椅时，注意保证老人的安全，使其保持合适的坐姿以减轻剪切力和压力，也可使用减压坐垫，避免坐骨结节长期受压（图 4-13-20）。

（3）加强营养：给予高热量、高蛋白及高维生素饮食，增强机体抵抗力。

（4）适当锻炼：在病情允许的情况下，协助老人进行肢体功能的锻炼，鼓励老人下床活动。

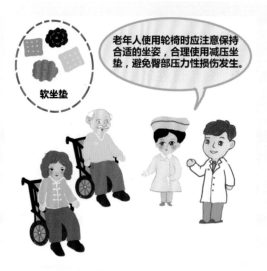

图 4-13-20

【与老人沟通举例】（图 4-13-21）

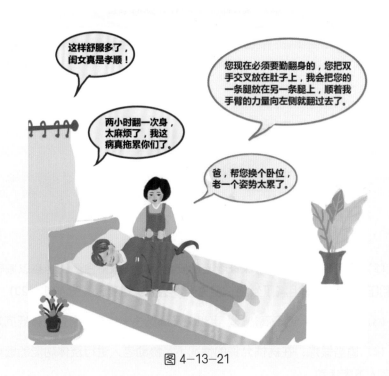

图 4-13-21

3. 排尿、排便指导

【家属可能的疑问】

排尿不畅、大便干结天天困扰着老人，如何帮助老人解决这些问题？

【问题分析】

老人的年龄、疾病、饮食、体位、活动等因素均可引起排尿不畅、大便干结的情况，老人患有高血压、冠心病、心力衰竭等病症，不及时处理这些症状可使病情加重，导致严重后果。

【照护要点】

（1）排尿护理：排尿时为老人提供隐蔽的环境，安慰老人，消除其焦虑和紧张情绪，使其安心排尿；采取合适的体位和姿势，协助老人采取坐位或其习惯的姿势排尿；利用条件反射，如听流水声或用温水冲洗会阴诱导排尿；可用热敷、按摩放松肌肉，促进排尿；帮助老人养成定时排尿的习惯（图4-13-22）。

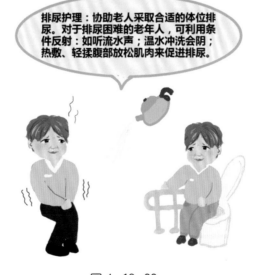

图 4-13-22

（2）排便护理：为老人提供隐蔽的环境及充裕的排便时间，安慰老人，消除其焦虑和紧张情绪；采取合适的体位和姿势，协助老人采取坐位，利用重力作用增加腹内压促进排便；排便时用手沿结肠解剖位置自右向左环形按摩，促进排便，指端轻压肛门后端也可促进排便；可使用开塞露、甘油栓等简易通便剂，软化粪便，润滑肠道，刺激肠蠕动促进排便；帮助老人建立正常的排便习惯，理想的排便时间是晨起或餐后两小时内，每天固定时间排便，不做其他事情，集中精力排便；多食蔬菜、水果、豆类、粗粮等高纤维素食物，病情允许每日液体摄入量应不少于 2000 mL；适当运动，以肚脐为中心顺时针方向转圈按摩腹部，进行增强腹肌和盆底肌肉的运动等，促进排便。

【与老人沟通举例】（图 4-13-23）

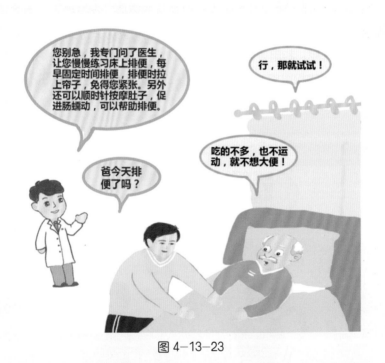

图 4-13-23

• 4. 睡眠、心理护理指导

【家属可能的疑问】

老人夜间睡不着、脾气暴躁，怎么照顾能使他睡好，少发脾气？

【问题分析】

随着老人病情的加重，身体上的不适及心理上压力使老人失眠，精神上的愤怒、焦虑、恐惧情绪，使其常常迁怒于照护人员，发泄苦闷与无奈。

【照护要点】

（1）促进睡眠：使老人身体舒适，控制和减轻身体的不适症状；帮助老人完成个人卫生，更换合适的衣裤，准备舒适、安全的床铺，选择合适的卧位，各关节和肌肉处于放松状态；减轻老人心理压力，转移老人注意力，睡前根据老人的喜好，做一些阅读、听舒缓音乐、做放松操等活动促进睡眠；创造良好的睡眠环境，控制室内的温度、湿度、空气、光线和声音，减少对老人的不良刺激；帮助老人建立良好的睡眠习惯，固定就寝时间和卧室，睡前进食少量易消化食物或热饮等（图4-13-24）。

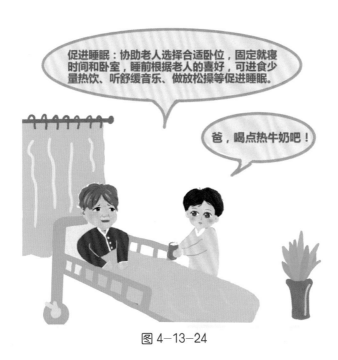

图4-13-24

（2）心理护理：照护人员应怀着极大的爱心、耐心，将老人的发怒看成一种有益健康的正常行为，允许其以发脾气、摔东西、不合作的方式宣泄内心的恐惧，多给予关爱、理解、同情和宽容，加以必要的心理疏导，并注意防止意外事件的发生，帮助他渡过心理的难关（图4-13-25）。

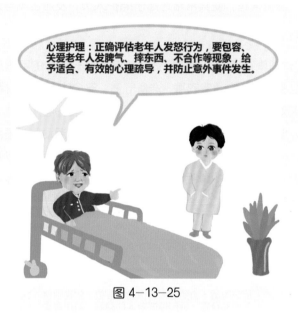

图4-13-25

【与老人沟通举例】（图4-13-26）

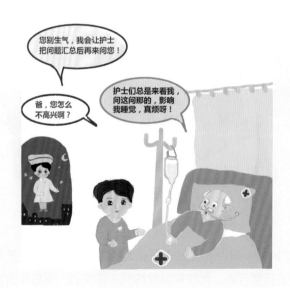

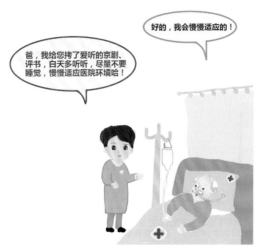

图 4－13－26

三、病情危重期

1. 排泄、导尿管护理指导

【家属可能的疑问】

老人大小便失禁怎么办？护士插入导尿管，平日我们应该干些什么事情好呢？

【问题分析】

老人意识模糊、大小便失禁，留置导尿，需加强老人会阴部及留置导尿管的护理，以防止泌尿系感染、压疮等并发症的发生。

【照护要点】

（1）留置导尿管的护理：保持尿道口的清洁，每天用消毒液棉球擦拭尿道口、龟头、包皮及导尿管近端 1～2 次；每周更换集尿袋 1～2 次，发现尿液混浊、沉淀、结晶时，及时报告；病情允许每日给老人摄入 2000 mL 以上水分（包括口服和静脉输液等）；采用间歇性夹管方式，即关闭导尿管，每 3～4 小时开放 1 次，使膀胱定时充盈和排空，促进膀胱功能的恢复（图 4－13－27）。

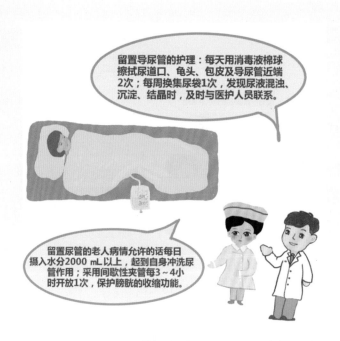

图 4-13-27

（2）排便失禁护理：保护皮肤，床上铺一次性尿垫或使用纸尿裤，每次便后用温水洗净肛门周围及臀部皮肤，保持皮肤清洁干燥，必要时涂软膏保护皮肤，注意骶尾部的皮肤变化，防止压疮的发生；及时更换衣裤、被服，定时开窗通风，保持床褥、衣服清洁干燥，室内空气清新；便后及时进行尿道口、龟头、包皮及导尿管近端的消毒。

2. 饮食、胃管护理指导

【家属可能的疑问】

老人不能自己吃饭，护士给插上胃管了，我们应该怎么打饭，注意些什么事呢？

【问题分析】

老人意识模糊，无法进食、营养不良，插入胃管进行鼻饲，可保证老人机体的营养需要，家属应加强护理防止胃管脱出、堵塞等情况发生。

【照护要点】

（1）卧位老人注食前抬高床头 30°，且每次鼻饲前均应通过抽吸胃液等方法证实胃管在胃内且通畅，先用 10 mL 温开水冲管后再进行喂食，鼻饲完毕后再次注入 10 mL 温开水冲洗，防止鼻饲液凝结；将胃管末端反折夹闭，纱布包好，妥善固定，防止食物反流和胃管脱落；鼻饲完毕老人保留原卧位 20～30 分钟，防止呕吐（图 4-13-28）。

（2）鼻饲液温度应保持在 38～40℃，避免过冷或过热；新鲜果汁与奶液应分别注入，防止产生凝块；药片应研碎溶解后注入；每次鼻饲量应少于 200 mL，两次间隔时间要大于 2 小时。鼻饲用物每次用后洗净，用纱布盖好备用，每天更换消毒，每天为老人进行两次口腔护理。

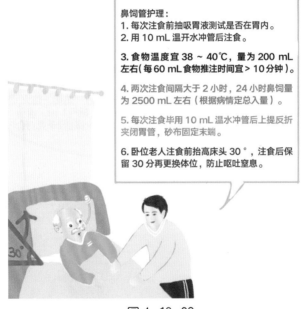

鼻饲管护理：
1. 每次注食前抽吸胃液测试是否在胃内。
2. 用 10 mL 温开水冲管后注食。
3. **食物温度宜 38～40℃，量为 200 mL 左右（每 60 mL 食物推注时间宜 > 10 分钟）。**
4. 两次注食间隔大于 2 小时，24 小时鼻饲量为 2500 mL 左右（根据病情定总入量）。
5. 每次注食毕用 10 mL 温开水冲管后上提反折夹闭胃管，砂布固定末端。
6. 卧位老人注食前抬高床头 30°，注食后保留 30 分再更换体位，防止呕吐窒息。

图 4-13-28

• 3. 氧气吸入护理指导

【家属可能的疑问】

家里备有氧气瓶，医生要求间歇给予氧气吸入，听说氧气是危险物品，使用过程中应注意哪些事情?

【问题分析】

老人病情危重，呼吸困难，氧气吸入可有效改善缺氧状况，使用过程中除应注意保证氧疗效果外，家庭用氧还应特别注意用氧安全。

【照护要点】

(1) 用氧过程中，要切实做好"四防"，防震、防火、防热、防油。氧气瓶搬运时避免倾倒、撞击，氧气筒放阴凉处，周围严禁烟火及易燃品，距明火至少 5 m，距暖气至少 1 m，氧气表及螺旋口勿上油，也不要用带油的手装卸（图 4-13-29）。

(2) 调节好的流量不要随意改变，吸氧过程中注意观察氧气装置有无漏气，氧气导管是否脱落、受压、扭曲等，注意氧气筒内氧气是否将用尽，提醒及时更换。

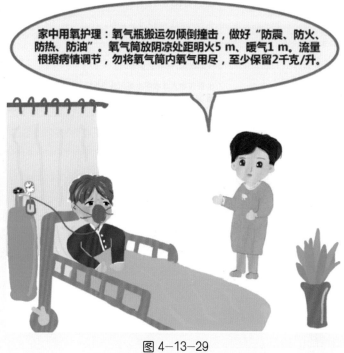

家中用氧护理：氧气瓶搬运勿倾倒撞击，做好"防震、防火、防热、防油"。氧气筒放阴凉处距明火 5 m、暖气 1 m。流量根据病情调节，勿将氧气筒内氧气用尽，至少保留 2 千克/升。

图 4-13-29

四、临终期

• 1. 生理护理

【家属可能的疑问】

老人与家人相处的时间不多了，我们应进行哪些照料来减轻他的痛苦，使他身体舒适呢？

【问题分析】

临终老人各器官功能衰竭，生命将走向终止，家人应以尊重生命、尊重老人的尊严与权利为宗旨，满足老人的需求，减轻老人的病痛，使其舒适安宁。

【照护要点】

（1）改善呼吸功能：保持室内空气清新，定时通风换气；昏迷老人可采取仰卧位头偏向一侧或侧卧位，防止呼吸道分泌物误吸入气管引起窒息或肺部并发症；翻身时可拍背协助排痰，必要时吸痰，给予氧气吸入（图4-13-30）。

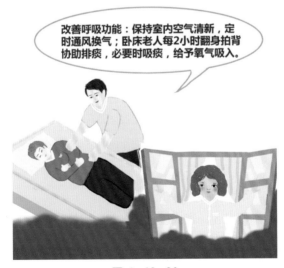

图 4-13-30

（2）减轻疼痛：通过安慰、鼓励、按摩、听音乐等稳定老人情绪，转移老人注意力，减轻其疼痛（图4-13-31）。

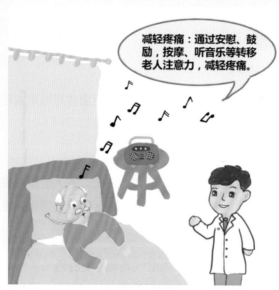

图 4-13-31

（3）保持舒适：维持良好、舒适的体位，定时翻身，防止压疮发生；加强皮肤护理，注意保持会阴、肛门周围的皮肤清洁干燥，及时更换衣裤，保持床铺的清洁干燥、平整、无渣屑；加强口腔护理，每天仔细检查老人口腔情况，保持口腔清洁，口唇湿润；注意保暖，防止烫伤。

（4）观察病情变化：注意老人意识状态、生命体征、瞳孔等变化，发现异常立即报告。

2. 心理护理

【家属可能的疑问】

老人剩下的时间不多了，家人应该怎么与他相处，使他心理上安慰，没有遗憾，平静、安详地离开人世？

【问题分析】

临终老人会产生十分复杂的心理和行为反应，家属应多陪伴老人，随时观察，及时发现老人的心理变化和需求，同情和关爱老人，倾听老人的诉说，满足老人的愿望。

根据老人的病情进展情况，其心理反应过程可总结为五个阶段：即否认期、愤怒期、协议期、忧郁期、接受期。各期的心理特点如下：

（1）否认期：老人为了逃避病情加重，自理能力差的残酷现实对自己产生的强烈压迫感，表现为不承认自身的现状，不接受他人的照料和帮助，此期老人需要有较多的时间调整自己面对现实。

（2）愤怒期：当老人病情反复发作，使其对病情的否定无法保持下去时，心理反应是气愤、暴怒，常常迁怒于医务人员和照护人员。

（3）协议期：当老人愤怒的心理消失后，老人开始接受自身病情恶化的现实，并希望尽量延长生命，免受死亡的痛苦与不适。

（4）忧郁期：经历了前三个时期之后，老人病情加重，身体状况日趋恶化，内心被一种巨大的失落感所取代，表现为情绪低落、沉默、悲伤、抑郁和绝望。

（5）接受期：老人感到自己已经竭尽全力，没有什么悲哀和痛苦了，开始接受面临死亡的事实，表现为平静、坦然，喜欢独处，睡眠时间增加。

【照护要点】

（1）否认期：家人不要轻易揭露他，应多陪伴老人，用轻抚面、拍肩膀、拥抱等身体接触表达关怀和亲密；耐心倾听老人的诉说，循循善诱地使老人逐步接受疾病及身体状况的现实（图4-13-32）。

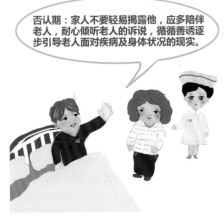

图4-13-32

（2）愤怒期：家人要把老人的发怒看成有利于健康的行为，允许他宣泄内心的不满和恐惧，照护人员要更加耐心，理解和宽容老人，不与其发生正面的冲突，多关心、开导老人，帮助其渡过心理的难关，并注意预防意外事件的发生（图 4-13-33）。

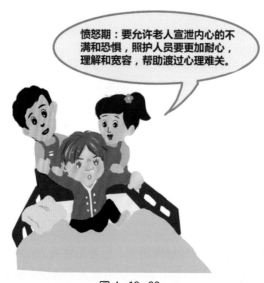

愤怒期：要允许老人宣泄内心的不满和恐惧，照护人员要更加耐心，理解和宽容，帮助渡过心理难关。

图 4-13-33

（3）协议期：家人不要让老人失望，尽量满足老人提出的各种需求，使老人更好地配合治疗，控制症状，减轻痛苦，鼓励老人说出内心的感受，尊重老人的信仰，积极引导，减轻老人的心理压力。

（4）忧郁期：家人要同情、照顾和陪伴老人，允许其用忧伤、哭泣的方式发泄情感，亲朋好友多探望老人，鼓励和支持老人，增强其信心，预防老人的自杀倾向（图 4-13-34）。

（5）接受期：家人要积极帮助老人了却其未完成的心愿，尊重老人，不强迫与其交谈，给予安静、舒适的环境，认真、细致做好护理，陪伴老人平静、安详、有尊严地走完人生的最后旅程（图 4-13-35）。

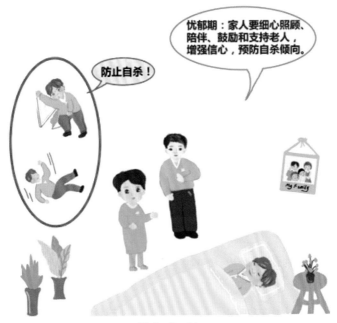

图 4-13-34

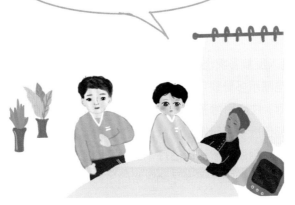

图 4-13-35

第十四章　糖尿病居家照护情景模拟 与照护指导范例

【典型病例情景模拟】

×××，女，82 岁，患 2 型糖尿病伴高血压、冠心病 30 余年。老人与老伴同住，儿子、儿媳时常回家照顾。老人日常喜食油炸食品，偏爱肥肉、甜食，不爱运动，体型肥胖（BMI=32 kg/m²）。平日口服降糖药物格列喹酮、二甲双胍等，血糖控制在 6 ～ 10 mmol/L，口服降压药物氨氯地平等，血压控制在 130 ～ 150/80 ～ 95 mmHg。

10 年前，老人出现双下肢麻木、肿胀、双足发凉、疼痛、感觉减退、足部动脉搏动减弱、间歇性跛行现象，因一次外出行走，双足皮肤出现水疱，破溃后继发感染，造成脚趾溃烂，形成足底、足背贯通性溃疡，大量脓性分泌物，进而引起骨关节的破坏，足部出现严重坏疽，入院行双下肢离断术。出院后老人情绪低落，整日愁眉苦脸，唉声叹气，失眠多梦，记忆力减退，食欲不振，双下肢残端疼痛也逐渐加重，出现不能活动，难以入眠的情况，前往社区诊所就诊，给予静脉输注甲钴胺、依帕司他营养神经治疗，口服布洛芬缓解疼痛症状。

5 年前，老人反复多次出现无明显诱因胸闷、憋气，不能平卧的情况，前往医院就诊，心电图示多导联 T 波倒置，ST 段压低，诊断为：冠心病、心功能不全而入院治疗。住院后给予半卧位、吸氧、盐酸曲美他嗪、呋塞米、螺内酯、单硝酸异山梨酯口服或静脉输液治疗。医生根据老人病情，在口服降糖药治疗的基础上，为其使用胰岛素进行治疗，以更好地控制血糖。老人病情稳定出院后与儿子、儿媳同住，由儿子学习胰岛素的注射方法，每日为老人进行注射。

2 年前，老人突发脑栓塞入院治疗，病情稳定后出院，入住长期照护专护病房，入院初期老人咀嚼困难，尚能进食半流质饮食，病情加重后无法吞咽，插鼻饲管，食物经胃管注入；老人逐渐消瘦，营养状况不佳，随后右侧肢体偏瘫，生活不能自理，长期卧床，大小便失禁，继而又出现便秘，需要人工取便。专护病房护理人员为老人进行基础护理及专科护理，协助洗漱，定时翻身拍背，保持皮肤清洁卫生，维持排泄功能，保证营养和水分，根据老人情况更换纸尿裤、衣物，定期给老人修剪指（趾）甲，随时保持床单位清洁，定时注射胰岛素，口服降糖药物，维持血糖和血压在正常的水平。老人自入院心理状态良好，经常唱、听红歌，例如《东方红》《唱支山歌给党听》《社会主义好》等。近日，老人因急性胃肠炎，出现发热、恶心、呕吐、呼吸深快有烂苹果味，血糖22.3mmol/L，随着病情进展，老人出现血压下降、脉细速、四肢厥冷，嗜睡，经医生检查确诊为糖尿病酮症酸中毒，经全力抢救，老人转危为安。

【家庭照护分析与指导】

　　根据老人的病情特点，将照护内容分为糖尿病的综合治疗与护理、糖尿病并发症的预防与护理、基础护理三个部分，指导家属随着老人的病情进展与需求，有针对性地采取相应的照护措施。

一、糖尿病的综合治疗与护理

（一）饮食营养治疗与护理

• 1. 饮食营养治疗的原则

【家属可能的疑问】

　　老人听邻居说糖尿病老人饮食控制很关键，只能吃肉类和蔬菜，不能吃面食和水果，这样才能把血糖控制下来，这样的吃法对吗？

【问题分析】

　　糖尿病的饮食营养治疗是综合治疗中最基础的治疗，也是最有效、最重要的治疗方法。老人应首先做好饮食营养治疗，其次再规范地使用降糖药物治疗。饮食营养治疗依从性好的老人，可以减少降糖药物的剂量。糖尿病饮食营养疗法中的"食"并不是特别的"病号饭"，而是一种健康饮食或平衡饮食。

【照护要点】

　　（1）老人及家属应认识到饮食营养治疗在糖尿病治疗及并发症预防中的重要作用，老人的日常饮食既要合理控制饮食的摄入量，还要满足身体每天的生理需要，保证营养的平衡（图4-14-1）。

（2）老人应循序以下饮食营养治疗原则。

1）饮食要定量：首先根据老人性别、年龄、理想体重［理想体重（kg）＝身高（cm）－105］、工作性质、生活习惯计算每天所需要总热量。成人休息状态下每天每公斤理想体重给予热量 25 ～ 30 kcal，轻体力劳动 30 ～ 35 kcal，中度体力劳动 35 ～ 40 kcal，重体力劳动 40 kcal 以上。儿童、孕妇、乳母、营养不良和消瘦、伴有消耗性疾病者每天每公斤体重酌情增加 5 kcal，肥胖者酌情减少 5 kcal，使体重逐渐恢复至理想体重的 ±5%。

家属应带老人去医院糖尿病专科护士门诊，由专业护士帮助计算老人应摄入食物的总热量并给予饮食指导（图 4-14-2）。

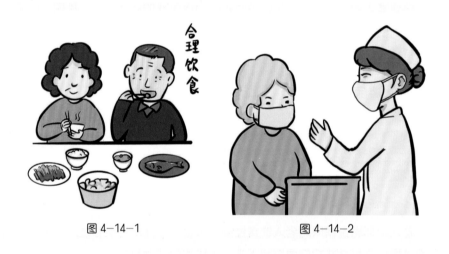

图 4-14-1　　　　　　　　　　　图 4-14-2

2）食物要丰富：糖尿病饮食要避免单一，因为每一种食物所含营养成分不同，任何一种食物都不可能含所有的营养素，为了满足老人身体每天的生理需要，要做到食物种类丰富、搭配合理、营养均衡。总的原则是高碳水化合物、低脂肪、适量蛋白质和高纤维素的膳食。其中主食占 50% ～ 60%，脂肪不超过 30%，蛋白质占 10% ～ 15%，胆固醇摄入量应在每天 300 mg 以下，应多吃血糖生成指数较低的食物，多吃富含膳食纤维的食物（图 4-14-3）。

3）分配要合理：老人每餐应定时定量，要根据老人生活习惯、病情和配合药物治疗来安排。病情稳定期可按每天 3 餐 1/5、2/5、2/5 或各 1/3 分配；对注射胰岛素或口服降糖药且病情有波动的时期，可每天进食 5 ～ 6 餐，从 3

次正餐中匀出 25～50 g 主食作为加餐用（图 4-14-4）。

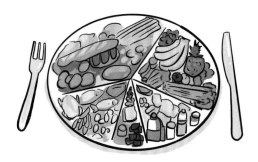

图 4-14-3

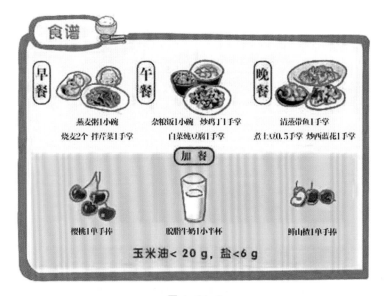

图 4-14-4

4）注意事项：①食物的烹饪方法最好是蒸、煮、炖，忌油炸、油煎，炒菜宜用植物油，少食动物内脏、蟹黄、虾子、鱼子等高胆固醇食物。②每天食盐＜ 6 g。③严格限制各种甜食，包括各种食用糖、糖果、甜点心、饼干及各种含糖饮料。可使用非营养性甜味剂，如蛋白糖、木糖醇、甜菊片等。如果老人血糖控制接近正常范围者，可在两餐间或睡前加食水果，如苹果、橙子、梨等。④戒烟、限酒，女性每天的酒精不超过 15 g，男性不超过 25 g。每周不超过 2 次。

⑤可根据营养评估结果适量补充维生素和微量营养素。⑥每周定期测量体重1次，如果体重增加＞2 kg，就需要减少饮食总热量。

【与老人沟通举例】（图4—14—5）

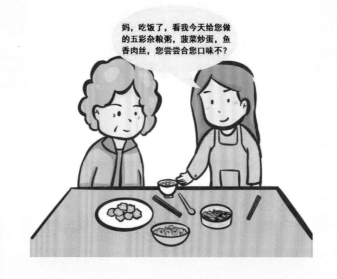

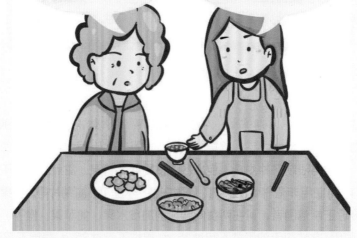

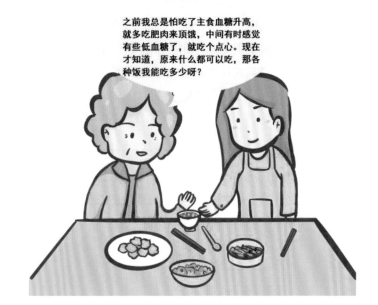

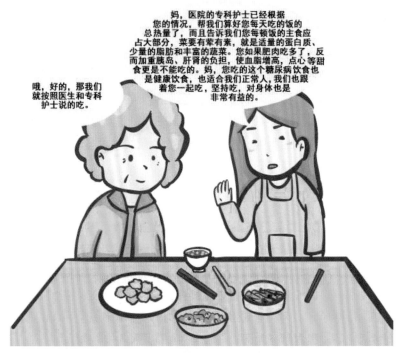

图 4-14-5

2. 食物交换份

【家属可能的疑问】

食物的品种太多了，我们不知道各种食物主要都含有什么营养素，应该吃多少？如何选择和搭配？才能保证老人既能吃的营养均衡，又不会超过每日的总热量。

【问题分析】

按照"营养均衡"的定义进行饮食安排是相当有难度的，因为食物是千差万别的，其所含的营养物质的种类和含量也各不相同。食物交换份是一种糖尿病饮食的换算方法，该方法将一些常用食物按其所含的营养素量的近似值归类，计算出每类食物每份所含的营养素和食物的重量，然后将每类食物的内容列出表格，供配餐时交换使用。一般来说，食物交换份常将食物划分为六大类，家属可根据要求在不同的类中为老人选择喜爱的食物，在保证每日热量不变的情况下为老人做出营养均衡的可口饭菜。

【照护要点】

（1）熟悉食物交换表中的六类食物：①谷薯类：主要指五谷杂粮，为每日身体必需的，老人应定量摄取，有粗有细搭配着吃。②水果类：老人可以吃但要少吃，如果血糖控制得好可以适量吃一些儿。③鱼、肉、蛋类等含蛋白质多的食物，是蛋白质的主要来源，鱼类、含脂肪少的肉类与蛋类、豆类搭配着吃，保持营养的均衡。④乳类：含有丰富的蛋白质，而且也是老人的补钙佳品。⑤油脂类：包括坚果和油脂类，适量少吃。⑥蔬菜类：可多吃含碳水化合物较少的，含纤维素多的蔬菜（图4-14-6）。

（2）按照食物交换份，制定食谱：

1）确定老人每日所需总热量及食物交换份总份数：由专科护士帮助根据老人的情况计算出老人每天的总热量，对照表格确定食物交换总份数（食物交换表中能产生90 kcal热量的食物重量称之为1份食物，每份各种食物都是提供90 kcal热量，以便交换使用，进行食物交换时，只能是同类食物之间进行互换，如以粮换粮，以肉换鱼或蛋。不同种类的食物每份重量不同，同一大类的不同食物之间重量也存在差异）（表4-14-1、表4-14-2）。

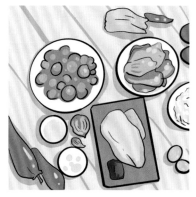

图 4-14-6

表 4-14-1　不同体力活动劳动者每天每千克体重所需热量估算表（kcal）

体型	卧床休息	轻体力活动	中等体力活动	重体力活动
消瘦	35	40	45	45～55
正常	25～30	35	40	45
超重	20～25	30	35	40
肥胖	15～20	20～25	30	35

表 4-14-2　每日不同总热量饮食的食物交换份总份数

热量/kcal	1000	1200	1400	1600	1800	2000	2100	2200	2300	2400
份数	12	14	16	18	21	22	23	24	26	27

　　2）确定三大营养素份数分配：在限定的总热量中，50%～60% 为碳水化合物，蛋白质 10%～15%，脂肪＜30%。根据每日食用总份数按比例计算出三大营养素每日食用份数。三大营养素摄入量占总热量的比例可根据实际情况调整（表 4-14-3）。

表 4-14-3　三大营养素每日食用份数计算公式

营养素	计算公式
碳水化合物（份）	＝每日总份数 ×60%
蛋白质（份）	＝每日总份数 ×15%
脂肪（份）	＝每日总份数 ×25%

3）确定食物的份数分配：根据三大营养素的份数，计算主食、蔬菜、肉、蛋、豆制品、乳类、水果、油脂的份数（表4-14-4）。

建议主食粗粮交替着或搭配着吃；蔬菜中深色蔬菜应占一半以上，其中绿叶菜不少于70 g；水果根据自身情况控制好每次摄入的时间和量（建议两餐之间吃水果）；奶类与豆类则每天都要摄入（图4-14-7）。

表4-14-4　六大类食物的交换份数确定

食物种类		相应份数
主要提供碳水化合物的食物	蔬菜类	=1份
	水果类	=1份
	谷薯类	=碳水化合物份数－蔬菜份数－水果份数
主要提供蛋白质的食物	豆及豆制品	=1份
	奶及奶制品	=1份
	肉蛋类	=蛋白质份数－豆、乳类份数
主要提供脂肪的食物	油脂	=2份（若食用坚果类则计算在内）
	肉蛋类	=脂肪份数－油脂份数

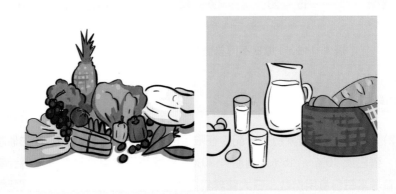

图4-14-7

4）确定食物的每餐分配：一日总热量如何安排，根据具体情况而定，一般三餐可按1/5、2/5、2/5或1/3、1/3、1/3的食物分配比例，计算各餐应提供的三大营养素的不同类食物的份数；加餐量可占总热量的5%～10%，并从正餐中扣除（图4-14-8）。

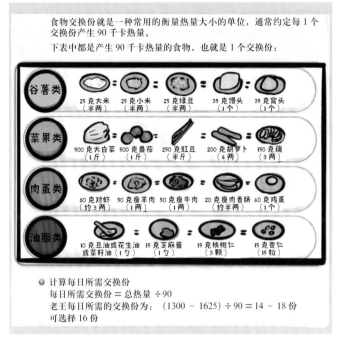

图 4-14-8

5）确定每日每餐的食谱：将每日每餐的交换份换为具体食物，做到每餐营养全面、均衡、适量。在保证一天总能量不超标的前提下，可以参考等值食物交换份表，达到食物丰富多样的目标（图 4-14-9）。

（3）注意事项。

1）对普通人而言，食物交换份法不容易掌握，且在开始饮食控制时老人会有不同程度的饥饿感，但在坚持一段时间（2 周左右或更长时间），不仅可以获得均衡的营养，也会使饮食更加丰富多彩。

2）食谱并不是固定不变的，需要通过检测血糖来进行调整，开始注意观察一下编制的食谱进食以后对血糖影响有多大，血糖是否升高，观察一下食物和血糖之间的关系，观察一下烹饪方式对血糖的影响等，慢慢总结出适合老人的食谱。

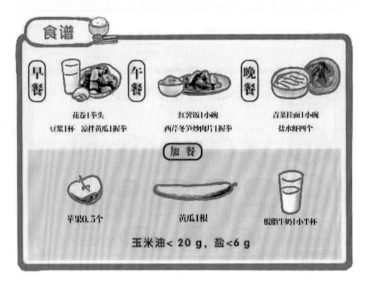

图 4—14—9

【与老人沟通举例】（图 4—14—10）

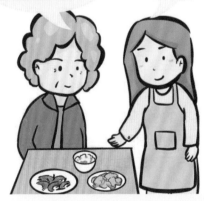

好啊！那我吃的馒头、米饭和面条，肉和鱼是不是要吃一样多啊？可不可以吃肉、水果和菜换着吃啊？

妈，您就放心吧，医院的专科护士已经帮我们算好您每天能吃的食物的总热量和食物交换份总数了，而且教给我们怎么来分配三大营养素的份数和每天三顿饭的各类食物份数，我们就对照着这个等值食物交换图表来给您选择不同的食物，您就可以换着花样吃。

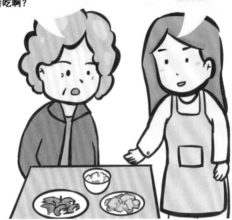

妈，不同的饭，虽然同属于一类的，但因为他们所含热量不同，所以每1份的重量也不相同，我会给您提前计划好各自的量，您照着吃就行；还有您知道食物各有各的营养，变换花样也只能在同一类食物之间换。另外，您平常牛奶喝得少，水果也不敢吃，根据专科护士的建议，往后我会在三餐之间给您适当的加上一些，您可要好好吃啊，这样对您的身体会更好的。

好好好，按照你做的吃，我还可以吃水果啊，太幸福了。

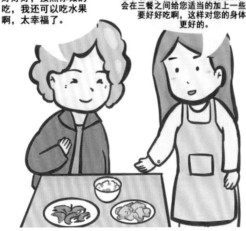

图 4-14-10

（二）运动治疗与护理

【家属可能的疑问】

老人害怕外出活动发生低血糖，又有高血压、冠心病，所以长期居家不出，更很少运动。近来发现老人腿脚越来越不灵便了，精神和食欲也很差，不知道老人的情况能进行身体锻炼吗，什么运动适合？

【问题分析】

糖尿病的运动治疗是糖尿病综合治疗中十分重要的组成部分，特别是在 2 型糖尿病老人的综合管理中占有非常重要的地位。运动有利于减轻体重、提高胰岛素敏感性、改善血糖和脂代谢紊乱、提高药物的疗效，还可减轻老人的压力和紧张情绪，预防糖尿病引起的骨质疏松、心脑血管并发症。

【照护要点】

（1）运动疗法的原则：在医生或专科护士的指导下，根据老人年龄、性别、体力、病情及有无并发症等安排适宜的活动，循序渐进，并长期坚持。糖尿病的运动疗法泛指任何体力活动，鼓励老人将体力活动融入日常生活中（图 4-14-11、图 4-14-12）。

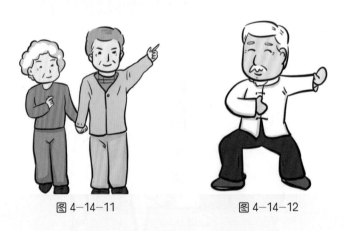

图 4-14-11   图 4-14-12

（2）运动方式的选择：有氧运动是糖尿病老人的最佳选择，是指人体在氧气供应充足的情况下进行的身体运动形式。适合老人的有氧运动有散步、练太极拳、做广播操等，最佳运动时间是餐后 1 小时，如无禁忌证，每周最好进行 2 次抗阻运动（指人体骨骼肌在克服外来阻力的情况下进行的主动运动），如举哑铃、拉弹力带等，抗阻运动和有氧运动联合进行可获得更大程度的代谢改善（图 4-14-13、图 4-14-14）。

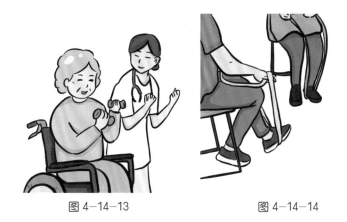

图 4-14-13　　　　　　　　　　　图 4-14-14

（3）运动量的选择：老人的运动时间开始可控制在 10 ～ 15 分钟以内，待身体适应了以后可逐渐延长到每次至少 30 分钟；合适的运动强度为活动时老人的心率达到个体 60% 的最大耗氧量（心率 =170- 年龄）；活动的频率根据老人的身体状况、运动强度和运动时间而定，可从运动强度小、持续时间短开始，从每周 1 次，逐渐增加到每周 3 次，直至每周 5 次（图 4-14-15、图 4-14-16）。

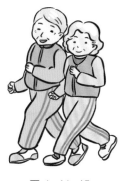
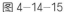
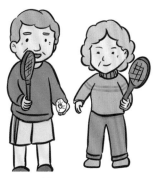

图 4-14-15　　　　　　　　　　　图 4-14-16

（4）注意事项：①运动前要评估老人糖尿病的控制情况，根据老人的具体情况决定运动方式、时间及运动量；运动时最好有人陪伴老人活动，单独活动尽量到人员多的地方，出现意外可及时得到别人的救助。②运动中需注意补充水分。③运动后应做好日记，以便观察疗效和不良反应。④运动前后要加强血糖监测。当空腹血糖＞16.7 mmol/L，应减少活动，增加休息。运动不宜在空腹时进行，防止低血糖发生。老人运动或外出时可携带糖果等甜食，如突然出现大汗淋漓、心慌气短、全身无力、头晕眼花等低血糖表现时，可马上吃些甜食自我救治。

【与老人沟通举例】（图 4-14-17）

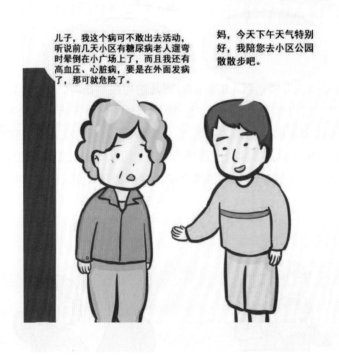

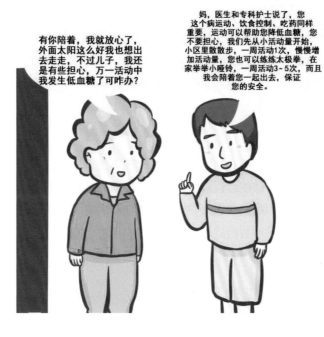

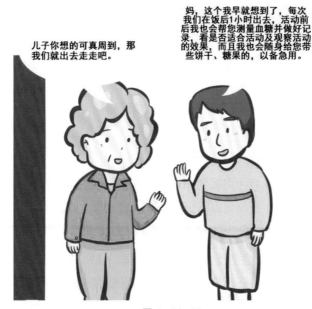

图 4—14—17

（三）心理治疗与护理

【家属可能的疑问】

老人知道自己得了糖尿病，觉得它是一种终身疾病，而且还会发生并发症致残致死，特别是下肢截肢以后，情绪特别低落，常常处于焦虑、恐惧、抑郁状态，生活质量明显降低，我们家属看着真着急，不知应如何做才能改善老人的心理状态呢？

【问题分析】

糖尿病老人受发病、终身治疗、病情恶化等不良刺激，容易出现各种负性情绪与心理问题。而持续的心理应激，会使胰岛素分泌出现障碍，导致血糖增高，加重病情，所以对糖尿病老人，尤其是老年糖尿病人，要特别注重其心理的调适，使老人重视和学会自我心理调节，以积极的态度面对疾病。

【照护要点】

（1）增强个人应对能力。

1）正确的认识糖尿病：鼓励老人主动学习糖尿病知识，使他认识到糖尿病虽然目前无法根治，但只要控制得好，防止出现严重的并发症，糖尿病老人完全可以同普通健康人一样生活，病情稳定、带病延寿。

2）乐观积极地面对疾病：劝导老人，既然已经患上了糖尿病，就不要过多抱怨和悔恨，要往前看，坚信只要积极配合治疗，同样可以享受生活，所以要勇敢地面对接下来的挑战。帮助老人树立目标，增强信心，可以试着从日常生活的小目标，到计划一年后想要达到的理想目标，接着是五年、十年，甚至一生，随着一个个目标的实现，老人的成就感会油然而生，治疗的信心、生活的勇气就会不断增加（图4-14-18）。

3）具体应对措施：老人可多到户外活动，感受温暖的阳光，呼吸新鲜空气，进行适当的体育锻炼；在家可以做些自己喜欢的事情，如画画、唱歌、听音乐或种些花花草草（图4-14-19、图4-14-20）。

（2）获取家庭和社会的支持：良好的家庭、社会支持有助于老人的心理健康。老人大部分时间待在家里，作为家属，要在老人面前镇静自若，给老人精神上的支持，生活上的照顾，但要控制好一个"度"，做不好会适得其反。如家属悲伤的表情和眼神会让老人感觉给亲人增加了负担，过分关心照顾又让老人套上了"老人"的枷锁，所以在日常生活中，如果老人生活能够自理，就让他自己动手干，家属要抽出时间多陪伴老人，以积极的态度劝说和督促老人进行饮食控制、运动康复、按时服药。有条件可以送老人去糖尿病病友俱乐部，参与各种娱乐活动，分散注意力，与病友交流，减轻心理压力，增强治疗的信心（图4-14-21、图4-14-22）。

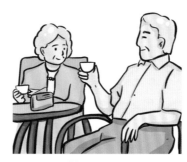

图4-14-18

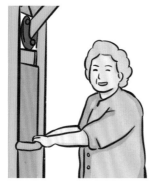

图4-14-19

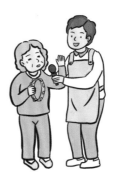

图4-14-20

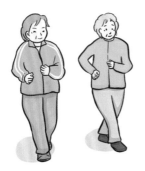

图4-14-21

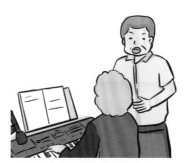

图4-14-22

【与老人沟通举例】 （图 4-14-23）

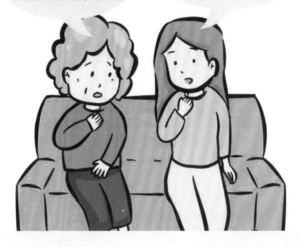

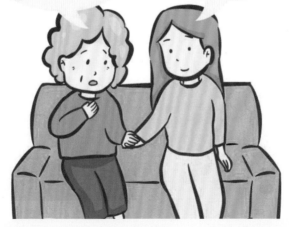

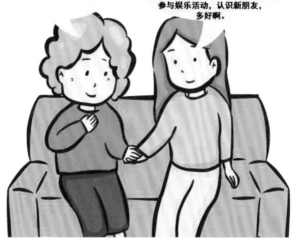

图 4—14—23

（四）药物治疗与护理

● 1. 口服药物治疗与护理

【家属可能的疑问】

　　老人服用降糖药物，应该饭前还是饭后服，什么时间合适？老人吃了药后会有什么反应，我们应该注意些什么呢？

【问题分析】

　　随着老人的病情进展，在饮食和运动不能有效地控制血糖达到标准时，就应及时采用口服药物等进行治疗。家属和老人应了解各类降糖药物的作用、剂量、用法、不良反应和注意事项，正确服用药物，以减轻症状、预防并发症。

【照护要点】

　　（1）口服降糖药常用类型。

1）磺脲类：服药时间为餐前半小时服用。应注意水杨酸类、磺胺类、保泰松、利血平、β 受体阻断药等可增强磺脲类降糖作用；而噻嗪类利尿药、糖皮质激素等可降低磺脲类降糖作用。如药物使用不当可导致低血糖反应，所以应严密观察。

2）双胍类药物：餐中或餐后服药或从小剂量开始，可减轻胃肠道不良反应，胃肠道反应主要表现为腹泻、腹胀、腹痛、腹部不适、恶心、呕吐、食欲不振、口中金属味等。

3）α－糖苷酶抑制剂类药物：应与第一口淀粉类食物同时嚼服。胃肠道反应是最常见的不良反应，可有腹胀、排气等。该药如与胰岛素促泌剂或胰岛素合用可能出现低血糖，处理时应直接给予葡萄糖口服或静脉注射，进食淀粉类食物或蔗糖无效。

4）噻唑烷二酮类药物：服药时间与进餐无关，饭前、饭后均可。应密切观察有无水肿、体重增加、缺血性心血管疾病及骨折的风险，一旦出现应立即停药。

5）格列奈类药物：属胰岛素促分泌剂，口服作用快，为速效餐时血糖调节剂。

（2）口服降糖药注意事项。

1）遵医嘱服药：糖尿病用药非常复杂，每个人的个体差异又很大，一定要到医院就诊，在医生的指导下定时、定量合理使用药物，不能自行中断、随意增减药物或更换药物。

2）血糖的监测：服用降糖药物一定要监测血糖，可每周监测 2～4 次空腹或餐后血糖，就诊前 3 天可每天都监测血糖；当发现服用某种药物血糖无下降时，要及时到医院复查，按照医嘱更换降糖药物的种类或增加药物的剂量。监测血糖也可及时发现血糖的明显下降，防止发生低血糖的风险（图 4-14-24）。

3）药物治疗不能代替基础治疗：有些老人服用降糖药物后，血糖控制的不错，就不注意或者认为不需要再进行饮食控制和运动（图 4-14-25）。这是不对的，药物是不能代替基础治疗的，药物治疗必须在良好的基础治疗前提下才能达到理想的效果。

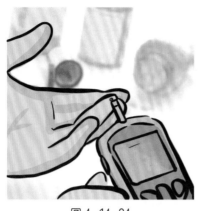

图 4-14-24

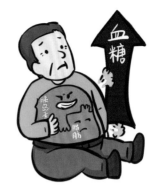

图 4-14-25

4）不盲目自行用药：有些老人容易被商家"蛊惑"，听信广告夸大的宣传，买作用强、降糖快、廉价的药吃，有可能买到的是假药、劣质药，不仅不适合自己的病情，起不到治疗效果，反而会损害身体。还有些老人迷信新药、贵药，认为它们治疗效果好，不良反应小，其实未必，每一种药都有各自不同的药效、不良反应和适合的老人，使用什么药物还是取决于老人的病情，所以一定要到医院，在医生的指导下用药（图 4-14-26）。

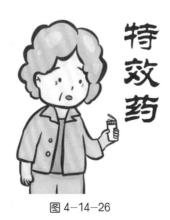

图 4-14-26

【与老人沟通举例】（图 4-14-27）

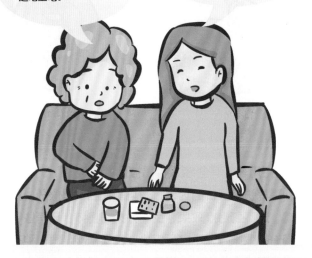

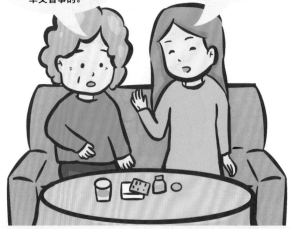

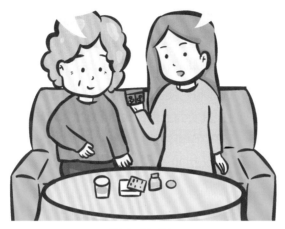

图 4-14-27

2. 胰岛素治疗与护理

【家属可能的疑问】

患者病情加重，医生根据病情开始使用胰岛素治疗，出院后，需要在家里注射胰岛素，这个药需要长期使用吗？应该注意些什么呢？

【问题分析】

胰岛素临床应用十分广泛，正确的使用，可理想地控制血糖，防止并发症的发生。多数老人需要长期使用，一旦停用，血糖就会上升，这是老人的胰岛功能已经衰竭或大部分衰竭，自身分泌的胰岛素不再能满足身体正常需要所致。

【照护要点】

（1）胰岛素注射装置的选择：注射工具有专用注射器、胰岛素笔、胰岛素泵、无针注射器等，其中胰岛素笔是目前使用最多的胰岛素注射工具，在家庭中使用简单、方便、安全，注射针头为一次性产品，每次使用后更换，不得重复使用，笔芯根据药液情况随时更换（图 4-14-28）。

（2）胰岛素的保存：未开封的胰岛素放于冰箱 2～8℃冷藏保存，注意不要靠近冰箱后壁，建议放冰箱门上储存，不容易出现结冰现象，正在使用的胰岛素可在常温下（不超过 25℃）使用，无须放入冰箱，但应避免过冷、过热、太阳直晒、剧烈晃动等。

（3）准确用药：熟悉各种胰岛素的名称、剂型及作用特点。按照医嘱剂量准确、按时注射。使用胰岛素笔时要注意笔与笔芯相匹配，每次注射前确认笔内是否有足够剂量，药液是否变质。胰岛素注射必须消毒，消毒液以 75% 的酒精为宜，碘酊等会影响胰岛素的药效不宜选用。

（4）注射部位的选择和轮换：胰岛素采用皮下注射时，宜选择皮肤松弛部位。腹部吸收最快，其次为上臂、大腿和臀部。腹部注射以脐部为中心直径 5 cm 以外的任何部位均可注射；上臂注射则在上臂三角肌的下缘、偏后侧；大腿注射在膝关节以上 10 cm，大腿的前侧或外侧；臀部注射在臀部的外上 1/4 处；消瘦者，为避免注射到肌肉层，可捏起局部组织进行注射（图 4-14-29）。

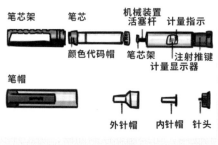

胰岛素笔构造图

笔芯架　　笔芯　　机械装置
　　　　　　　　活塞杆　计量指示
颜色代码帽　笔芯架　注射推键
笔帽　　　　　　　计量显示器

外针帽　内针帽　针头

图 4-14-28

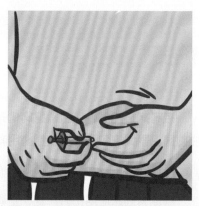

图 4-14-29

注射部位要经常轮换，长期注射一个部位可能导致局部皮下脂肪萎缩或增生、局部硬结。尽量每天同一时间在同一部位注射，并进行腹部、上臂、大腿和臀部的"大轮换"，如餐时注射在腹部，晚上注射在上臂等；在同一部位注射时，也需要进行"小轮换"，即每次注射点相距 1 cm 以上，且选择无硬结的部位；如产生硬结可热敷，但要避免烫伤；如参加运动锻炼，则不在大腿、上臂等活动部位注射。

（5）监测血糖：注射胰岛素一般常规每天监测血糖 2～4 次，如发现血糖搏动过大或持续高血糖，应及时就医。

（6）胰岛素不良反应的观察：注射胰岛素后应观察老人是否出现低血糖反应、过敏反应、注射部位皮下脂肪萎缩或增生、水肿、视力模糊等。

【与老人沟通举例】（图 4-14-30）

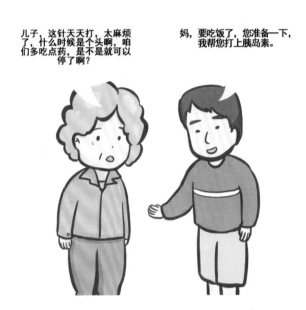

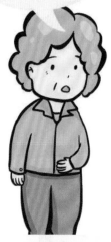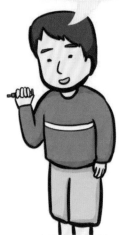

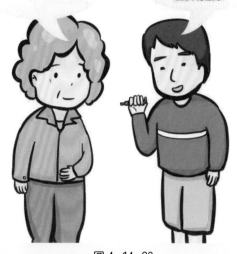

图 4—14—30

妈，医生说了，您现在需要长期使用胰岛素，能更好地控制血糖，防止并发症的发生，它的治疗效果不是口服药能够替代的，您不用担心，专科护士已经给我详细讲解了注射的方法，我已经掌握了，而且用这个胰岛素笔注射简单又方便。
是吗，都往哪儿打，能不能只打在肚皮上啊，省事。
妈这个针啊，不能只打在一个部位上，这样达不到药物的最佳效果，而且注射部位皮下脂肪还容易萎缩、增生，产生硬结。您放心，我会根据专科护士的指导在腹部、上臂、大腿、臀部轮换着给您打，这样长期打，您也不会感觉不舒服的。
好啊，那你就按照护士指导的打，我都听你的。

图 4-14-30

二、糖尿病并发症的预防与护理

1. 糖尿病足的预防与护理

【家属可能的疑问】

老人外出锻炼时，因为鞋不合脚，脚上出现了水疱，后来就破溃感染了，最终导致坏疽而截肢。平日里我们应如何护理来预防糖尿病足的发生呢？

【问题分析】

糖尿病老人的下肢血管和周围神经往往存在不同程度的病变，再加上容易感染，易出现足部的溃疡，长期不愈，发生糖尿病足。如果血糖控制不理想，也没有接受正规的糖尿病足溃疡治疗，进而会发生足坏疽而威胁生命，严重的老人需要截肢，极大影响了老人生活质量。

【照护要点】

(1) 足部观察：每天检查双足 1 次，了解足部有无感觉减退、麻木、刺痛感；观察足部皮肤有无颜色、温度改变及足部动脉搏动情况；注意检查趾甲、趾间、足底部皮肤有无胼胝（老茧）、鸡眼、甲沟炎、甲癣，是否发生红肿、青紫、水疱、溃疡、坏死等（图 4-14-31）。

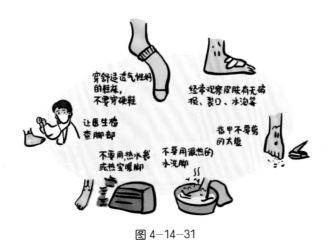

图 4-14-31

（2）足部清洁：勤换鞋袜，每天清洗足部 1 次，不超过 10 分钟，水温 < 37℃，可用手肘或请家人代试水温，轻柔搓揉皮肤，洗完后用柔软的浅色毛巾轻轻拭干，尤其是脚趾间轻轻吸干水分；皮肤干燥者必要时可涂油膏类护肤品（图 4-14-32）。

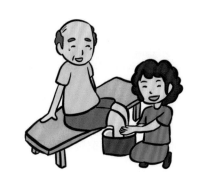

图 4-14-32

（3）预防外伤：外出时应选择轻巧柔软、透气性好、前端宽大、圆头、有带或鞋袢的鞋子，鞋底要平、厚，新鞋第一次穿 20 ～ 30 分钟，之后再逐渐增加穿鞋时间；穿鞋前要检查鞋子内有无异物，里衬是否平整；不要赤脚走路或穿拖鞋外出。袜子选择以浅色、弹性好、吸汗、透气及散热性好的棉毛质地为佳，大小适中，不粗糙、无破洞，不穿过紧、有毛边的袜子或高过膝盖的袜子。修剪趾甲要在光线明亮处，老人视力不好要请家人协助，防止误伤，水平修剪趾甲，边缘锉圆，不要剪得过短，应与趾腹末端平齐，对足趾可起到保护作用；避免自行修剪胼胝或用化学制剂进行处理。冬天不要使用热水袋、电热毯等保暖足部，防止烫伤，同时也要注意预防冻伤；夏天注意防止蚊虫叮咬（图 4-14-33）。

（4）促进肢体血液循环：采用多种方式促进肢体血液循环，选择合理的运动方式，如散步、跳舞等；每日自行扭动脚趾、活动脚踝；适当足部按摩（注意力度得当，避免损伤皮肤）等。

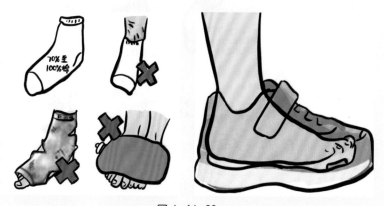

图 4-14-33

2. 糖尿病心脑血管病的预防与护理

【家属可能的疑问】

老人查出糖尿病的同时也患上了冠心病和高血压，最终导致心功能不全和脑栓塞，使病情加重。平日里我们应该如何护理来预防心脑血管并发症的发生呢？

【问题分析】

糖尿病心血管并发症是糖尿病的主要大血管并发症，也是糖尿病老人出现最早的慢性并发症之一。约 1/2 的老人在明确糖尿病诊断时，已患有冠心病，合并高血压、糖尿病性心肌病也较多。糖尿病合并脑血管病（如合并脑梗死和脑出血）是非糖尿病老人的 4 倍，其特点是患病率高、病残率高、死亡率高。

【照护要点】

（1）控制血压、血脂：老人平日除了积极控制血糖以外，还要在医生的指导下服用降压、降脂药物，控制好血压、血脂，预防心脑血管疾病的发生（图 4-14-34）。

（2）合理饮食：饮食宜清淡，保持低盐、低脂、低热量、高纤维素的原则，每日盐摄入量不超过 5 g，食用油不超过 25 g，不食易引起神经兴奋的食物，如浓茶、咖啡等，通过合理安排饮食，有效控制体重（图 4-14-35）。

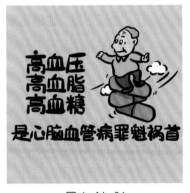

图 4-14-34

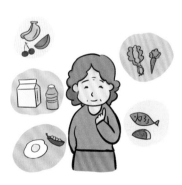

图 4-14-35

（3）适度运动：坚持适度运动，可改善机体糖耐量，纠正脂类代谢紊乱的情况，改善心脏功能，还可以控制体重。要根据老人的情况进行运动，以有氧运动为宜，运动强度不宜过大，每周 4 ～ 5 次，每次 30 分钟，避免晨起空腹运动，避免剧烈运动，运动时尽量有家人或照护者陪伴（图 4-14-36）。

（4）建立良好的生活习惯：日常保持生活规律，心理平衡，情绪稳定，要戒烟限酒（图 4-14-37），保持大便通畅，防止便秘。

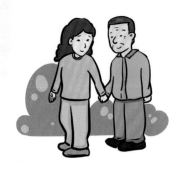

图 4-14-36

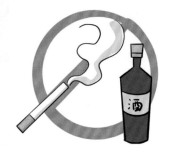

图 4-14-37

• 3. 糖尿病酮症酸中毒的预防与护理

【家属可能的疑问】

老人因急性胃肠炎，出现发热、恶心、呕吐、血压下降、嗜睡等症状，医生诊断为糖尿病酮症酸中毒，多亏抢救及时，老人转危为安。平时我们应该如何护理来预防该并发症的发生？

【问题分析】

糖尿病酮症酸中毒是老人最严重的急性并发症之一，一旦出现即发展迅速，而且病情凶险、变化快。酮症的出现是因为老人的胰岛素不足，从而引起酮体生成过多，导致以高血糖、高血酮、酸中毒为特点的临床综合征。

【照护要点】

（1）坚持合理使用胰岛素和口服药物，不随意减量、停用药物，或频繁更换药物。

（2）保证充足的水分摄入，特别是发生呕吐、腹泻、严重感染时。

（3）定期监测血糖，当老人出现病情加重或其他应激情况，如发热、呕吐等时，必须加强血糖、尿糖、尿量和尿酮的监测。血糖在 16.7～33.3 mmol/L，尿中发现酮体，要警惕糖尿病酮症酸中毒，应立即住院观察，如老人呼气中有烂苹果味是典型的糖尿病酮症酸中毒表现，如果此时仍未得到及时救治，病情会进一步发展，最终昏迷。

三、基础护理

1. 饮食、胃管的护理

【家属可能的疑问】

老人不能自行进食，护士给插上胃管了，我们应该怎么打饭，注意些什么事呢？

【问题分析】

老人无法吞咽进食，插入胃管进行鼻饲，可保证老人机体的营养及治疗的需要，家属及护理人员应加强护理防止胃管脱出、堵塞等情况发生。

【照护要点】

（1）卧位老人喂食前可抬高床头 30°，每次鼻饲前都应通过抽吸胃液等方法证实胃管在胃内且通畅，先用少量温开水（10 mL）冲管后再进行喂食，鼻饲完毕后再次注入少量温开水（10 mL）冲洗管腔，防止鼻饲液凝结（图4-14-38）；将胃管末端反折夹闭，纱布包好，妥善固定，防止食物反流和胃管脱落；鼻饲完毕老人保留原卧位 20～30 分钟，防止呕吐。

（2）鼻饲液温度应保持在 38～40℃，避免过冷或过热；新鲜果汁与奶液应分别注入，防止产生凝块；药片应研碎溶解后，根据降糖药物服用时间的要求于饭前、饭中或饭后准时注入；每次鼻饲量应少于 200 mL，两次间隔时间要大于 2 小时。鼻饲用物每次用后洗净，用纱布盖好备用，每天更换消毒，每天为老人进行两次口腔护理（图4-14-39）。

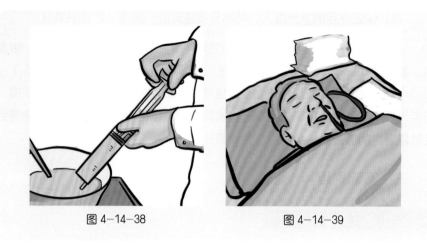

图 4-14-38　　　　　　　　　　　图 4-14-39

• 2. 压疮的预防与护理

【家属可能的疑问】

老人右侧肢体偏瘫，不能自行翻身和活动，多数时间躺在床上，我们应如何护理来防止发生压疮呢？

【问题分析】

老人年龄大，右侧肢体偏瘫、长期卧床、大小便失禁，营养不良等是导致压疮的重要因素，一旦发生压疮不仅给老人带来痛苦、加重病情，严重时还会因继发感染引起败血症而危及生命。

【照护要点】

（1）变换体位：卧床时帮助老人每2小时翻身一次，必要时30分钟翻身一次。翻身时避免推、拉、拽等动作，避免皮肤受摩擦力和剪切力的作用而破损（图4-14-40）。

（2）加强营养：根据老人病情，在不超过每日总热量的基础上，保证营养均衡，增强机体抵抗力（图4-14-41）。

（3）保持皮肤的清洁干燥：定期清洗会阴部、肛门、臀部，保持皮肤清洗干净，必要时涂擦软膏以保护皮肤，及时更换被污湿的衣裤和被单。

（4）适当锻炼：在病情允许的情况下，协助老人进行肢体功能的锻炼，鼓励老人下床活动（图4-14-42、图4-14-43）。

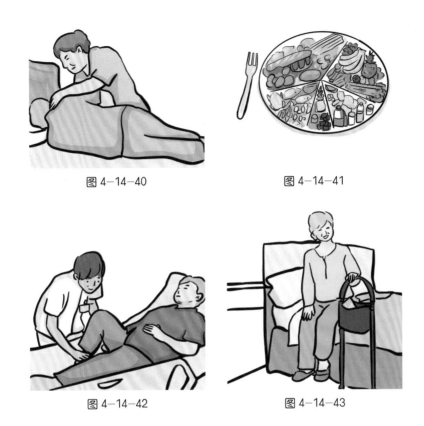

图 4-14-40

图 4-14-41

图 4-14-42

图 4-14-43

• 3. 排泄的护理

【家属可能的疑问】

老人开始大小便失禁，后期又出现便秘，需要人工取便，给老人造成了很大的困扰，不知应该如何帮助老人解决这些问题？

【问题分析】

糖尿病老人的便秘除了与饮食因素有关外，还与肠的动力减弱，肠壁的弹性降低有关，肠道肌肉的活动性下降，即使有足量的粪便也难以顺利排出，有时长达 1 周、十余天甚至更长时间排便一次。有些老人便秘改善后还会出现腹泻，腹泻持续数小时或数天，甚至数周后又会出现便秘，形成便秘与腹泻交替的现象。

【照护要点】

（1）尿失禁的护理：注意保持局部皮肤清洁干燥。床上铺一次性防水垫，必要时使用一次性纸尿裤，选择大小合适的纸尿裤，更换时用温水清洗会阴部皮肤，勤换衣裤、床单、尿垫。长期尿失禁的话，可为老人行导尿术留置导尿，以避免尿液浸渍皮肤，发生皮肤破溃。根据情况定期夹闭和引流尿液，锻炼膀胱壁肌肉张力，重建膀胱储存尿液的功能。

（2）排便失禁的护理：床上铺一次性防水垫，每次便后用温水洗净肛门周围及臀部皮肤，保持皮肤清洁干燥。必要时，肛门周围涂擦软膏以保护皮肤，避免破溃。保持床褥、衣裤清洁，室内空气清新。

（3）便秘的护理：可使用开塞露、甘油栓等简易通便剂，软化粪便，润滑肠道，刺激肠蠕动促进排便；必要时可先行油类保留灌肠，2～3小时后再做清洁灌肠；清洁灌肠无效后报告医生，遵医嘱进行人工取便，操作时应注意动作轻柔，避免损伤直肠黏膜，人工取便易刺激迷走神经，心脏病者须慎重使用，如老人出现心慌、头昏须立即停止。

（4）骨盆底部肌肉的锻炼：老人取卧位，试做排尿（排便）动作，先慢慢收紧盆底肌肉，再缓缓放松，每次10秒左右，连续10次，每次锻炼20～30分钟，每日进行数次，以老人感觉不疲乏为宜。

（5）心理护理：老人常常心情紧张而窘迫、自卑和忧郁，家属和护理人员要尊重和理解老人，给予心理安慰和支持，帮助其树立信心，积极配合治疗和护理。

【典型病例情景模拟】

李奶奶，女，79岁，家庭关系和谐，夫妻和睦，3年前老伴去世，育有一男一女，平时独立生活，儿女经常探望，家中无遗传病史，体型中等，无肥胖，日常生活中无特殊嗜好。患有高血压、冠心病20余年，糖尿病10余年，平时在家服用降压、降糖药物，日常血压、血糖均维持在正常稳定的范围内。

6年前，老人外出迷路1次，常常出现间断性遗忘，主要为近事遗忘，例如，买菜时忘记拿找回的钱，不记得刚发生的事，刚刚拿起水壶，又不记得要拿水壶做什么，不记得自己刚刚吃过饭，有时刚吃完饭，又要再吃饭。5年前，语言能力下降，表现为找不出合适的词汇表达思维内容，做饭时说不出自己所做饭菜的名字。老人有时候会不愿意吃饭或一顿饭吃很长时间。随着时间的进展，老人说有人想害她，抓她，要起诉她，但在家人唤醒或十几分钟后能逐渐恢复，继续正常做饭、做家务等。老人生活尚能自理，但吃饭、穿衣等速度明显减慢，偶尔会出现找不到卫生间的情况。

3年前，平时悉心照顾老人、彼此感情深厚的老伴因患胰腺癌去世，对老人造成巨大冲击。随后，老人病情加重，主要表现为：①日常生活能力下降，基础性日常生活活动困难，吃饭、穿衣、大小便等需要别人协助。②幻觉、幻视等症状加重，自己说看到老伴就在旁边，吃饭时给老伴留位置、摆碗筷，经常和老伴以及单位同事对话。③日落综合征：老人会在黄昏或者傍晚时，出现一些异常行为，例如来回走动、坐立不安、情绪紊乱、亢奋、不合时宜的喊叫等；④行为紊乱，出现暴力倾向，经常感觉有人害她，曾把自己的孙女视为敌人，拿刀威胁。夜晚不睡觉，直勾勾盯着护工等。砸破房间门的玻璃、踩凳子爬出大门、爬出窗外、打护理员，阻止时咬护理员等。⑤拒绝服药：认为自己没病，或者认为护理员拿来的是毒药。⑥抑郁状态：常痛哭说自己不想活了，卧床时间较长，经常躺床上很长时间不活动。

诊断：中度认知障碍并伴高血压（3 级高危）、冠心病、2 型糖尿病。

【家庭照护分析与指导】

根据老人的病情进展情况，可分为轻度（遗忘期）、中度（混乱期）两个阶段，照护人员应根据不同时期的病情特点及老人的需求，针对性地采取相应的照护措施。

一、轻度（遗忘期）

· 1. 日常生活指导

（1）进食

【家属可能的疑问】

为什么老人有时不愿意吃饭，吃一顿饭要很长时间，有时又不停地吃东西？

【问题分析】

1）老人不愿意吃饭的原因可能有：

①随着年龄的增长，老人的味觉、嗅觉等功能减退；

②老人可能存在口腔疾病或者胃肠道不适等情况；

③老人一般服用多种药物，有些药物存在胃肠道不适等不良反应；

④老人可能会存在被害妄想等精神行为异常，怀疑有人下毒，不配合进食。

2）老人进食时间长的原因可能有：

①记忆力下降导致老人把食物含在嘴里忘记咀嚼和下咽；

②身体机能下降，咀嚼吞咽能力减退；

③注意力不集中。

3）老人不停吃东西的原因可能有：

①记忆力下降，不记得自己曾经吃过东西，不记得吃饭的时间；

②辨别能力下降，不知饥饱。

【照护要点】

1）老人不愿意吃饭的照护：

①精心照护，寻找老人不愿意吃饭的原因；

②定期检查口腔卫生，及时发现口腔溃疡等影响进食的问题；

③及时发现老人胃肠道不适等情况，并及时就医；

④密切观察药物的不良反应，尽量选择不良反应较轻的药物；

⑤针对精神行为异常症状，尽快就医，遵医嘱用药；

⑥在饭菜制作和餐具选择方面增加老人的食欲，例如做菜时注意色、香、味俱全，选择颜色鲜艳的餐具。

2）老人进食时间长的照护：

①陪伴老人进餐，进餐时提醒老人咀嚼、下咽；

②就餐时，关闭电视机、收音机，餐桌上布置简单，不放置装饰品，以避免老人分心（图4-15-1）；

③就餐的时间、地点保持固定。

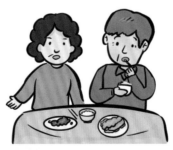

图 4-15-1

3）老人不停吃东西的照护：

①耐心和老人解释已经吃过饭了；

②将吃剩的饭菜放在餐桌上，提醒老人吃过饭了；

③将需要清洗的餐具放于洗涤盆中，提醒老人刚刚吃过饭了；

④对于无法判断是否吃饱的老人，注意控制每次的进食量。

【与老人沟通举例】（图 4-15-2）

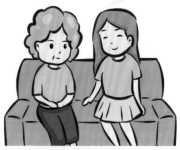
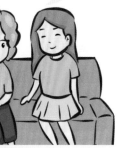
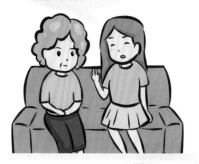
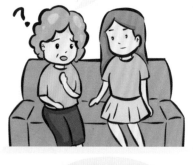
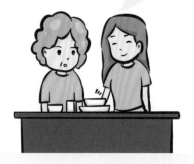
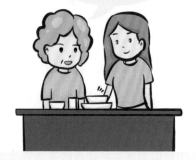

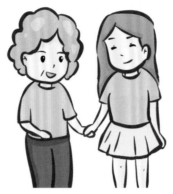

图 4-15-2

（2）穿衣

【家属可能的疑问】

为什么老人穿衣服特别慢，半天也扣不上扣子、系不好鞋带？为什么老人不知道根据季节变化或者天气变化更换衣服？

【问题分析】

老人穿衣服很慢的原因：老人的认知功能下降，自理能力下降，对于某些穿衣服的细节无法自行完成，例如扣扣子、系鞋带等。

老人无法选择合适衣服的原因：老人的认知功能下降，不知道季节的变化，也不能正确分辨季节，更不知道季节变换了，需要更换衣服。

【照护要点】

1）老人穿衣服很慢的照护。

①将衣服按照穿着的先后顺序摆放。

②给老人准备易于穿脱、款式简单、舒适的衣服，降低穿衣难度；如避免选择扣子较多的衣服，可以用拉链代替纽扣；以弹性裤腰代替皮带；避免选择

需要系鞋带的鞋子。

③在老人穿衣较慢或者扣子扣错时，不要催促或指责，耐心等待，多鼓励老人。

④老人只要自己穿好衣服，就立刻给予肯定，增强老人的自信心。

⑤对于穿衣服经常前后、正反穿错的老人，可以耐心地指导，帮助其寻找衣服前后、正反的标志，或者给其在衣服上缝上区别的标志。

2）老人无法选择合适衣服的照护。

①鼓励老人参与到衣服的选择过程中，耐心指导，避免指责，尊重老人的选择。

②在季节变换时，耐心给老人讲解季节变换带来的气温变化和穿衣特点，带老人外出感受气温的变化，并让老人看看其他人的穿衣打扮。

③不同季节的衣服分开放置，及时更换衣橱内的衣服，在老人穿衣时，只能选择衣橱内本季节的衣服。

【与老人沟通举例】（图 4-15-3）

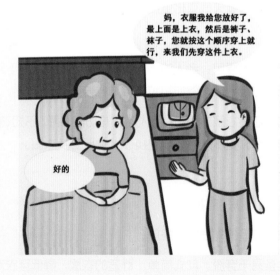

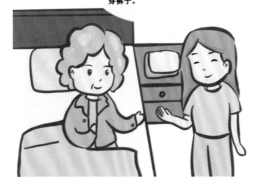

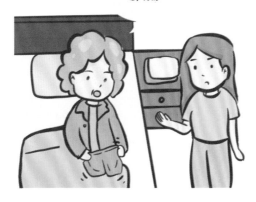

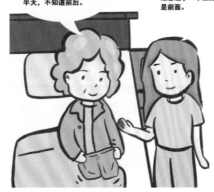

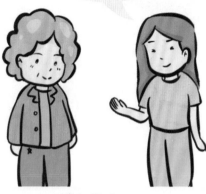

图 4-15-3

（3）沐浴

【家属可能的疑问】

为什么老人自己沐浴时会摔倒？为什么老人不会自己沐浴？

【问题分析】

老人沐浴时会摔倒的原因：随着疾病的进展，老人的自理能力下降，安全意识下降，甚至丧失。

老人不会自己沐浴的原因：沐浴属于较为复杂的事情，随着老人自理能力的下降，老人会因为找不到浴室、不会使用香皂、不会擦洗身体等而无法完成沐浴。

【照护要点】

1）老人沐浴时会摔倒的照护。

①对于行动不便的老人，照护者要协助老人沐浴，不能让其独自在浴室里沐浴。

②浴室里安装扶手，放置防滑垫和浴椅，以保证安全（图 4-15-4）。

③保持水温恒定，避免水温过高引起烫伤，或者水温过低使老人抵触。

2）老人不会自己沐浴的照护。

①详细评估老人的自理能力，根据老人自理能力的水平给予相应的帮助。

②在浴室门口粘贴图片标志，每天带领老人辨别家里的各个房间，以便老人能迅速找到浴室（图4-15-5）。

③在浴室的墙面上粘贴防水的关于沐浴的相关图片，包括沐浴的各个步骤、洗浴用品的使用说明等。

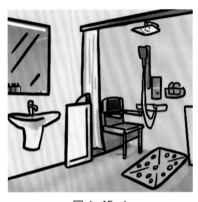

图4-15-4

图4-15-5

【与老人沟通举例】（图4-15-6）

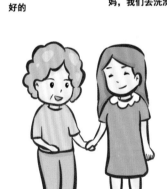

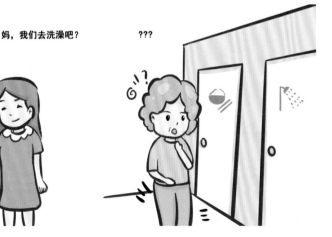

好的　　　　妈，我们去洗澡吧？　　　　???

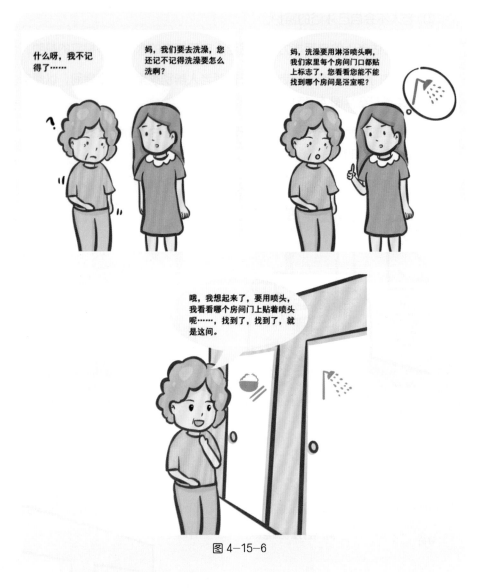

图 4-15-6

(4) 睡眠

【家属可能的疑问】

为什么老人晚上会出现入睡困难？

【问题分析】

老人入睡困难的原因：

①老人睡前兴奋，难以入睡。

②不恰当的饮食、环境导致老人入睡困难。

③老人因为存在时间定向力障碍，分不清白天和夜晚，白天睡眠过多，晚上出现入睡困难（图4-15-7）。

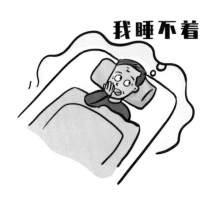

图4-15-7

【照护要点】

老人入睡困难的照护：

①睡前和老人用安静、平和的语言聊天，避免谈论较为兴奋的话题。

②根据老人的习惯睡前可喝杯热牛奶，睡前避免饮用茶水或含咖啡因的饮料。

③晚餐规律，不宜过饱。

④创造安静、安全、舒适的睡眠环境，例如柔和的灯光、播放轻柔的音乐，以促进睡眠。

⑤与老人共同制定有规律的作息时间表，帮助老人养成良好的睡眠习惯和方式，形成固定的生物钟。

⑥白天多陪伴老人聊天，进行户外活动，限制日间睡眠的时间和次数，调节睡眠时间和节律。

【与老人沟通举例】（图 4-15-8）

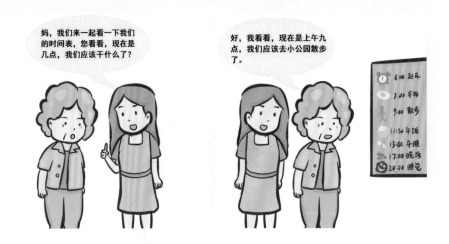

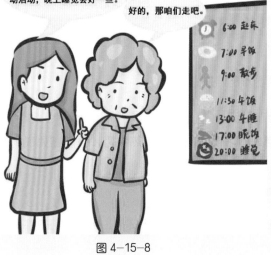

图 4-15-8

（5）排便

【家属可能的疑问】

老人为什么会找不到卫生间？我们应该怎么帮助老人？

【问题分析】

①老人由于空间定向力不良，找不到卫生间。

②老人记忆力下降，不记得卫生间的位置。

【照护要点】

①在卫生间门上贴上明确的标志，以便于识别。

②在从卧室的床到卫生间的通路上贴上醒目的标记，指示卫生间的位置。

③白天和老人一同辨认卫生间的位置，按照地面上粘贴的醒目标记，陪同老人辨认从卧室到卫生间的路线，以加深印象。

④房间内的家具摆设尽量固定，避免变动，减少老人寻找卫生间的难度。

⑤夜间可在卫生间门口放置夜灯，方便老人寻找卫生间。

【与老人沟通举例】（图 4-15-9）

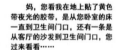
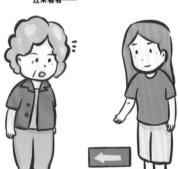

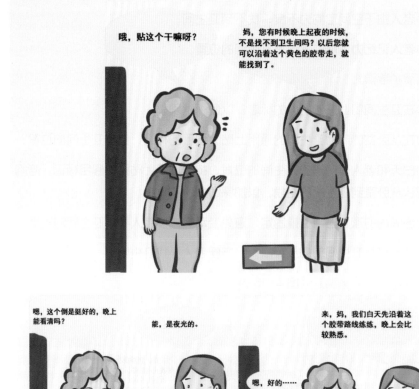

图 4-15-9

2. 用药护理

【家属可能的疑问】

为什么老人经常会忘记吃药、有时又会过量服用？

【问题分析】

老人由于近事记忆的丧失，有时会忘记吃药，有时会刚刚吃过药又不记得了，就再次服药，从而造成过量服用。

【照护要点】

（1）老人服药时，照护者全程陪同，确保老人服下药物。

（2）将药物放于老人不能触及的地方。

（3）使用分药盒将老人的药物按次摆放，标注每次服药的种类及剂量（图4-15-10）。

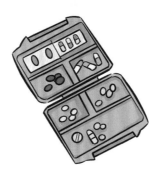

图4-15-10

【与老人沟通举例】（图4-15-11）

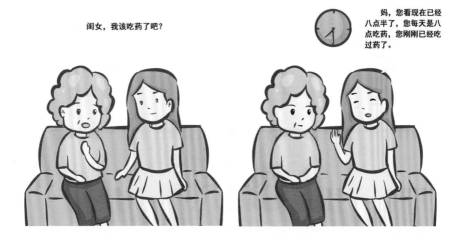

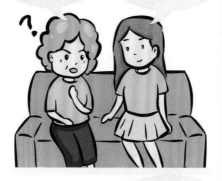

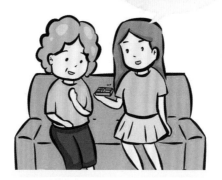

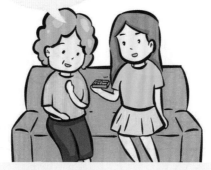

图 4—15—11

3. 安全护理

【家属可能的疑问】

为什么老人经常会迷路？为什么老人最近经常会跌倒？

【问题分析】

老人迷路的原因。

（1）老人居住环境的改变，例如搬家或到子女家住等，会使老人感到陌生、迷失，搞不清方向。

（2）老人记忆力下降、空间定向力不良，从而找不到回家的路。

（3）老人自我评估过高，拒绝家人陪同，拒绝佩戴防走失手环。

老人跌倒的原因：由于疾病的原因，老人存在认知能力下降、视空间障碍、活动减少造成肌力下降、关节活动度降低、运动协调能力下降，从而导致老人容易跌倒。

【照护要点】

（1）老人迷路的照护。

①保持居住环境的稳定性，尽量避免更换居住环境。

②白天陪伴老人外出，给其介绍周围的标志性建筑，强化老人的记忆。

③陪同外出时要多陪伴和关心老人，但应避免过度照顾。

④照护者耐心向老人解释防走失手环的佩戴目的，给老人讲解走失的风险及严重性，得到老人认可后在每次出门时进行佩戴；若老人拒绝佩戴，不要强求，避免造成逆反心理。

⑤给老人佩戴 GPS 定位产品，例如 GPS 手表或 GPS 徽章（图 4-3-12）。

（2）老人跌倒的照护。

①保证老人居家环境安全、舒适，例如房间光线充足、标志醒目、物品摆放固定等；家具简洁，尖锐的转角使用防撞条；活动区域不要有台阶、地毯，以防绊倒；坐便器和洗浴设备旁安装扶手（图 4-15-13）；保证夜间的光线，

在卫生间、卧室、走廊安装感应式夜灯；选择稳定、有扶手的椅子，妥善固定，避免老人起身时跌倒。

②老人衣服穿着合体，穿防滑鞋，以防跌倒。

③一旦出现跌倒，照护者不要慌乱，应及时查看有无外伤、骨折等情况，询问老人有无不适，如有必要，及时就医，做全面检查。

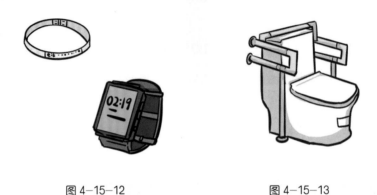

图 4—15—12   图 4—15—13

【与老人沟通举例】（图 4—15—14）

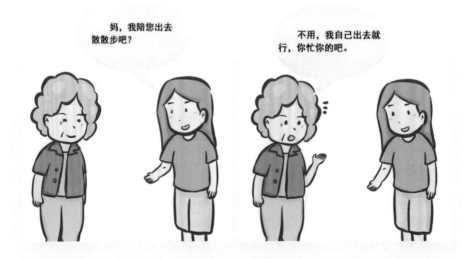

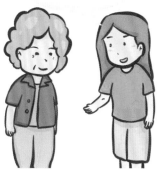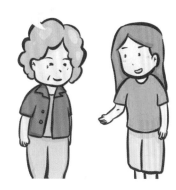

图 4-15-14

4. 认知功能训练

【家属可能的疑问】

老人最近记忆力下降特别严重，而且还出现了不认识一些日常生活用品，如肥皂、杯子等物品的情况，想半天想不出来怎么表达，这种情况我们该怎么办？

【问题分析】

认知障碍早期症状就是近期记忆力的下降，随着疾病的进展老人会出现语言能力下降，找不出合适的词汇表达思维内容而出现失语。

【照护要点】

（1）记忆力训练：鼓励老人回忆过去的生活经历，帮助老人认识目前生活中的人和事，以恢复记忆并减少错误判断；鼓励老人尽量地多参加一些力所能及的社交活动，通过动作、语言、声音、图像等信息的刺激，提高记忆力；对于记忆障碍严重的老人，通过编写日常生活活动安排表、制订作息计划、挂放日历等，帮助延缓记忆衰退；对于容易忘记的事或经常出错的程序，设立提醒标志。

（2）理解和表达能力训练：在家里常用物品上贴上标签，并经常帮助老人练习，提高老人的表达能力；经常和老人进行语言沟通方面的练习，例如讲述一件简单事情后，让老人复述或者对老人进行提问等。

【与老人沟通举例】（图4-15-15）

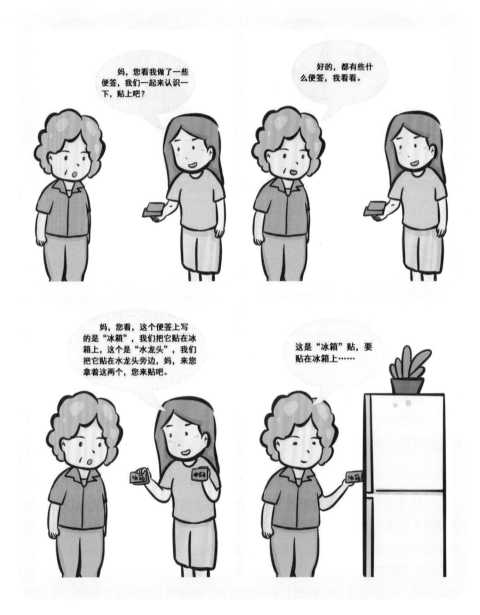

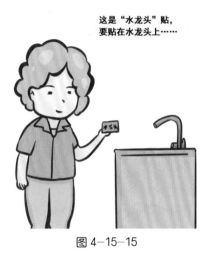

这是"水龙头"贴，
要贴在水龙头上……

图 4—15—15

• 5. 精神行为异常护理

【家属可能的疑问】

为什么老人经常会说看到我们看不到的东西，例如，说看到去世的老伴？

【问题分析】

老人出现幻觉的原因：患老年痴呆症的老人会出现脑萎缩，大脑神经中枢调节异常，这些会导致幻觉的产生。

【照护要点】

老人出现幻觉的照护。

①细致观察并记录老人出现幻觉的时间规律，寻找原因，如果与药物有关，应立即与医生沟通。

②倾听老人的诉述和讲解；认可他们看见的东西或者听见的东西是事实，不去否定他们，可转移其注意力。

③老人身体不舒服的时候，照顾者耐心陪伴，给老人喝杯热水或热茶，以稳定情绪。

④消除刺激幻觉产生的因素，如墙上挂的壁画、衣服等。

⑤对于有视听障碍的老人，为其佩戴眼镜和助听器。

⑥保管好剪刀等危险物品，关闭门窗，以免发生意外。

【与老人沟通举例】（图4-15-16）

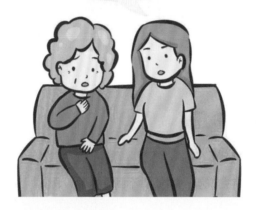

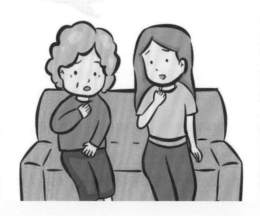

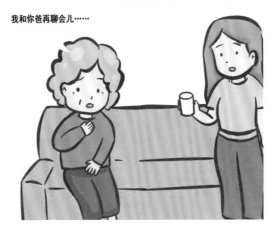

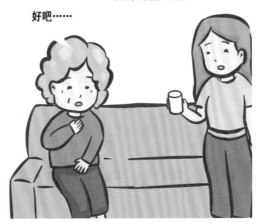

图 4—15—16

二、中度（混乱期）

1. 日常生活指导

（1）进食

【家属可能的疑问】

为什么老人不能自己吃饭？为什么给老人喂饭时，容易噎着、误吸或烫伤等？

【问题分析】

1）老人不能自己吃饭的原因。

①老人出现失用，不会使用筷子等餐具。

②老人自理能力下降，不能自己吃饭，完全需要他人协助完成。

③老人由于各方面功能下降，吃饭时经常把饭菜撒到衣服上、餐桌上，心理上无法接受这种现象，从而不愿意自己吃饭。

2）老人噎食、误吸或烫伤的原因。

①食用馒头、花卷等较硬食物时或者给老人喂饭时过快会出现噎食。

②喂饭时体位不当、喂食过快、每次喂食量过多，都可能会出现误吸。

③老人无法正确判断食物的温度，会出现烫伤。

【照护要点】

1）老人不能自己吃饭的照护。

①选择合适的餐具，若老人不会使用或拿不稳筷子，可为老人准备勺子。

②允许老人用手拿取食物，吃饭前协助老人洗净双手。

③照护者给老人做示范，指导老人如何吃饭。

④老人吃饭时若出现饭菜洒落的现象，不要指责，多给予鼓励，促使其坚持自行完成。

2）老人噎食、误吸或烫伤的照护。

①给老人喂食时，不宜过快，确保老人嘴里没有食物后再喂，以防止噎食或误吸。

②选择易消化的食物，避免干硬食物，适当搭配汤菜，以防止噎食。

③给老人喂食时，让老人选择半卧位或坐位，在喂食时不要说话，以避免误吸。

④照护者确保食物温度合适后，再给老人食用，以避免烫伤。

【与老人沟通举例】（图 4-15-17）

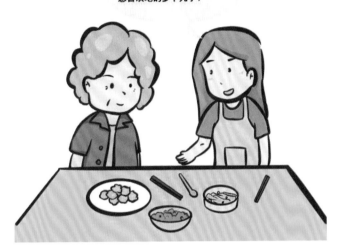

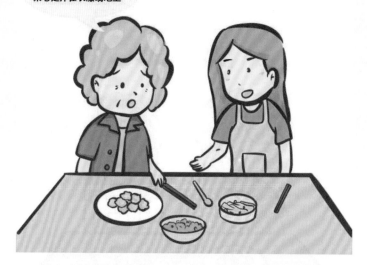

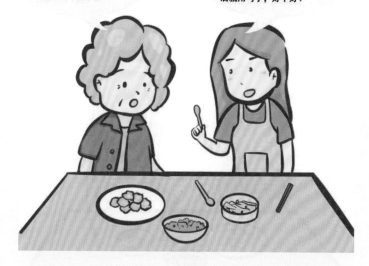

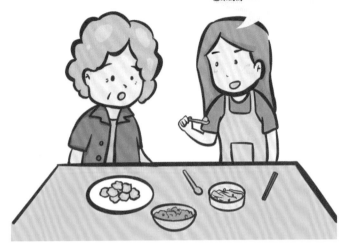

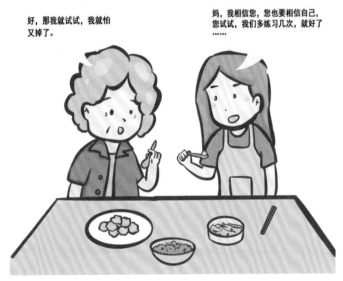

图 4—15—17

(2) 穿衣

【家属可能的疑问】

为什么老人不会穿衣服了，上衣和裤子都能颠倒穿？为什么老人会不穿衣服就从卧室出来了？

【问题分析】

老人不会穿衣服的原因：随着疾病的进展，老人会出现穿衣失用，无法正确辨别上衣和裤子。

老人不穿衣服的原因：随着疾病的进展，认知功能的下降，老人不知道衣服的功能和穿衣服的重要性。照护者无微不至地照顾，替代老人穿衣服，使老人对照顾者过度依赖，也可能导致其不穿衣服就从卧室走出来。

【照护要点】

1）老人不会穿衣服的照护。

①照护者在老人穿衣服时，给予协助指导。

②在衣柜上贴上标识，用图片表示上衣和裤子，帮助老人正确理解。

2）老人不穿衣服的照护。

①对于不知道出门需要穿衣服的老人，不要试图强行给其穿衣服，不要激怒老人，可稍等片刻，平复老人情绪，等待十几分钟后，再尝试帮助老人穿衣服。

②即使老人自理能力严重受损，照护者也要尝试训练老人的穿衣能力，示范老人如何穿衣，而不是完全替代。

【与老人沟通举例】（图 4-15-18）

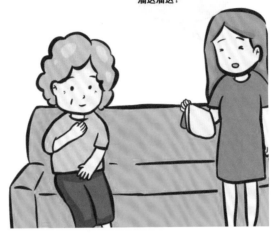

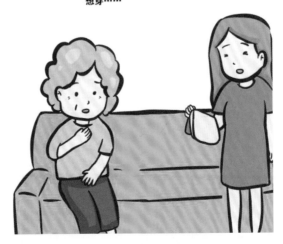

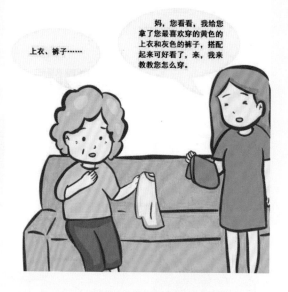

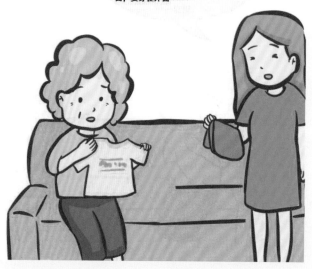

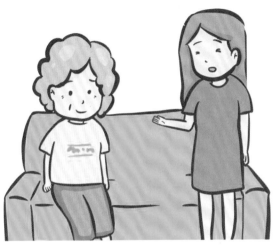

图 4-15-18

（3）沐浴

【家属可能的疑问】

老人不愿意沐浴，我们可以给老人提供哪些帮助？

【问题分析】

老人不愿意沐浴的原因。

①随着病情的加重，老人对周围事物失去兴趣，整日沉浸在自己的世界中，不愿意沐浴。

②沐浴对于老人可能是一件不愉快的事情，对喷头喷出的水流有恐惧感。

【照护要点】

①和老人共同制定一个沐浴的时间表，将沐浴的时间调整在老人最愿意合作的时间段。

②用各种方式激发老人对沐浴的兴趣，如沐浴时播放老人喜欢听的音乐，在浴盆里放上老人喜欢的玩具或者老人沐浴后满足他的一个要求等。

541

③老人对喷头喷出的水流有恐惧感时，可以将喷头的水流调到温和喷射的状态，避免水流太强劲；喷水时注意不要迎面冲水，避免呛咳，避免把水冲到老人眼睛或耳朵里。

④采用化整为零的方法，例如先洗头发，第二天再洗身体。

【与老人沟通举例】（图 4-15-19）

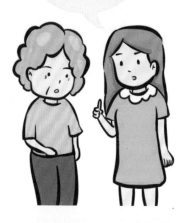

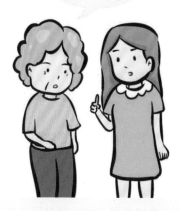

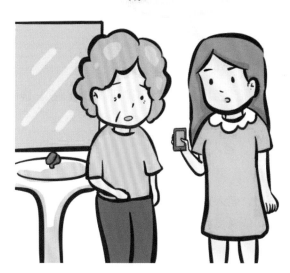

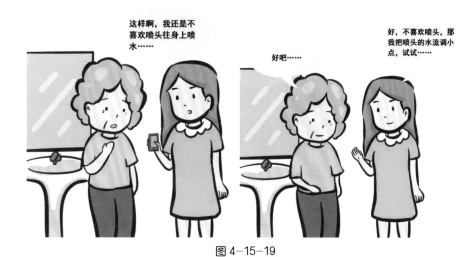

图 4—15—19

（4）睡眠

【家属可能的疑问】

为什么老人会在黄昏或者傍晚时，出现一些异常行为，如来回走动、坐立不安、情绪紊乱、亢奋、不合时宜地喊叫等，此即日落综合征；为什么老人经常会夜间醒来吵闹？

【问题分析】

1）老人出现日落综合征的原因：

①随着疾病的进展，老人的生物钟节律调节功能受损，睡眠周期混乱，白天嗜睡，傍晚时会比较兴奋。

②季节交替时节，老人可能出现生物钟错乱，难以适应黄昏的推迟或者提前。

③傍晚光线不好，老人对周围环境识别能力差，当看到的人或物与白天不一样时，这些刺激可能诱发症状（图4-15-20）。

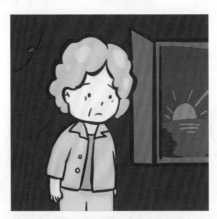

图 4-15-20

2）老人夜间吵闹的原因：老人出现精神症状，如幻视、幻听，半夜醒来，会感觉到卧室里有其他人或异物，从而感到恐惧不安。

【照护要点】

1）老人出现日落综合征的照护。

①照护者认真观察老人一天不同时间点的情绪、精神状态的变化，把每天需要老人完成的事情尽量安排在早上或者下午。

②如果老人来回走动，不要强行阻止，可陪伴左右保证安全。

③记录老人出现异常行为的原因，尽量避免。

④尽量避免摄入含有尼古丁或酒精之类的兴奋剂。

⑤保证房间安静整洁，温度、湿度适宜。

2）老人夜间吵闹的照护。

①夜间睡觉时可打开夜灯，老人出现幻觉时，陪伴在老人身边，用平缓的声音安慰老人，让其感到安全。

②移走或关闭可能会引起老人产生幻觉的刺激物，如墙上挂的衣服、挂件；电视、手机发出的声音。

③如果老人仍有幻觉，需要及时就医，遵医嘱用药。

【与老人沟通举例】（图4-15-21）

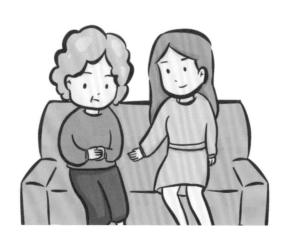

妈，您怎么了，怎么大半夜的在这儿坐着？

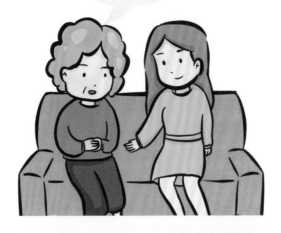

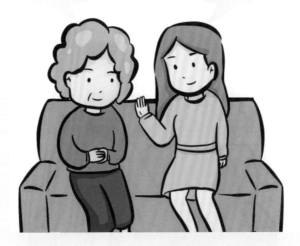

图 4—15—21

（5）排便

【家属可能的疑问】

为什么老人会发生大小便失禁？

【问题分析】

①随着疾病的进展，老人大脑皮质受累导致神经源性排便异常。

②由于肛门括约肌和尿道括约肌松弛，老人大小便控制能力差，出现大小便失禁。

【照护要点】

①细致观察并总结老人的排便习惯，根据其排便时间，有目的的主动协助其排便。

②对于卧床老人，要协助其床上排便，并及时清洁局部皮肤。

③对于小便较规律者，可按时协助老人如厕。

④对于小便次数多不规律者，可给予透气性好、吸水性强的纸尿裤并定时更换。

⑤对于大便不规律或不成形者，随时观察老人有无排便，减少粪便长期滞留刺激皮肤，以防发生失禁性皮炎。

【与老人沟通举例】（图4-15-22）

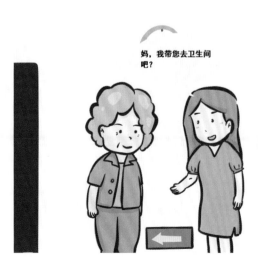

妈，我带您去卫生间吧？

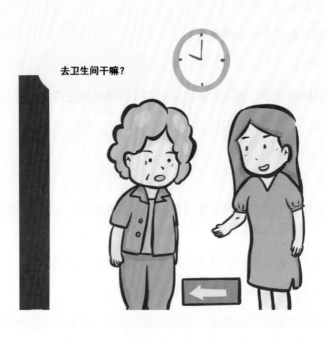

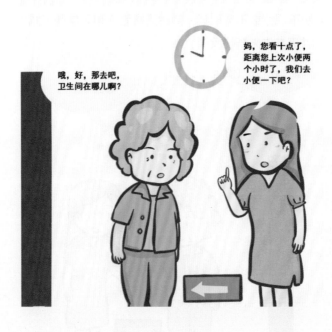

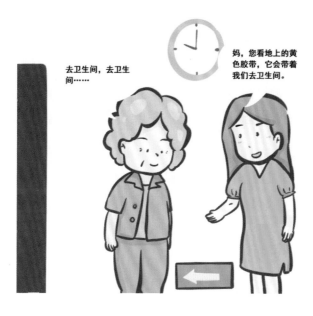

去卫生间，去卫生间……

妈，您看地上的黄色胶带，它会带着我们去卫生间。

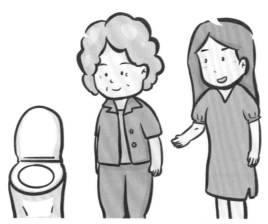

哦，哦，哦……

妈，您看，到了，这是马桶，我帮您把裤子退下，您坐在马桶上，然后开始尿尿。

图 4—15—22

• 2. 用药护理

【家属可能的疑问】

为什么老人经常会拒绝服药？

【问题分析】

随着疾病的进展，老人的认知能力下降，不认为自己有病，所以认为自己不需要服药；或者有些老人出现幻觉、多疑，认为药物有毒，从而拒绝服药。

【照护要点】

（1）照护者耐心说服，向老人解释服药的必要性。

（2）对于拒不服药的老人，可以将药物研碎放于饭中，让老人服下（图4-15-23）。

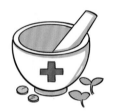

图4-15-23

（3）照护者协助老人服药时，要确保老人把药咽下，防止老人在无人看管时把药吐掉。

（4）对于有幻觉症状者，需及时就医。

【与老人沟通举例】（图4-15-24）

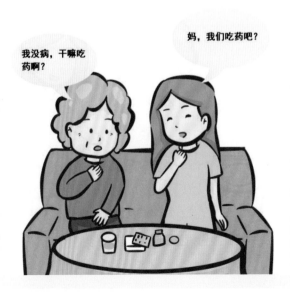

妈，您看，这是您的分药盒，您每天都要吃药的。

我没病，我不吃药。

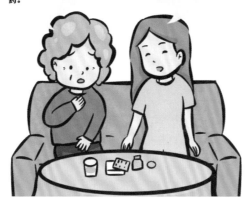

妈，您过来看看，这是我们记录的您的血压和血糖，您每天服的药就是控制血压和血糖的，您看您这段时间，血压和血糖都挺稳定的，如果您不吃这些药的话，血压和血糖都会升高的。

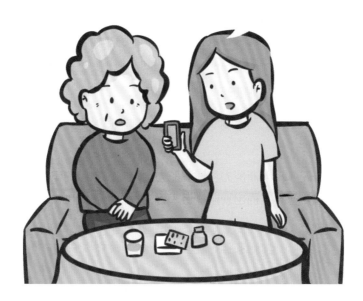

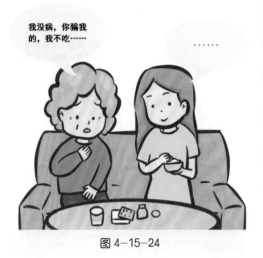

图 4—15—24

3. 安全护理

【家属可能的疑问】

为什么老人会烫伤？为什么老人最近经常会出现伤人行为？

【问题分析】

（1）老人烫伤的原因：随着疾病的进展，老人对冷热的温度刺激反应迟钝、突发事件处理能力下降，导致老人在接触热的东西时，不知道躲避，从而烫伤。

（2）老人伤人行为的原因。

①老人语言表达能力和控制能力下降，身体不适时可能会通过摔东西或打人等行为进行发泄。

②老人丧失基本的判断能力和理解能力，误将照护者的照护行为理解为有人要伤害或攻击自己，从而出现通过伤人行为进行自卫。

【照护要点】

（1）老人烫伤的照护。

①避免老人接触温度过高的食物、水或其他物体。

②给老人准备食物或水时，温度适宜，避免烫伤。

③浴室内淋浴喷头的冷热标志明确（图4-15-25），给老人调好水温，协助老人沐浴。

④尽量避免老人使用暖宝宝、热水袋等发热物品（图4-15-26）。

⑤尽量避免老人独自承担做饭、倒开水等家务活。

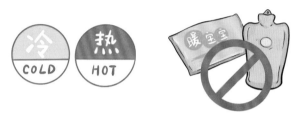

图4-15-25　　　　　　　　图4-15-26

（2）老人伤人行为的照护。

①精心护理，密切观察老人的反应，及时发现老人的异常表现，并寻找原因，尽快解决。

②进行涉及身体接触的照护时，要事先和老人进行耐心解释，取得老人配合并让老人参与其中，不可突然强制进行。

③通过聊天、看电视等方式转移老人的注意力，使其放松（图4-15-27）。

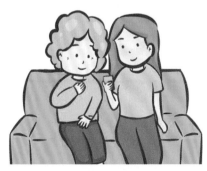

图4-15-27

• 4. 精神行为异常护理

【家属可能的疑问】

为什么老人经常会说周围有人要害他？

【问题分析】

老人出现了被害妄想，可能是痴呆导致脑萎缩，大脑神经中枢调节异常所致。

【照护要点】

老人出现被害妄想的照护。

（1）切勿争执：当老人出现被害妄想或幻觉时，切勿与之争执或否定其真实性；老人已失去自我控制能力，对老人发怒或责备都无济于事。

（2）稳定情绪：通过让老人坐下来，喝杯热水或热茶，分散老人注意力，稳定老人的情绪（图4-15-28）。

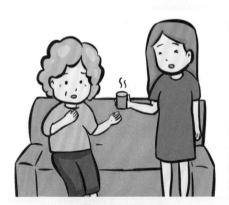

图 4-15-28

【与老人沟通举例】（图 4-15-29）

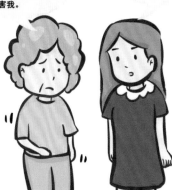

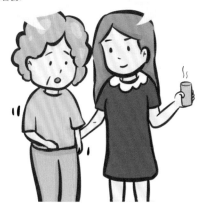

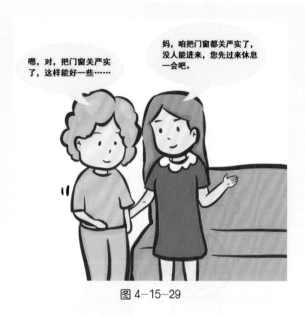

图 4—15—29

5. 压疮预防的护理

【家属可能的疑问】

老人现在每天活动量很少，大部分时间躺在床上，都有什么风险，我们需要注意什么？

【问题分析】

老人卧床时间长，活动时间减少，自主变换体位的意识下降，长期维持一个姿势，使局部皮肤受压时间过长，而且老人皮肤敏感性下降，对局部皮肤疼痛、不适的感知能力降低，因此，老人有发生压疮的风险。

【照护要点】

（1）评估老人的活动能力，能自己活动者，鼓励多下床活动。

（2）能自行在床上变换体位者，每隔 2 小时提醒老人更换体位。

（3）对于丧失床上活动能力者，每隔 2 小时帮助老人更换体位一次，观察局部皮肤情况，必要时缩短变换体位时间。

（4）使用气垫床降低压疮的发生（图 4—15—30）。

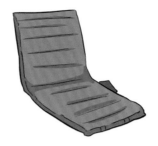

图 4−15−30

【与老人沟通举例】 （图 4−15−31）

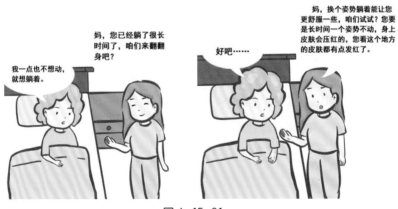

图 4−15−31

参考文献

[1] 胡大一，王长华，许玉韵．糖尿病与心血管疾病 [M]．北京：人民军医出版社，2005．

[2] 丁淑爽．轻松降血糖 [M]．上海：上海科学技术出版社，2010．

[3] 马秀芬，张展．内科护理学 [M]．2 版．北京：人民卫生出版社，2011．

[4] 冯若．实用金版·糖尿病的治疗与保养 [M]．哈尔滨：黑龙江科学技术出版社，2015．

[5] 向丁红．我能让你战胜糖尿病 [M]．天津：天津科技出版社，2015．

[6] 王建华．糖尿病自我管理大讲堂 [M]．北京：中国科学技术出版社，2017．

[7] 尤黎明，吴瑛．内科护理学．6 版 [M]．北京：人民卫生出版社，2017．

[8] 李小寒，尚少梅．基础护理学．6 版 [M]．北京：人民卫生出版社，2017．

[9] 陈灏珠，钟南山，陆再英．内科学．9 版 [M]．北京：人民卫生出版社，2018．

[10] 刘师伟．糖尿病生活百科 [M]．北京：科学出版社，2018．

[11] 《中国高血压防治指南》修订委员会．中国高血压防治指南 [M]．北京：中国健康传媒集团／中国医药科技出版社，2018．

[12] 邓玉华，李言涛．"全人全责"居家照护服务指南 [M]．北京：科学技术文献出版社，2019．

[13] 中国老年医学学会高血压分会，国家老年疾病临床医学研究中心中国老年心血管疾病防治联盟．中国老年高血压管理指南（2019）[M]．北京：人民卫生出版社，2019．